西北大学学术丛书

共建共享健康中国

国民健康保障均等受益研究

翟绍果 著

生活·读书·新知 三联书店

图书在版编目(CIP)数据

共建共享健康中国：国民健康保障均等受益研究/翟绍果著. —北京：
生活·读书·新知三联书店，2019.1

(西北大学学术丛书)

ISBN 978 - 7 - 108 - 06332 - 8

Ⅰ.①共… Ⅱ.①翟… Ⅲ.①医疗保健事业－研究－中国
Ⅳ.①R199.2

中国版本图书馆 CIP 数据核字(2018)第 110909 号

策划编辑 王秦伟

责任编辑 成 华

封面设计 米 兰

责任印制 黄雪明

出版发行 生活·讀書·新知 三联书店
(北京市东城区美术馆东街 22 号)

邮 编 100010

印 刷 常熟文化印刷有限公司

版 次 2019 年 1 月第 1 版
2019 年 1 月第 1 次印刷

开 本 635 毫米×965 毫米 1/16 印张 19.5

字 数 281 千字

定 价 58.00 元

前　言

　　由于二元经济社会结构的制度隔阂,健康保障在制度、城乡、地域和人群间差异明显,国民健康保障受益的公平性缺失、可及性不平等、均等化差距在拉大。享有均等化健康保障是国民的基本权利,从"人人享有健康保障"发展到"人人公平享有健康保障",促进城乡健康公平和国民均等受益是政府的重要责任。因此,免除国民疾病医疗的后顾之忧,实现健康保障的均等受益,逐渐成为医疗卫生领域全面深化改革的发展趋势。

　　新医改实施以来,我国医疗卫生事业取得了巨大进步,全民医保制度框架基本形成,国民健康保障状况得到了很大改善,但面临着从城乡二元分立到城乡一体化、从形式普惠到实质公平的制度转型。因此,基本医疗保障体系要以促进整个人群的健康状况和实现健康服务公平可及为目标,向保障范围更广、均等化水平更高的国民健康保障制度转变。目前,我国已基本具备实现国民健康保障均等化的物质基础、制度保障与动力机遇,使得实现国民健康保障均等受益成为可能。但是,仍然存在健康保障受益的公平性缺失、健康保障资源的可及性不平等、健康保障资源分配呈现非均等化趋势等亟需解决的问题。

1

均等受益是国民健康保障的最终目标，实现健康保障的公平可及和健康服务供给中公平与效率的统一是国民健康保障均等受益的具体目标。我国实现健康保障均等受益的主要障碍体现在城乡之间二元结构难以有效统筹城乡医疗卫生资源，医保政策的人群分立难以实现制度的有效补充与风险共担，医疗信息不对称的规避不力难以预防医患合谋及医药勾结，基层医疗机构和全科医生制度发展缓慢难以形成双向转诊。因此，国民健康保障均等受益的实现路径在于制度架构统一化、基本待遇均等化、受益对象国民化、管理体制垂直化、经办服务一体化、健康服务公平化和受益链条全程化等方面，其中制度架构统一化是主要内容，基本待遇均等化是核心目标，受益对象国民化是根本理念，管理体制垂直化是重要保障，经办服务一体化是基础平台，健康服务公平化是有效途径，受益链条全程化是基本手段。实现国民健康保障均等受益的具体措施包括：促进基本公共卫生服务均等化，优化医疗保障制度安排，提升医疗服务能力与水平，保证药品的安全及时供应；另外，需要在服务主体、服务对象、服务内容、服务水平、服务递送、服务监测等方面为国民健康保障均等受益的实现提供服务保障；最后，还需要政府、市场、社会、家庭等主体予以支撑和合作，国民健康保障均等受益才能最终实现。

目 录

第一章

从全民医保到国民健康保障

健康保障制度是对国民预防保健、疾病治疗、康复护理、健康促进、健康教育等健康服务内容进行综合保障的制度，包括公共卫生、医疗保险、医疗服务和药品供应等内容。健康保障通过医疗保健投入，提高国民健康水平，增加国民健康资本，促进经济增长和社会发展。因此，消除健康贫困，增加健康资本，增强医疗卫生服务的可及性，实现国民均等受益，成为健康保障制度的核心目标。

新医改明确提出："建设覆盖城乡居民的公共卫生服务体系、医疗服务体系、医疗保障体系、药品供应保障体系，形成四位一体的基本医疗卫生制度。"十九大报告指出："实施健康中国战略。人民健康是民族昌盛和国家富强的重要标志。要完善国民健康政策，为人民群众提供全方位全周期健康服务。深化医药卫生体制改革，全面建立中国特色基本医疗卫生制度、医疗保障制度和优质高效的医疗卫生服务体系，健全现代医院管理制度。加强基层医疗卫生服务体系和全科医生队伍建设。全面取消以药养医，健全药品供应保障制度。"而《"健康中国2030"规划纲要》则是对我国健康事业的发展做出了全局性战略部署，将完善健康保障与普及健康生活、优化健康服务等一同作为健康中国建设的制度安排，提出要健全以基本医疗保障为主体、其他多种形式补充保险和商业健康保险为补充的多层次医疗保障体系。随着全民医保的实现,由城镇职工基本医疗保险、城乡居民基本医疗保险、城乡医疗救助、城乡大病保险、疾病应急救助等制度构成的中国城乡居民基本医疗保障体系已初步形成,从制度上实现了全民覆盖,"人人享有健康保障"的目标已经实现。

在全民医保制度全覆盖、初步实现"人人享有健康保障"目标的背景下,从全民医保向健康保障的转型优化则成为下一步健康保障制度发展的重要方向。由于二元经济社会结构的制度隔阂,健康保障在制度间、城乡间、地域间、人群间差异明显,导致国民健康保障受益的公平性缺失、可及性不平等、均等化差距在拉大。享有均等化健康保障是国民的基本权利,如何从"人人享有健康保障"发展到"人人公平享有健康保障",促进城乡健康公平和国民均等受益是政府的重要责任。免除国民疾病医疗的后顾之忧,实现健康保障的均等受益,逐渐成为医疗卫生领域全面深化改革的发展趋势,是当前加快推进以保障和改善民生为重点的社会建设的重要任务之一。因此,城乡居民健康保障满意程度和受益程度到底如何,正逐步成为全民医保到健康保障转型的制度实施过程中的热点问题。

一、全民医保的成就与挑战

新医改实施以来,我国医疗卫生事业取得了巨大进步,国民健康保障状况得到了很大改善。全民基本医保制度框架基本形成,织起了世界上规模最大的全民基本医疗保障网;建立了基本公共卫生服务均等化制度,城乡居民免费获得健康档案、健康教育、预防接种等12类基本公共卫生服务;基层医疗卫生服务体系显著加强,基本实现村村有卫生室、乡乡有卫生院、每个县有达标县医院的目标,启动了以全科医生为重点的基层卫生人才队伍建设,城乡基层医疗卫生服务的"软硬件"都得到明显改善;国家基本药物制度全面建立,基层医疗卫生机构综合改革持续深化,建立了公益性的管理体制、竞争性的用人机制、激励性的分配机制、规范性的药品采购机制和长效性的补偿机制。可以说,通过新医改,国民健康保障体系初步建立,"看病难、看病贵"的问题有所缓解,城乡居民"病有所医"的目标已经实现,国民整体健康水平得到改善。2017年《中国健康事业的发展与人权进步》白皮书显示,我国健康事业的发展给人民群众带来实实在在的健康福祉,我国居民的主要健康指标取得了突破性进展,总体上优于中高收入国家平均水平,提前实现联合国千年发展目标。

随着我国全民医保体系的制度全覆盖,基本医保体系实现应保尽保,保障水平不断提升,统筹层次不断提高,门诊统筹机制不断完善。在覆盖面上,截止到2016年底,我国城镇基本医疗保险的参保人数达到74 392万人,其中,城镇职工基本医疗保险的参保人数为29 532万人,城镇居民基本医疗保险的参保人数为44 860万人;新型农村合作医疗的参合人数在2015年底达到6.7亿人,参合率为98.8%。近年参保(合)人数详见表1-1。在保障水平上,各省市、各统筹区域内城镇职工医保、城镇居民医保和新农合政策范围内住院费用平均报销比例都在不断提高,各省市三项政策内报销比例的平均水平已经分别提高了约80%、70%和60%。在门诊统筹方面,目前全国大部分省、市、城镇居民医保门诊统筹范围已覆盖门诊慢性病等重大疾病,并不断扩大到门诊常见病和多发病等;新农合门诊统筹工作在各地进行了逐步试点与展开,并已覆盖越来越多的新农合制度县区。

表1-1 2009—2016年我国城职保、城居保和新农合参保(合)人数统计

项目		年份							
		2009	2010	2011	2012	2013	2014	2015	2016
城镇基本医保	参保人数(万人)	40 061	43 206	47 291	53 589	57 322	59 747	66 582	74 392
	增长率(%)	26.4	7.9	9.5	13.3	7.0	4.2	11.4	11.7
城职保	参保人数(万人)	21 961	23 734	25 226	26 467	27 416	28 296	28 893	29 532
	增长率(%)	9.5	8.1	6.3	4.9	3.6	3.2	2.1	2.2
城居保	参保人数(万人)	18 100	19 472	22 066	27 122	29 906	31 451	37 689	44 860
	增长率(%)	55.4	7.6	13.3	22.9	10.3	5.2	19.8	19.0

项目		年份							
		2009	2010	2011	2012	2013	2014	2015	2016
新农合	参合人数（亿人）	8.33	8.36	8.32	8.05	8.02	7.36	6.7	2.75
	参合率(%)	94.2	96.0	97.5	98.3	99.0	98.9	98.8	99.36

数据来源：国民经济和社会发展统计公报及卫生事业发展统计公报。
备注：2016年新农合数据来源于2017年统计年鉴，由于城乡医保合并原因，统计口径发生变化。

在肯定全民医保取得成就的同时，我们还应认识到全民医保体系面临着较为严峻的挑战。一方面，随着生活水平的持续提高，人民群众的医疗健康需求日益增长，对健康保障与健康服务的期望也在提高，而现在的医疗保障制度与医疗服务体系难以满足这种预期，并且差距越来越大。另一方面，人口老龄化进程的加快促使我国国民医疗卫生服务需求大增，人类疾病谱的变化迫切要求转变传统就医方式，改变目前我国医疗保障体系的"碎片化"及服务功能低下等状态。[①] 因此，当前国民医疗保障体系需要做出转变，要以促进整个人群的健康状况和实现健康服务公平可及为目标，摒除全民医保体系的弊端，逐步向健康保障模式转变。

二、全民医保向健康保障的转型

"健康是身体、心理和社会适应的完好状况，而不仅仅是没有疾病和虚弱"（世界卫生组织，1948），这一定义突破了"无病即健康"的传统健康观，对健康的解释从"生物人"扩展到了"社会人"的范围，从个体健康扩大到了整个人群的健康。[②] 而从经济学的视角来看，健康可以说是一种产品或资本，即"健康资本"（又称"健康存量"），无论对整个国家还是对国民个人来讲，健康资本都是其发展的基础和前提。但"健康不

---

① 仇雨临. 全民医保公共服务体系建设构想[J]. 中国医疗保险，2012(7)：17—18.
② 梁君林. 试论健康投资[J]. 中国卫生事业管理，2004(7)：388—389.

仅是产品,而且是消费品"①,必然面临"资产折旧"问题,这就需要对健康资本进行投资,即"健康投资",以促进健康资本的保值增值。可以说,"健康资本投资实现从健康消耗向健康收益的重大转折"②。

在当代社会,人类空前注重健康,注重"健康投资",注重健康的持续和生命质量的改善。健康作为一种资本,其价值在于以健康的生产力为社会发展所做出的贡献,强调健康是一个社会发展的先决条件。如果健康状况不好,是沉重的人口负担;如果健康状况良好,就是丰富的人力资源。③ 因此,作为一个人口众多而医疗卫生资源有限的发展中国家,如何用较少的医疗卫生投入取得尽量多的健康产出,便成为当前重要而紧迫的任务。这就需要加大健康服务资源投入,进行科学健康投资,以实现健康资本的持续稳定,最终实现国民健康保障。

因此,维持、改善和增进健康是医疗保障制度的根本目标。以解决疾病风险为主的医疗保险是对疾病经济损失给予补偿的保障机制,注重患病之后的经济补偿,而没有考虑疾病预防和卫生保健方面的偿付问题。随着人口老龄化的加剧、疾病谱的变化和医疗技术的进步,医疗费用持续攀升,给医疗保险制度带来了沉重的经济负担;而且费用偿付的后付制会诱发道德风险,在降低疾病风险发生和控制医疗费用上涨方面没有作用④,这就不可避免地使医疗保险制度实施的背后潜藏着巨大的财务风险。随着医学模式由重治疗的"疾病医学"向重预防的"健康医学"转变,在生物医学模式基础上建立的医疗保险制度,已经难以保障人类生命健康的延续和生活质量的提高。⑤ 从全球医疗保障发展趋势来看,随着国民健康权益的普及和健康需求的增加,世界各个国家和地区越来越注重医疗保险从补偿疾病费用、收入损失到预防保健,逐步将医疗保险从保大病发展到兼顾小病,进而发展到保障健康,更强

---

① [美]威廉·科克汉姆.医学社会学[M].第 7 版.北京:华夏出版社,2000:86.

② 吴叔坤.健康资本投资与公共政策选择[N].深圳特区报,2006-07-31.

③ Mushkin SJ. Health as an Investment [J]. *Journal of Political Economy*,1962,70(5):129-157.

④ 关志强.从疾病保险到健康保险[J].医院院长论坛,2009(1):6—8.

⑤ 罗景虹,石美遐,王佩.从疾病保险到健康保险的战略选择[J].中国药物经济学,2007(1):9—14.

调医疗保险制度对健康的促进作用,从而实现从医疗保险到健康保障的转型发展。

目前,我国基本医疗保障制度已实现全民覆盖,面临着从城乡二元分立到城乡一体化、从形式普惠到实质公平的制度转型。在从全民覆盖到城乡统筹的转型背景下,从"病有所医"到"人人享有健康"的转型方向下,城乡统筹成为医疗保障制度发展的大方向,"公平医保"成为国民新的期望。因此,通过结构优化和制度整合来应对深水区医改的要求,通过制度设计、服务供给、经济支持三位一体的制度转型路径,提升医疗服务质量和优化医保服务水平,匹配持续的筹资体系与完善的支付系统,在公共卫生、医疗服务、医疗保障和药品供应四位一体的转型条件下,逐步实现从全民医保到国民健康保障的转型与发展。[1]

三、国民健康保障均等受益的必要性和可行性

均等受益可以简单地理解为在基本公共服务领域的均等化状态。健康保障均等受益是指一个国家或地区的全体居民,不分城乡、地区、身份,在健康方面享有充分且均等化的制度、服务和经济等保障。同时,必须全面考虑到医疗卫生服务体系供方的公平性、可及性以及责任性等方面[2]。换句话说,就是人们一旦有所需要,人人均能平等地接受基本的医疗保健服务。有病时能看病是众所周知的社会公正准则,为所有的文明社会所接受。如何确保人人(无论收入高低)均可获得医疗卫生保健服务,尤其是医疗卫生服务的公平性和可及性,成为衡量医疗卫生体系是否健全的一项重要指标。[3] 健康保障均等化是现阶段保证实现公民基本健康权益所必须遵循的政策理念和必须依赖的政策途

---

[1] 仇雨临,翟绍果.我国医疗保障的制度转型与发展路径研究[J].人口与经济,2014(2):114—119.

[2] 雷海潮,周志男.中国全民统一健康保障程度的定量研究:基于乘法模型[J].卫生经济研究,2013(5):3—9.

[3] 刘民权,顾昕,王曲.健康的价值与健康不平等[M].北京:中国人民大学出版社,2010:112.

径,是从政策上创造平等、和谐的状态,最终实现社会正义与人的全面发展。①

随着医疗卫生的技术革新、医疗保障的制度覆盖和健康意识的不断提升等,整个人类的健康状况获得了极大的改善。世界卫生组织的统计显示:全世界人口的平均寿命从 1950 年至今已经提高了 15 岁,一些国家的进步更为惊人。② 2016 年第九届全球健康促进大会以"可持续发展中的健康促进:人人享有健康,一切为了健康"为主题。但另一方面,健康不公平现象也层出不穷,国民在健康方面的受益状况存在着严重的不均等现象,这种现象不仅仅存在于国家之间,也存在于不同的人群以及个体之间。当前至少有一半的世界人口没有享受到全面的基本医疗卫生保健服务,而对于特定的卫生服务,其中超过 10 亿人患有未被控制的高血压,2 亿多妇女的计划生育覆盖率不足,近 2000 万婴儿未能完全享受到白喉、破伤风、百日咳疫苗的初级保健。卫生干预政策需要在促进公平性方面做出努力。从我国的现实背景来看,由于经济发展的不均衡、社会结构的二元化、公共卫生投入的差别化等各种因素的共同作用,我国在健康保障受益方面存在着极大的不均等现象,主要表现为医疗保险、公共卫生、医疗服务以及药品供应方面在可及性和公平性上的差异,即我国城乡之间在起点(资源配置)、过程(服务使用)、结果(健康水平)整个动态过程中都存在明显的差异。③ 因此,梳理和分析目前中国城乡居民健康保障的均等化现状,探索实现国民健康保障均等受益的机制与路径,为医疗体制及社会制度改革提供一定的借鉴价值和参考意义,具有现实的紧迫性与必要性,也具备了一定的可行性。

第一,国民经济的持续发展为均等化的实现提供了物质基础。改革开放以来,我国经济迅速发展,国家财政收入和居民收入每年都以较高的速度增长(表 1-2),这为国民健康保障均等化和改善国民健康状

① 邱需恩.基本公共服务均等化:全民均等受益、共享发展成果[J].红旗文稿,2010(3):28—30.
② 胡宏伟.国民健康公平[M].北京:人民出版社,2011:1.
③ 仇雨临、黄国武.我国医疗保障制度转型研究[J].保险研究,2013,(8):107—117.

表 1 - 2　2009—2016 年我国经济发展水平与人民收支状况

项目		年份							
		2009	2010	2011	2012	2013	2014	2015	2016
GDP	总额(亿元)	340 902.8	401 512.8	472 881.6	519 322	568 845	636 463	676 708	744 127
	增长率(%)	8.7	10.3	9.2	7.8	7.7	7.4	6.9	6.7
财政收入	总额(亿元)	68 518.30	83 101.5	103 874.4	117 253.5	129 143	140 370	152 269	159 552
	增长率(%)	11.7	21.3	25.0	12.9	10.2	8.6	5.8	4.5
财政支出	总额(亿元)	76 299.93	89 874.2	109 247.8	125 953.0	140.212	151 786	175 878	—
	增长率(%)	21.9	17.8	21.6	15.3	11.3	8.3	13.2	—
城镇居民人均可支配收入	总额(元)	17 175	19 109	21 810	24 565	26 955	29 381	31 195	33 616
	增长率(%)	8.8	11.3	14.1	12.6	9.7	9.0	8.2	7.8
农村居民人均纯收入	总额(元)	5 153	5 919	6 977	7 917	8 896	9 892	11 422	12 363
	增长率(%)	8.2	14.9	17.9	13.5	12.4	11.2	8.9	8.2
城镇居民人均消费性支出	总额(元)	12 265	13 471	15 161	16 674.3	18 487.5	19 968.1	21 392	23 079
	增长率(%)	9.1	9.8	12.5	10.0	10.9	8.0	7.1	7.9
农村居民人均生活消费支出	总额(元)	3 993	4 382	5 221	5 908.2	7 485.2	8 382.6	9 223	10 130
	增长率(%)	9.1	9.7	19.1	13.2	26.7	12.0	10.0	9.8

数据来源：历年统计年鉴及历年国民经济和社会发展统计公报。

况奠定了可持续的物质基础。从 1978 年到 2016 年的 38 年间,我国的国内生产总值从 3 645 亿元增长到了 744 127 亿元,增长了约 204 倍,年均涨幅达到了 10% 左右,中国的经济增长速度达到了全球最快。在经济持续增长的背景下,国家的财政收入相对地增长,这样财政用于医疗卫生的支出也进一步地增加。新医改推进的 2009—2013 年,全国财政医疗卫生支出累计达 30 682 亿元,年均增长 24.4%,医疗卫生支出占财政的比重从 2008 年的 4.4% 提高到 2013 年的 5.9%。2014 年全国财政医疗卫生支出预算安排首次突破 1 万亿,达到 1.2 万亿元,比

2013年执行数增长10.5%。① 随着政府医改力度的加大,我国在加快推进基本医疗保障制度建设、建立国家基本药物制度、健全基层医疗卫生服务体系、促进基本公共卫生服务均等化和全面推进公立医院改革试点等医疗卫生方面取得了积极进展和明显成效,有效促进了地区之间、人群之间在医疗卫生方面的均等化。

第二,医保制度的逐步健全为均等化的实现提供了保障条件。改善民生是经济发展的根本目的。只有着力保障和改善民生,经济发展才有持久的动力,社会进步才有牢固的基础,国家才能长治久安。为实现"人人享有基本医疗卫生服务,提高全民健康水平"的目标,我国从2009年开始深化医药卫生体制的改革,简称"新医改"。"新医改"方案确立了"加快建立和完善以基本医疗保障为主体,其他多种形式补充医疗保险和商业健康保险,覆盖城乡居民的多层次医疗保障体系"的建设目标,指出要建立覆盖城乡全体居民的基本医疗保险体系,完善城乡医疗救助制度,探索建立城乡一体化的基本医疗保障管理制度,做好城职保、城居保、新农合及城乡医疗救助制度之间的衔接,同时积极发展商业健康保险。随着国家对医保制度建设的高度重视以及新医改的全面实施,全民医保体系初步建立,城乡居民大病保险制度开始建立,全民医保制度逐步健全,制度的公平性也在不断提升,这些都为国民健康保障均等化的实现提供了保障。

第三,健康素养的普及提高为均等化的实现提供了动力机遇。健康是遗传、环境、生活方式和医疗保健等多种因素共同作用的结果,因此,需要重视健康影响因素的综合防治。目前,高血压、糖尿病、中风、肿瘤、慢性呼吸系统疾病等慢性病已成为我国居民生命健康的最大威胁,而且精神疾病正成为社会的重要健康威胁。因此,提高居民的基本医疗素养、预防保健素养和健康生活行为素养等健康素养水平,显得非常迫切和重要。随着医药卫生体制改革的深化推进,群众潜在的健康需求不断被激发,再加上健康教育与健康促进工作的普及,以及媒体在

---

① 数据来源:第二批城市公立医院改革试点启动——全国财政医疗卫生支出首次突破1万亿[N].人民日报,2014-06-14(2).

普及健康知识方面发挥的重要作用,我国居民健康素养水平在稳步提升,2015 年中国居民健康素养水平为 10.25%,较 2008 年、2012 年、2013 年、2014 年分别增长 3.77、1.45、0.77 和 0.46 个百分点,呈现稳步上升态势。[①] 因此,随着经济水平和生活质量的提高,以及健康权益的普及,国民追求健康的意识和素养也在不断提高,对健康的需求日益增长,不仅局限于简单的诊疗,还包括卫生保健、疾病预防、职业康复等,这种由需求激发的健康追求会进一步推动健康保障均等化的实现。

---

① 数据根据卫计委官网整理得出。

第二章

健康保障均等化

近几年,公共服务均等化问题成为学界关注和研究的重要议题,健康保障问题也逐步引起学界的高度重视。目前学术界讨论的热点问题是如何由单一的医疗保险向全面的健康保障转变,主要集中于理论层面的学理分析、政策层面的改革建议、制度层面的体制建构和操作层面的路径设计,以下从理论、政策、制度、操作等层面对国内外关于健康保障及其均等实施问题的研究现状进行述评。

一、理论层面:健康保障均等化的内涵目标

健康保障是公共服务的一项重要组成部分,是关系国计民生的重要项目。健康保障是政府的基本职责,也是国民的基本权利[①]。政府有责任为公民提供基本的、公平的、均等的健康保障;公民也有权利获得满足自己基本需求的、均等的健康保障服务。

---

① 高国力等.促进我国的基本公共服务均等化[J].宏观经济学研究,2008(5):7—21.

（一）健康保障的内涵目标

从字面意思理解，健康保障就是现代社会为解决国民的健康问题所进行的一种制度安排。深入分析又会发现，健康保障的内涵在很大程度上受到人们健康观的影响。[①] 人们最初认为健康就是"躯体无病"，1946年世界卫生组织（WHO）在成立宪章中指出，"健康乃是一种身体上、精神上和社会上的完满状态，而不仅仅是没有疾病的虚弱现象"。1989年世界卫生组织扩展了健康内涵的范围："健康不仅是指没有疾病，而且包括躯体健康、心理健康、社会适应能力良好及道德健康。"[②]由于对健康的不同界定而经历了两种不同的健康保障模式，即"以病为本"的医疗保险模式与"以人为本"的健康保障模式。[③]

针对两种不同的健康保障模式，国内对健康保障的界定经历了两个不同的发展阶段。第一个阶段，健康保障等同于医疗保险。学者们认为，健康保障是社会保障的重要组成部分，是指通过个人、集体和国家多渠道筹集资金，对这部分资金进行分配和利用，将其用于保护和增进人群健康的医疗、预防、保健活动支出的制度综合；[④]健康保障是一个国家、城市或地区为个人或集体提供基本医疗、预防和保健的基本服务能力。[⑤] 第二个阶段，扩大了健康保障的范围或转移了健康保障的重心。随着公共健康危机的不断爆发和人们对健康的关注，对身体健康的认识从传统的"治病"转移到"预防"，人们逐渐对健康保障的界定又有了新的内容。健康保障包括医疗保障与医疗服务两部分内容，除了疾病治疗外，更加关注预防、保健、护理和康复。[⑥] 我国需要建立"以预防为主"的公共健康保障，反对基于功利主义的为少数人的健康而损害大多数人健康的不良制度模式，要着力保护每个人的健康权利。[⑦]

① 梁君林. 人口健康与中国健康保障制度研究[M]. 北京：群言出版社，2006：98.

② 转引自：张伯华. 医学心理学[M]. 北京：人民卫生出版社，2005：130.

③ 李敏，刘莉. "以病为本"的医疗保险向"以人为本"的健康保障转型模式初探[J]. 社科纵横，2012(1)：36—38.

④ 朱傲荣，张觉民，毛磊. 中国卫生管理学[M]. 长春：吉林科学技术出版社，1997：135.

⑤ 胡光宇，李蔚东. 新健康革命[M]. 北京：清华大学出版社，2006：166.

⑥ 王延中. 人人享有健康保障[J]. 中国卫生政策研究，2008(1)：22—29.

⑦ 史军，王巍. 公共健康保障中的政府责任[J]. 河北学刊，2010(1)：19—22.

医疗保健是影响人口健康的重要因素。医疗卫生服务的可及性、公共卫生的均等化以及健康教育的普及程度，都会对人口健康产生直接影响。同时，基本医疗保障的缺失会使整个人口的健康水平下降。[①] 基于收入不均对人口健康的滞后不利影响，而医疗资源对人口健康的正面积极作用，为了促进长期的人口健康，需要在加强医疗资源供给的同时改善收入分配；短期加强医疗资源供给，特别是初级卫生保健资源的供给，作为改善人口健康的有效手段。

综上所述，健康保障应具有两个基本特征：其一，健康保障是以处置国民面临的健康风险为目的的一种制度安排；其二，健康保障应该是一种公共行动，是政府或者社会对国民健康生产过程的干预行动。[②]

（二）公共服务均等化的内涵目标

基本公共服务是指能够解决目前我国公民所面临的最迫切的问题的公共服务，或是满足我国公民最基本水平需求的公共服务。[③] 公共服务提供的均等化有其深远的理论渊源，罗尔斯的正义论是公共服务均等化的重要理论渊源[④]，社会契约论、人权论、公共产品理论、公共财政理论、福利理论等也构成了公共服务均等化的重要理论基石。[⑤] 随着党和政府 2005 年首次提出公共服务均等化这一命题后，我国致力于建设农村公共服务，缩小城乡差距，逐步向公共服务均等化迈进。学界也对如何界定均等化、衡量均等化等问题做了大量研究。

关于公共服务均等化的内涵界定，我国学者从不同的角度给予了概述，大致分为以下几个方面：其一，基本公共服务均等化是公民享有的基本权利均等。从这一角度界定，往往并未明确概念主体，但针对服

① 董维真. 公共健康学[M]. 北京：中国人民大学出版社，2009：7.
② 朱玲. 农村人口基本健康保障指标的政策含义[J]. 中国社会科学院研究生院学报，2004(5)：4—12.
③ 娄兆锋，曹冬英. 公共服务导向中基本公共服务与非基本公共服务之研究[J]. 中国行政管理，2015(3)：102—106.
④ 刘琼莲. 论基本公共服务均等化的实质[J]. 教学与研究，2009(6)：34—40.
⑤ 张开云，张兴杰. 公共服务均等化：制度障碍与发展理路[J]. 浙江社会科学，2011(6)：26—32.

务对象和目的做出了规定。如"基本公共服务均等化本质上是人的权利均等化，即在基本公共服务领域，人人都享有平等享受基本公共服务的权利"①；"仅指具有公民基本权利性质的公共服务，任何人的这一权利不能因客观因素的差别而被剥夺"②。因此，"要求在基本公共服务面前，每个人都受到平等对待，每个人都有机会接近基本公共服务，每个人得到的最终结果也是大致相等的"③。其二，基本公共服务均等化是公共财政体制改革的首要目标。从这一角度界定，概念主体是政府的公共财政。如"政府及其公共财政要为不同利益集团、不同经济成分或不同社会阶层提供一视同仁的基本公共服务，具体包括财政投入、成本分担、收益分享等方面的内容"④。再如，"政府为实现社会的公平和公正目标，通过完善财政体制和提供财政保障使不同地区政府确保本地区居民有机会、有能力、有权利接近与公民基本权利有关的公共服务项目"。其三，基本公共服务均等化是一系列制度安排。从这一角度界定，学者们认为基本公共服务均等化不仅仅涉及财政体制的改革，还需要有一套系统的制度安排。基本公共服务均等化"在基本公共服务方面有全国统一的制度安排"⑤，"是一种反映与体现公共性的制度安排"⑥，"基本公共服务均等化的目标是要消除社会经济发展和个人天赋对社会成员享有基本生存和发展权利上的影响和制约，而不是彻底抹杀社会的差异和不同。均等化的内涵包括制度、投入、参与、分配四个方面的均等化"⑦。

---

① 刘尚希，杨元杰，张洵. 基本公共服务均等化与公共财政制度[J]. 经济研究参考，2008(40)：2—9，48.
② 郭琪. 实现地区间公共服务均等化的途径——浅析中国政府间均等化转移支付[J]. 当代经理人，2006(5)：3.
③ 丁元竹. 促进我国基本公共服务均等化的基本对策[J]. 中国经贸导刊，2008(5)：20—22.
④ 江明融. 公共服务均等化论略[J]. 中南财经政法大学学报，2006(3)：43—47；刘学之. 基本公共服务均等化问题研究[M]. 北京：华夏出版社，2008：1.
⑤ 迟福林等. 加快推进基本公共服务均等化[J]. 经济研究参考，2008(3)：58.
⑥ 刘琼莲. 试论基本公共服务均等化及其系统[J]. 江汉论坛，2010(8)：46—50.
⑦ 薛元，李春芳. 关于我国实现基本公共服务均等化的对策建议[J]. 中国经贸导刊，2007(17)：56.

关于公共服务均等化的覆盖范围、界定方式及动态发展等基本要素，学界也进行了大量相关研究。从覆盖范围看，公共服务均等化应该覆盖社会上所有公民。[①] 从界定均等的方式看，公共服务均等化包括全体公民享有公共服务的机会均等、过程均等、结果均等，同时也要尊重个人的自由选择。[②] 其中对于公共服务的结果均等，大多学者都认为是有差别的均等，而不是绝对的均等；[③]而有学者则认为公共服务均等化应该划分一条社会平均水平线，实施低者补、高者不予，远者多予、近者少予的公共政策。[④] 从动态发展看，基本公共服务均等化就是由政府非均等提供转化为均等提供，由社会非均等受益转化为社会均等受益的过程。[⑤] 另外，公共服务均等化的提供在不同阶段或时期应该具有不同标准，最终实现公共服务的大致均等。[⑥]

综上所述可以概括出，公共服务均等化就是政府在不同的发展时期，为社会全体公民提供机会均等的、结果大致均等的、有相应标准的公共服务产品，满足全体社会成员基本的、共同的需求。

（三）健康保障均等化的内涵目标

什么是健康保障均等化？ 国外专家学者的认识并不完全一致。有学者认为，均等化是一种基于分配正义原则的道德观念，健康保障均等化就是减少实现健康保障不平等的机会，这种不平等的机会通常是与那些很少享有特权的社会群体的身份相联系的，例如穷人，因种族、人

---

① 韩学丽.基本公共服务均等化的内涵及实现途径分析[J].商业时代,2009(34)：17—18；丁菊红.中国基本公共服务均等化阐释[J].中国浦东干部学院学报,2009(2)：47—51.

② 张永民.基本公共服务均等化浅析[J].中国行政管理,2009(11)：57—58.

③ 张开云.公共服务均等化：理论反思与制度检视[J].浙江学刊,2011(3)：213—218.

④ 邱霈恩.基本公共服务均等化：全民均等受益、共享发展成果[J].红旗文稿,2010(3)：4—6.

⑤ 李剑,王妤.我国推进基本公共服务均等化的意义[J].中国经贸导刊,2009(15)：27.

⑥ 张国富.论统筹城乡发展中的基本公共服务均等化探析[J].西北大学学报(哲学社会科学版),2011(5)：124—128.

种和宗教信仰被剥夺了公民权的群体,妇女和农村居民等。[1] 有学者甚至认为,同那些拥有更多的财富、更好的社会支持的人相比,社会下层人士应该有权获得更多的健康保障服务。[2] 还有学者认为,健康保障均等化应该是,你是谁和你有多少钱并不能决定你所能获得的健康保障服务,健康保障的均等化不依赖于你的社会名望、财富和支付能力。[3] 另外,有些专家学者对健康保障均等化做出了更为宽泛的理解,认为健康保障均等化包括健康风险暴露、获得各种健康保障的机会、健康保障融资,甚至还包括健康保障管理的效率、健康保障资源分配的均等化。[4]

目前,我国学者对健康保障均等化的研究较少,大多都集中在医疗保险与公共卫生均等化研究方面。促进基本公共卫生服务逐步均等化是国家医药卫生体制改革五项重要内容之一,关系到广大人民群众的切身利益及千家万户的幸福安康,但公共卫生服务均等化并不是搞平均主义。[5] 许多学者都认为政府应该给城乡所有居民提供最基本的健康保障服务,即强调"底线均等"[6]与"机会均等"[7]。有学者基于地位与健康的视角,认为应为收入水平较低的农民提供质优价廉的基本医疗

————————

① Braverman P, Gruskin S. Poverty, Equity, Human Rights and Health [J]. *Bulletin of the World Health Organization*, 2003(81): 539-545.

② Mooney G. *Economics, Medicine and Health Care* [M]. London: Prentice Hall, 2003: 109.

③ Leeder SR. Achieving Equity in the Australian Health Care System [J]. *MJA*, 2003 (3): 475-478.

④ Danies N, Bryant J, Castano RA, et al. Benchmarks of Fairness for Health Care Reform: A Policy Tool for Developing Countries [J]. *Bulletin of the World Health Organization*, 2000,78(6): 210-225.

⑤ 宋晓梧. 逐步推行基本医疗保险均等化——医疗保险法制化建设的重大课题[J]. 中国医疗保险,2011(7): 9—11.

⑥ 乔俊峰. 公共卫生服务均等化与政府责任:基于我国分权化改革的思考[J]. 中国卫生经济,2009(7): 5—7;刘琼莲. 论基本公共卫生服务均等化及其判断标准[J]. 学习论坛,2009(9): 54—57;刘延伟,王健,孟庆跃. 基本公共卫生服务均等化差异性分析及其实现路径研究综述[J]. 卫生软科学,2012(6): 503—505.

⑦ 兰迎春,王敏. 基本卫生服务均等化的伦理思考[J]. 中国医学伦理学,2009(1): 138—139;万华军,张翔,张亮,等. 基本公共卫生服务均等化的衡量标准探讨[J]. 医学与社会,2012(10): 35—37.

服务,从而降低其健康风险,提高其医疗保障及医疗服务可及性。[①]

综上所述,健康保障均等化就是所有国民基于平等身份享有公平、可及的健康保障,表现在健康保障起点、过程和结果等方面的均等受益,其目标是实现城乡健康公平、改善国民健康水平、提高国民健康资本。

二、政策层面:健康保障均等化的范围与标准

一项政策的通过或执行,需要有其相应的政策或执政理念。例如,在工业革命时期,西方国家的福利政策强调个人责任和市场竞争,反对国家干预,其政策的核心理念是亚当·斯密的自由放任与国家不干预的理念;相反,第二次世界大战后西方国家普遍建立了福利国家制度,其政策的核心理念是凯恩斯的国家干预理念。[②]

(一)健康保障均等化的范围

在政策层面上,国内外研究关注于健康保障的制度完善。从健康保障均等化的范围看,就是健康保障的制度覆盖范围有多大,其核心理念就是覆盖人群是少数人或多数人,还是社会所有公民。国内外学者对健康保障研究关注的一个核心理念就是公平。我国健康保障均等化建设的一个重要目标就是缩小城乡差距,实现公平。要实现健康保障的均等化,就要求在每一个社会成员需要健康保障的时候,都能得到相应的健康保障服务,而不论其收入多少、职位高低和从事何种职业。[③]根据前文对健康保障均等化内涵的综述中也可以看出,学界对健康保障的覆盖范围确定为所有公民,不过对享受何种程度的健康保障又有不同的界定。例如,有学者提出的以"基本公平+比例公平"为原则的均等化的健康保障,即"差异的正义",这一原则下的全民医保体系包括

---

① 赵卫华. 地位与健康——农民的健康风险、医疗保障及医疗服务可及性[M]. 北京:社会科学文献出版社,2012:120—128.
② 钱宁. 现代社会福利思想[M]. 北京:高等教育出版社,2010:45.
③ 郭永松. 论卫生保健的社会公平性[J]. 中国卫生事业管理,2000(1):6—11.

"基本医疗保险＋补充医疗保险",其中基本医疗保险以社会公平为原则,在全国范围内保障每个公民的平等权益;补充医疗保险体现比例公平原则,适应差异化医疗保险需求。[1]

(二) 健康保障均等化的衡量标准

由于对健康保障均等化的内涵认识不完全相同,学界对于如何有效确定健康保障均等化的衡量标准的认识也不尽相同。有学者认为既然健康保障均等化的本质是获取健康保障机会的均等化,那么就应该用"机会"来衡量健康保障的均等化水平[2],而且还认为这种机会其实是一种"期权价值"(Option Value),因此用结果来衡量健康保障的均等化水平显然是没有认识到这种价值的意义。但有学者并不同意这种观点,认为健康保障均等化就是相同的人群获得同等的健康保障的机会。[3]

专家学者们除了运用一些简单直观的统计数据(例如死亡年龄、健康保障支出、满足需要情况、患病率等)来评价和衡量健康保障的均等化水平,还通过对这些数据的加工整理,得出一些反映(不)均等程度的指标来对健康保障的均等化水平进行度量和比较。具有代表性的有:运用 AMD 指标、基尼系数和阿特金森指标对 32 个发达国家居民的平均死亡年龄进行测算并排序,并通过回归分析探讨了各国平均死亡年龄的影响因素;[4]应用集中系数来衡量健康状况和年龄标准化的健康保障费用分布的不均衡性;[5]用集中系数对瑞典国内健康状况的不均

① 王俊华.基于差异的正义:我国全民基本医疗保险制度理论与思路研究[J].政治学研究,2012(5):58—65.
② Mooney G, Mcguire A. Distributive Justice with Special Reference to Geographical Inequality in Health Care [C], in A. Wdhams, ed. *Health and Economics* (Macmillan, London), 1987:74.
③ Grand JL. *The Strategy of Equality* [M]. London: Allen and Unwin, 1982:57.
④ Grand JL. Inequality in Health: Some International Comparisaons [J]. *European Economic Review*, 1987(31):182-191.
⑤ Wagstaff A, Van DE, Paci P. On the Measurement of Horizontal Inequity in the Delivery of Health Care [J]. *Journal of Health Economics*, 1991(10):169-205.

等性进行度量；[①]使用集中系数和阿特金森系数来度量八个发展中国家和处于转型期国家的健康保障均等化水平；[②]根据患病率数据，用集中系数研究加拿大的与收入相关的自报告健康状况的不均等程度；[③]运用潜在生命年的实现（率）来衡量健康保障的均等化水平[④]等。

国内专家学者关于健康保障均等化的衡量标准主要借鉴了国外的研究方法，如应用分形层叠模型分析各级政府在公共服务方面转移支付的均等化，确定城乡间的公共服务均等化的效果；[⑤]也有学者提出了衡量健康保障均等化的不同维度与指标体系，如从质和量两个方面衡量健康保障均等化，从提供者的建设标准、生产者的质量标准、消费者的效用标准三个维度衡量健康保障均等化，[⑥]从公平、效率和政府责任三个维度32个指标评价城乡卫生医疗服务均等化；[⑦]还有基于PHS-SD模型对我国公共卫生服务系统的均等化进行了模拟与政策干预[⑧]。

（三）完善健康保障体系的研究

加大医疗保健投入和健康保障制度建设，是满足人群健康服务需

① Gerdtham U，Sundberg G. Measuring Income-Related Health Inequlities in Sweden [R]. *Working Paper*，No. 120，August 1996.

② Makinen M，Waters H，Rauch M，et al. Inequalities in Health Care Use and Expenditures：Empirical Data from Eight Developing Countries and Countries in Transition [J]. *Bulletin of World Health Organization*，2000,78(1)：55 – 65.

③ Humphries K，Van DE. Income-Related Health Inequity in Canada [J]. *Social Science & Medicine*，2000(50)：663 – 671.

④ Tang K，Petrie D，Rao D. Measuring Health Inequality with Realization of Potential Life Years (ReL PLY)：Estimated Using Stochastic Frontier Methods [C]. Paper presented at UNU-WIDER advancing health equity conference，Helsinki，2006：29 – 30；Tang K，Petrie D，Rao D. Measuring Health Inequalities between Genders and Age Groups with Realization of Potential Life Years (RePLY) [J]. *Bulletin of the World Health Organization*，2007,85(9)：681 – 687.

⑤ 于凌云. 基本公共服务均等化转移支付机制的创新研究[J]. 保险研究，2010(12)：82—86.

⑥ 王桢桢，郭正林. 公共服务均等化的影响因素及标准化体系建构[J]. 学术研究，2009(6)：59—63.

⑦ 解垩. 城乡卫生医疗服务均等化研究[M]. 北京：经济科学出版社，2009：53.

⑧ 张鹭鹭，马玉琴. 中国医药卫生体制改革循证决策研究——基于（1＋n）HDS复杂模型体系[M]. 北京：科学出版社，2011：178—185.

求、提高健康保障满意程度的必由路径。从医疗卫生服务需求看,居民医疗服务需求从"疾病需求"向"健康需求"延伸,不仅要求"治好病",而且要求保持良好的健康状态。① 另外,当卫生保健系统从按服务付费补偿方式转向人头付费制时,人们对基于人群的健康保健产生了兴趣。② 基于人群的健康保健体系成为未来的发展方向③,个别研究从人口健康的视角初步探讨了健康保障制度的内涵、外延、主要类型等相关内容。④ 虽然良好的健康资本是社会扶贫和经济发展的关键投入,但由于参与健康保障、获得基本医保健服务的机会丧失和能力剥夺,带来了健康贫困⑤,成为经济社会发展的重要阻碍。因此,包括初级卫生保健、健康知识和观念的宣传、新农合、补充型保险、医疗救助等构成的一条完整的健康保障链,可以更精准、更有效地针对"贫困—疾病"恶性循环的每一个联结进行切断。⑥

我国全民统一健康保障已发展到中等程度,但从发展的角度看,近十年来并没有取得实质的进步,其主要原因在于医疗保障制度碎片化的顶层设计和统筹层次徘徊不前。⑦ 我国健康保障制度改革从总体上看是不成功的,原因虽然是多方面的,但究其根本原因在于改革中普遍存在着认识上的误区,特别是根源于传统生物医学健康观之上的误识。⑧ 虽然新医改经过"开门"型参与结构与"磨合"型互动机制的中国

① 梁鸿,赵德余.中国基本医疗保险制度改革解析[J].复旦学报(社会科学版),2007(1):123—131.
② Goldberg BW. Managed Care and Public Health Departments:Who is Responsible for the Health of the Population?[J]. *Annual Review of Public Health*, 1998(19):527–537.
③ 沙拉姆・赫斯马特.卫生管理经济学[M].北京:北京大学医学出版社,2004:8—10.
④ 梁君林.人口健康与中国健康保障制度研究[M].北京:群言出版社,2006:98—119.
⑤ 陈迎春.我国农村健康贫困与农村医疗保障制度的理论与实践研究[D].华中科技大学,2005:118—120.
⑥ 左停,徐小言.农村"贫困—疾病"恶性循环与精准扶贫中的链式健康保障体系建设[J].西南民族大学学报(人文社科版).2017(01):1—8.
⑦ 周志男,雷海潮.中国全民统一健康保障发展程度定量分析[J].解放军医院管理杂志,2013(5):470—472.
⑧ 梁君林.以人口健康观看我国健康保障制度改革[J].西北人口,2008(5):27—31.

共识型决策①取得了巨大成效,但当前健康保障制度面临的挑战仍然很多,包括资源动员能力不足、现行制度安排难以实现全面覆盖、缴费机制不公平、保障水平差异大、个人自付比例过高、保险覆盖范围不完整、保障不充分、风险集合分割、重治疗轻预防保健、卫生资源投放不合理、第三方购买者的功能没有充分发挥等。② 同时,健康保障体系发展理念一定程度上背离了卫生事业的公益性;政府在保障居民健康方面的作用弱化;卫生服务体系总体配置效率下降,医疗卫生机构提供医疗服务的效率与质量未有良好改善;医疗保障体系覆盖面窄、保障水平低,卫生服务和医疗保障的管理体制不顺问题尚未解决。③ 从"人口安全观"看,目前我国社会还存在着人口的亚健康状态、老龄化压力趋紧、医疗保障体制改革滞后等诸多问题,需要重新审视传统理念,并通过改革重新配置资源,重构新型社会公共健康保障体系。④ 实现全民医疗保障的路径在于建立初级卫生保健机制,大力发展民营医疗服务和商业健康保险。⑤

随着经济发展、社会进步、科技革新和人民生活水平的提高,人们对健康服务的需求在不断提升;人口老龄化的加剧导致老年人口对医疗卫生的需求激增;疾病谱发生变化,转向影响国民健康甚至导致死亡的各类慢性病;医疗技术的进步,医疗费用持续攀升,给医疗保险制度带来巨大的财务风险。随着医学模式由重医疗的"疾病医学"向重预防的"健康医学"转变⑥,在生物医学模式基础上建立的医保制度,已经难

---

① 王绍光,樊鹏. 中国式共识型决策:"开门"与"磨合"[M]. 北京:中国人民大学出版社,2013:271—272.

② 朱俊生. 中国健康保障制度的挑战及其应对[J]. 湖南大学学报(哲社版),2010(2):91—96;尧金仁. 从人力资本可持续发展看国家健康保障制度建设[J]. 上海经济研究,2010(9):82—88.

③ 王延中. 人人享有健康保障[J]. 中国卫生政策研究,2008(1):22—29;王延中. 从"人人享有健康保障"看中国社会保障制度建设[J]. 第一资源,2009(2):88—104.

④ 潘捷军. 从"人口安全观"看公共健康保障体系重构问题[J]. 卫生经济研究,2007(4):11—13.

⑤ 李琼. 中国全民医疗保障实现路径研究[M]. 北京:人民出版社,2009:210.

⑥ 罗景虹,石美遐,王佩. 从疾病保险到健康保险(预防干预)的战略选择[J]. 中国药物经济学,2007(1):9—11.

以保障人类生命健康的延续和生活质量的提高,因此必须考虑通过综合性的健康保障来提高国民健康水平[1],而不仅仅是使国民获得基本的医疗卫生服务。医疗保障需要由医疗保险向健康保障转变[2],即医疗保险的制度理念需要升级换代适应新时期民生需求特别是医疗健康需求,更加关注医疗保险对于居民健康的保障作用[3]。只有在源头上加强健康教育与预防保健,提高国民的身体素质,建立和发展健康保险,才能从根本上解决不合理的资源配置和医疗服务体系,从根本上解决患者支付不起医疗费和医保费用控制难的问题。[4]

三、制度层面:健康保障体制构架和组成内容

我国健康政策的变迁经历了比较系统的健康政策(中华人民共和国成立后的前 30 年)、比较狭义的医疗卫生政策(改革开放后至 20 世纪末)、以解决健康公平和重建公共卫生体系为主要内容的卫生政策等阶段[5]。我国健康保障制度从无到有,覆盖人群从少到多,保障范围从窄到宽,保障水平从低到高,均等化水平也在不断提高。

(一)我国健康保障制度现状研究

2009 年 4 月 6 日,《中共中央国务院关于深化医药卫生体制改革的意见》(简称"新医改方案")公布,我国政府正式启动新一轮医改工作,逐步建立起了以基本医疗保险为主体与核心的多层次医疗保障制度架构,全民医保体系初步形成,覆盖范围不断拓宽,保障水平不断提高,基金规模不断扩大,公益性得到强化,看病就医的公平性、可及性、便利性

---

① 胡宏伟.教育水平、医疗保险与健康风险——为什么医改的目标应是健康保障[J].山西财经大学学报,2011(8):1—10.
② 王虎峰.促进医疗保障模式向健康保障模式转变[N].中国社会科学院院报,2005 - 07 - 05.
③ 申曙光.新时期我国社会医疗保险体系的改革与发展[J].社会保障评论,2017(2):40—53.
④ 张洁.疾病保险应向健康保险过渡[N].中国劳动保障报,2005 - 07 - 22.
⑤ 李玲.全民健康保障研究[J].社会保障评论,2017(1):53—62.

得到了初步改善。① 但问题也仍然不少，主要表现在：第一，制度体系设计存在缺陷。顶层设计和统筹规划还不够系统，管理体制还不够顺畅，公共服务体系还不健全，对医疗服务的监督制约作用发挥得还不充分。② 医保制度城乡分设、管理分离、资源分散，导致了制度不统一、不公平、不经济、不便捷等弊端，③并存在居民重复参保、财政重复补贴、经办机构和信息系统的重复建设等现象④。同时，制度"碎片化"，异地就医结算、医保关系转移接续的通道还不顺畅，这些既有损效率，又有失公平。另外，补偿模式与补偿机制设计不合理，对医疗弱势群体的保护不足，城乡二元分割致使医保缺乏公平性。⑤ 第二，经办管理机构效率低下。医保经办管理在内部管理、信息化建设、社会协作等方面仍然存在问题，例如，人员数量不足、专业人员短缺，工作量大、经费不充裕，服务理念亟待加强、个性化服务欠缺，经办业务规范化程度不高、标准缺失，外部监督力度不够、监督缺少权威性等。⑥ 另外，经办管理职能转变迟缓，去行政化面临阻力，机构层级特征模糊，经办能力不足。⑦第三，基金风险加剧与医药费用上涨压力并存。随着经济社会的发展，影响基金长期平衡运营的诸多因素也逐渐显现出来，包括制度风险、经济风险、社会风险、技术风险等，基金运行中仍存在欺诈、骗保行为，管

① 王保真.新时期我国覆盖全民的医疗保障体系与发展战略[J].中国卫生政策研究，2009(10)：22—26；王东进.切实转变医保发展方式，加快健全全民医保体系[J].中国医疗保险，2012(5)：10—13；尹蔚民.健全全民医保体系[J].中国社会保障，2012(9)：8—9.

② 郑功成.全民医保的可持续发展战略[J].中国医疗保险，2011(12)：8—10；胡晓义.提升全民医保质量[J].中国医疗保险，2012(5)：6—9.

③ 郑功成.建设公平普惠的全民医保制度[J].中国医疗保险，2013(3)：7.

④ 王东进.城乡统筹是健全全民医保体系的第一要务[J].中国医疗保险，2012(6)：6—8.

⑤ 申曙光，马颖颖.中国医疗保障体制的选择、探索与完善[J].学海，2012(5)：83—89；申曙光."全民医保"——我国医疗保障的发展之道[J].群言出版社，2012(8)：21—23；胡大洋.全民医保：仍然是一道考题[J].中国医疗保险，2011(12)：15—18.

⑥ 郑瑞强、李霞，胡凯.全民医保目标下经办管理现状审视与发展对策[J].华中农业大学学报(社科版)，2011(4)：77—81.

⑦ 严娟.全民医保下经办模式转型升级的思考[J].中国医疗保险，2013(9)：30—32.

理不规范现象仍较普遍,基金监管能力有待提高。[①] 同时,医疗费用上涨过快,过度医疗现象普遍,医疗服务监管急需加强,管理体制不顺,重复参保与统计现象较为严重,医保服务量大幅增加。[②] 此外,在药品供应方面仍然存在"以药养医""药价虚高"的问题,"多开药、开贵药"的现象仍未杜绝。[③] 总之,在我国实施全民医保具有其复杂性,包括地区间经济实力差距、流动人口庞大、卫生资源配置不合理、多种制度并存等。[④] 另外,老龄化、高龄化的快速发展促使我国居民医疗卫生服务需求大增,人类疾病谱的变化要求传统就医方式的转变,我国医疗保障体系的"碎片化"及服务功能低下等状态亟待改变。[⑤]

(二) 我国健康保障制度城乡差异研究

最近几十年,健康不平等问题在世界各地不仅没有得到很好的改善,反而趋于恶化。[⑥] 因此,国际社会目前对健康不公平问题给予普遍关注。一个国家的卫生保健政策虽然不可能完全消除居民间的健康不公平现象,但国家有义务与责任减少这种不公平现象的扩大趋势[⑦],改革目标含糊不清和充满歧义是中国卫生改革面临的最大问题。中国城乡居民健康保障差异程度严重,引起了诸多学者的关注。例如,Gerald Bloom 对不同学者关于中国城乡在有效获得健康服务的公平性差异的

① 刘娟.全民医保进程中完善基金监管的路径选择[J].中国医疗保险,2010(6):14—15.
② 唐霁松.全民医保下经办管理不可替代的作用与亟待解决的问题[J].中国医疗保险,2012(9):20—22.
③ 顾昕.全民医保与基本药物的供应保障体系[J].河南社会科学,2009(6):106—110.
④ 黄奕祥,张志叶.迈向全民医保的路径与条件——以珠海为例[J].武汉大学学报(哲社版),2010(1):109—116.
⑤ 仇雨临.全民医保公共服务体系建设构想[J].中国医疗保险,2012(7):17—18.
⑥ 刘民权,顾昕,王曲.健康的价值与健康不平等[M].北京:中国人民大学出版社,2010:290.
⑦ Hossain SI. *Tackling Health Transition in China* [R]. The Word Bank,1997;Bogg L. *Health Care Financing in China:Equity in Transition* [M]. Stockholm:Karolinska University Press,Division of International Health,Department of Public Health Sciences,2002:78-79.

探讨进行了梳理。① Yuanli Liu、William Hsiao 和 Karen Eggleston 分析了中国卫生体制变化带来的城乡在健康保障领域严重的不平等；② Christopher J. Smith 分析了当代中国的现代化和卫生服务体制，揭示了城乡健康越来越大的不平等缺口。③ William Hsiao 考察了中国健康保障制度对其他国家的经验教训与启示，指出市场化融资创造了更多富人与穷人之间医疗保健机会获得的不平等。④ Xiaobo Zhang 和 Ravi Kanbur 指出，在经济改革的时代，教育和医疗保健提供的基础已经改变，省市内与省际间，城市、农村及城乡之间，社会不平等现象已大幅增加。⑤ 陈浩、周绿林运用 1993—2009 年中国 30 个省份面板数据进行实证研究，得出结果显示，当前卫生资源配置结构的不平等是中国卫生不均等的突出表现，城乡间差距、地区间差距是影响卫生不平等水平及其演化的重要原因。⑥ 马超、顾海等人利用 CHNS 2009 年截面数据，采用反事实分析方法，度量出城乡医疗保健差异中的不公平部分，认为城乡医疗差距中的 88.1% 是不公平的，仅有 11.9% 的差距可以认为是合理的。⑦ 首都医科大学和北京市卫生局共同完成的一项卫生经济学研究显示，2011 年我国全民统一健康保障制度发展程度的得分为 2.6 分（满分 5 分），各省全民统一健康保障发展程度差异较大，东部地区明显高于中西部地区。⑧ Zhuochun Wu 等指出中国城乡居民在医疗保健服

① Bloom G. Building Institutions for an Effective Health System: Lessons from China's Experience with Rural Health Reform [J]. *Social Science & Medicine*, 2011,72: 1302 - 1309.

② Liu Y, Hsiao WC, Karen Eggleston. Equity in Health and Health Care: the Chinese Experience [J]. *Social Science & Medicine*, 1999(10): 1349 - 1356.

③ Christopher J. Smith. Modernization and Health Care in Contemporary China [J]. *Health & Place*, 1998(2): 125 - 139.

④ Hsiao WC. The Chinese Health Care System: Lessons for Other Nations[J]. *Social Science & Medicine*, 1995,41(8): 1047 - 1055.

⑤ Zhang X, Kanbur R. Spatial Inequality in Education and Health Care in China [J]. *China Economic Review*, 2005,16: 189 - 204.

⑥ 陈浩,周绿林. 中国公共卫生不均等的结构分析[J]. 中国人口科学,2011(6): 72—83.

⑦ 马超,顾海. 我国医疗保健的城乡分割问题研究——来自反事实分析的证据[J]. 经济学家,2012(12): 57—65.

⑧ 闫龑. 全民统一健康保障制度建设行至半程[N]. 健康报,2013 - 06 - 05.

务的获取与享受方面的差距虽然随着社会经济发展和针对性健康服务投入的加大而正在缩小,但仍然较大,因而必须引起重视。[①] 李永友、郑春荣基于 CFPS 2008—2012 年入户调查数据和保险价值法估计公共医疗服务受益归宿及其收入分配效应发现,新医改后扩大的医疗保险覆盖面和更高的医疗服务保障能力实现了一定程度的正义性,使公共医疗服务矫正现金收入分配作用得到显现。[②]

对此,部分学者提出了促进健康保障公平性和均等化的解决思路。例如,Shanlian Hu 等人的研究指出,医疗保障方面存在的质量参差不齐、广泛的不平等,需要领导人推行更严厉的改革。[③] 王延中指出,我国卫生服务的数量和质量不足以满足人民群众的健康保障需求,同时,更存在着保障待遇不公平的弊端,因而提出了"人人享有健康保障"的理念。[④] 周寿祺提出要明确享有基本医疗服务均等化的对象,合理界定基本医疗服务均等化的内容。[⑤] 杨宜勇等通过对反映公共卫生服务的宏观和微观指标进行量化分析,得出我国省际公共卫生和基本医疗服务存在较大差距,并提出通过建立科学预警机制、协调现有财政体制、完善转移支付制度和医疗保障制度等方式来促进省际公共卫生服务的均等化。[⑥] 随着中国新医改的实施,城乡健康保障的不均等现象有所改变。2016 年世界卫生组织等机构发布的报告积极评价了中国医改取得的阶段性成果,指出自 2009 年启动新医改以来,中国对卫生基础设施进行了大量投资,基本实现了医疗保险全覆盖,推进基本公共

① Wu Z, Lei P, Hemminki E, et al. Changes and Equity in Use of Maternal Health Care in China: from 1991 to 2003 [J]. *Matern Child Health Journal*, 2012,16(2): 501 – 509.

② 李永友,郑春荣. 我国公共医疗服务受益归宿及其收入分配效应——基于入户调查数据的微观分析[J]. 经济研究,2016(7): 132—146.

③ Hu S, Tang S, Liu Y, et al. Reform of How Health Care is Paid for in China: Challenges and Opportunities [J]. *The Lancet*, 2008,372(9652): 1846 – 1853.

④ 王延中. 人人享有健康保障[J]. 中国卫生政策研究,2008(1): 22—29.

⑤ 周寿祺. 实现基本医疗卫生服务均等化的条件、问题和建议[J]. 中国卫生政策研究,2010(7): 52—56.

⑥ 杨宜勇,刘永涛. 我国省际公共卫生和基本医疗服务均等化问题研究[J]. 经济与管理研究,2008(5): 11—17.

卫生服务均等化,建立基本药物制度。这些都提升了医疗卫生服务的可及性和公平性。[1] 总之,中国全民医保的实施有助于减少城乡居民健康保障差异程度,促进城乡健康公平和国民均等受益。

(三) 健康保障体系架构和组成内容研究

公平、有效的医疗保健需要匹配合适的筹资方法、安排合理的筹资体系和设计完善的支付系统。[2] 有学者曾提出良好的医疗保健政策体系需要调控五个方面的内容:即筹资(financing)、偿付(payments)、组织(organization)、规制(regulation)和行为(behavior),称为控制柄(control knobs)。这五个控制柄相互关联,协同作用,直接影响医疗保健系统的效率、质量和可及性,进而又影响健康状态、居民满意度和风险抵御能力等绩效目标。[3] 我国学者经过相关研究提出了全民医疗保障制度的发展框架和策略,认为:医疗保险的保障功能应从补偿疾病负担,到补偿收入损失,再到补偿预防保健,在制度上应从疾病保险转向健康保险;[4]世界上多数国家和地区将预防保健等内容纳入医疗保险的偿付范围,逐步向健康保障模式转型;[5]健康保障制度要使更少的病人进医院,健康人不进医院;[6]服务对象除了少数的病人外,还包括广大的健康人群和亚健康人群,保障全体国民的健康。[7]

(四) 实现健康保障均等化的建议研究

首先,要明确现代健康保障理念,丰富健康保障制度的内容。从宏

---

① 世界银行集团、世界卫生组织等. 深化中国医药卫生体制改革[R]. 2016:Ⅸ.

② Hsiao WC. Why Is a Systemic View of Health Financing Necessary? [J]. *Health Affairs*, 2007,26(4):950-961.

③ Cowan DT, Fitzpatrick JM, Roberts JD. The Assessment and Management of Pain among Older Peolple in Care Homes:Current Status and Future Directions [J]. *International Journal of Nuring Studies*, 2003(3):291-298.

④ 任苒,宋喜善,周令,等. 全民医疗保障制度的研究[J]. 中国农村卫生事业管理,2009(9):659—662.

⑤ 王虎峰. 促进医疗保障模式向健康保障模式转变[N]. 中国社会科学院院报,2005-07-05.

⑥ 乌日图. 中国医疗保障制度改革展望[J]. 中国劳动保障,2005(10):20—21.

⑦ 王延中. 人人享有健康保障[J]. 中国卫生政策研究,2008(1):22—29.

观公共政策角度看,医疗保障制度除了发挥其分散疾病风险的功能外,如何更好地促进人群健康,是制度下一步应该关注的方向。[1] 当前我国人口面临"亚健康"的隐忧以及"老龄化"的压力等困境,需要重新审视健康理念,重构公共健康保障体系,而现代公共健康保障体系应融"保健""保养""保险"等多种方式为一体,是健身锻炼、预防保健和医疗保障等多种要素的有机组合。[2] 新时期我国健康保障体系的构建应在充分考虑医疗资源配置结构、老龄化健康保障特点、政府健康保障投入力度及政策倾向、商业保险的可供能力和保障程度的基础上,以社会基本医疗保险、合作医疗、医疗救助制度为主体,其他形式的医疗保险和商业健康保险为补充,形成覆盖城乡居民的多层次医疗保障体系模式。[3] 其次,要发挥政府的兜底保障功能,积极鼓励多方力量参与。全民基本医疗保障是实现卫生服务公平性的重要途径,社区卫生服务是实现卫生服务公平性的制度基础,加快发展农村卫生服务是实现卫生服务公平性的关键,基本药物制度改革是实现卫生服务公平性的技术措施。[4] 建立健康保障制度是一项复杂的社会工程,需政府各个部门和社会各界的积极参与,并在实践中不断探索良好稳定的发展模式。[5] 政府应该以解决全民健康保障为目标,建立能兼顾卫生服务和医疗的低成本的复合型全民健康保障体系。[6] 最后,特别要加强针对特殊人群,如儿童、农民工、老年人等群体的健康保障制度建设。其中,儿童健康保障体系分为儿童卫生保健服务体系和儿童医疗保障体系两大部分,主要保障对健康风险的预防和规避、儿童个体疾病治疗服务的及时提供和治疗费用的及时补给。[7] 建立大病统筹医疗和大病医疗救助体

① 顾雪菲. 从医疗保障向健康保障迈进[J]. 中国卫生,2016(7):74—75.

② 潘捷军. 从"人口安全观"看公共健康保障体系重构问题[J]. 卫生经济研究,2007(4):11—13.

③ 陆爱勤. 我国新时代健康保障体系的发展路径[J]. 上海经济研究,2008(10):34—39.

④ 韩子荣. 中国城乡卫生服务公平性研究[M]. 北京:中国社会科学出版社,2009:109,138,201,230.

⑤ 刘远立. 健康保障制度的系统研究[J]. 卫生经济研究,1991(1):9—13.

⑥ 王克春. 构建复合型全民健康保障体系[J]. 浙江经济,2007(11):20—21.

⑦ 郑雅妮. 对构建我国儿童健康保障体系的思考[J]. 劳动保障世界,2009(6):80—83.

系是完善农民工健康保障体系的当务之急,政府扶持的商业医疗保险是农民工健康保障体系的必要补充。[①] 老年人方面,中国应该借鉴国际经验构建老年健康保障体系,即构建广覆盖、多层次的老年健康筹资体系和多方参与、可负担的老年健康服务组织体系。[②] 此外,还应建立一个覆盖农村的统一的法定的基本健康保障和其他补充健康保障模式的多层次、高弹性的健康保障体系。[③]

四、操作层面:健康保障均等化的路径设计与运行效率

健康保障的目的是保障公民的健康权,而健康保障均等化的实现是为了使每一位公民都拥有健康权利,享受均等化的健康保障待遇。健康保障的设计目的就是解决健康保障资源如何供给以及如何消费,以确保健康资源最大化,从而保障公民的健康权。

(一)健康保障均等化路径设计研究

在健康服务购买方面,需要回答六个基本问题:为谁购买? 购买什么? 从何处购买? 如何购买? 以何种价格支付? 谁是购买者? 因此,健康保障制度的路径设计需要考虑服务对象、购买内容、购买对象、购买方式、购买价格和购买主体等内容。[④] 目前相关研究只是探讨了医疗保险向健康保障转变的趋势,关于健康保障制度的路径设计的研究还较少,个别研究在人群健康视角下探讨了中国健康保障制度[⑤],还有学者从农村健康保障制度中的主体行为探讨了从社区融资到健康保

① 杜受祜,陈希勇.构建和谐社会与完善农民工健康保障体系[J].西南民族大学学报(人文社会科学版),2008(1):119—122.
② 胡琳琳,胡鞍钢.中国如何构建老年健康保障体系[J].南京大学学报(哲社版),2008(6):22—29.
③ 江芹,胡善联.关于建立农村健康保障制度的构想[J].卫生经济研究,2003(3):14—17.
④ Preker A S, Langenbrunner J C.明智的支出——为穷人购买医疗卫生服务[M].北京:中国财政经济出版社,2006:106.
⑤ 梁君林.人口健康与中国健康保障制度研究[M].北京:群言出版社,2006:39.

障的可行路径。[①] 另外,有学者通过可达性分析提出优化医疗服务空间等级结构等设计[②],需要基于均等受益突出疾病预防和控制功能的多层次医疗服务递送体系。世界卫生组织在 2000 年发展目标策略中提出,对一个有效的成功的卫生系统主要衡量标准是穷人健康结果的改善。因此,健康保障制度的运行效率需要通过国民的健康结果来评价。

(二) 健康保障均等化运行效率研究

虽然健康保障均等化追求的是公平,但是效率也同样重要,如何能用最少的公共卫生资源最大化地满足公民的健康需求,需要健康保障制度的设计与运行必须有效率。美国医疗照顾拨款咨询委员会(Medicare Payment Advisory Commission,缩写为 MedPAC)认为,健康保障均等化的运行效率就是指用较少的投入获得相同的或者更好的产出,不仅是获得更多的医疗服务,而且是更多恰当的医疗服务。[③] 而美国医学研究所(Insitute of Medicine,缩写为 IOM)将健康保障均等化的运行效率定义为,根据给定的资源水平获得最高水平的(医疗服务)质量。[④] 有学者认为,健康保障均等化的运行效率应该包括生产效率和配置效率。[⑤] 还有学者认为,健康保障均等化的运行效率包含三个方面,分别为技术效率(Technical Efficiency)、生产效率(Productive Efficiency)和配置效率(Allocative Efficiency)。[⑥]

我国目前健康保障制度的设计忽视了对医疗费用的控制,即医疗保障重在患病后的医疗,而非病前的预防。这种保障模式卫生资源投

① 朱俊生. 从社区融资到全民健康保障——农村健康保障制度中的主体行为研究[M]. 北京:中国劳动社会保障出版社,2008:187—188.
② 熊娟. 基于可达性的医疗服务均等化研究[D]. 武汉:华中师范大学,2012.
③ MedPAC. Improving Medicare Efficiency and Value. Before the Subcommittee on Health Committee on Energy and Commerce U. S. [R]. *House of Representatives*, 2007:2.
④ Davis K, Guterman S. Rewarding Excellence and Efficiency in Medicare Payments [J]. *The Millbank Quarterly*, 2007,85(3):449-468.
⑤ Wennberg J E, Cooper M M. *The Dartmouth Atlas of Health Care 1998* [M]. Chicago:American Hospital Publishing, 1997:36.
⑥ Sennett C, Starkey K. Measuring and Improving Efficiency in Health Care [R]. *Report from an ABIM Foundation/IOM Meeting*, 2006.

放不合理,不仅浪费卫生资源,而且不能最好地保障公民的健康权利。构建基于公平原则的多层次医疗服务体系以提高医疗资源的利用率,通过分级诊疗避免医疗机构之间的无序竞争,使医疗资源得到最大利用效率。因此,国家健康保障制度应该从关注"如何提高医疗服务和如何支付服务费用"转移到"如何达到更好的健康状况"[①]。

五、研究简评

综上所述,在"人人享有健康"的目标下,国民健康保障体系研究已经受到国内外学者的广泛关注。现有研究从理论、政策、制度、操作等层面,分别探讨了健康保障均等化的内涵和目标、范围和标准、体制架构和内容组成、路径设计和运行效率等。从制度成因上看,人口老龄化的加剧、疾病谱的变化、医疗技术的进步、医疗费用的持续攀升、医学模式由重治疗的"疾病医学"向重预防的"健康医学"转变,促使医疗保险向健康保障转变;从建制理念上看,健康权益的普及和健康服务的可及成为健康公平的重要内容,学者们的研究视角日渐转向社会公平,探讨健康保障均等化的实现路径,但还需要与健康资本、健康管理等方面结合;从研究内容上看,现有研究缺乏系统深入分析,偏重于健康保障转变趋势的分析,但关于健康保障制度体系和均等受益的研究成果很少;从政策建议上看,学者们提出的政策建议比较宏观,且没有提出完整系统的健康保障制度体系和均等受益机制路径;从研究方法上看,大多数学者没有从健康服务需求的供求变化实证数据入手,缺乏制度变迁和社会政策的分析框架以及制度可行性的论证。总之,需要运用健康均等受益理念、健康管理视角和健康资本理论,采用制度剖析和机制设计的分析框架,系统、全面、深入地研究健康保障均等受益机制与实现路径,比较借鉴国外健康保障均等受益的经验模式,构建适合中国国情的国民健康保障均等受益机制与实现路径。

---

① 尧金仁. 从人力资源可持续发展看国家健康保障制度建设[J]. 上海经济研究,2010
(9):82—88.

第三章

健康生产与健康治理

健康是一种资本,对于健康的支出是一种资本性投资;基于健康资本的属性,其追求的是健康公平。个人健康水平取决于遗传、环境、生活方式、医疗保健等多种因素,因此健康是可以管理的。多元主体基于健康管理的合作秩序,会达成均等受益的合作目标,从而促成国民个体的健康可行能力以及社会群体的善治效应。本部分基于健康资本与健康公平理论、健康生产与健康管理理论、合作秩序与合作收益理论、可行能力与社会治理理论的分析,研究国民健康保障均等受益的学理基础。

一、健康资本与健康公平理论

健康是个人生存与发展的基础,是构成人类社会进步和经济发展的第一要素,"不仅是疾病与体虚的匿迹,而且是身心健康社会幸福的总体状态,是基本人权,达到尽可能高的健康水平是世界范围内的一项最重要的社会性目标"①。"在自然法学派的眼里,健康权是先验的,人

---

① 参见世界卫生组织《阿拉木图宣言》,http://www.who.int/topics/primary_health_care/alma_ata_declaration/zh/.

的健康被认为是与生俱来的权利"①,因此现代社会里健康普遍被视为公民的一项基本权利。健康是一种有严格寿命限定的能提供服务的特殊商品或资本形式,其提供的服务可以在人的一生中持续不断地被消费。② 1962 年,S. J. Mushkin 正式将健康作为人力资本组成部分,强调健康存量或者说是健康资本,既可作为投资商品,也可作为消费商品。作为消费性商品,因为人们从患病中得到的是"负效用",故将健康直接引入效用函数;作为投资商品,健康将决定市场活动或非市场活动可以利用的时间,并且影响生存期限。疾病会对人力资本和劳动生产率造成损失(Death、Disability、Debility)③,医疗保健既是医疗服务业的产出又是健康的投入,人们对医疗服务的需求来源于维持健康水平和改善人力资本的偏好。

健康资本是人的体能、精力、健康状况与寿命长短,是人力资本的重要组成部分,是劳动生产力的基础;并且在人的生命进程中,随着时间的推延和年龄的增长,健康存量不断地自然衰减和贬值。④ (图 3 - 1)健康存量决定着个人能够花费在所有市场活动和非市场活动上的全部时间。例如,罹患疾病等会使病患当事人的健康存量减少,而医疗保健会维持甚至增加健康存量。"健康不仅是产品,而且是消费品"⑤,必然面临"资产折旧"问题,所以无论是国家还是国民个人都需要对健康资本进行投资,即"健康投资",以促进健康资本的保值增值。健康经济学家的研究结论认为,健康投资影响人的预期寿命、体力和耐力、精力和活力的全部开支,对健康的支出是一种资本性投资,不仅能改善劳动力的健康素质,提高劳动生产率,也能增加工作人口量,对人们收入能

① [澳]罗斯·霍恩. 现代医学批判——21 世纪的健康与生存[M]. 姜学清译. 上海:上海三联书店,2005:1.
② Santerr RE, Neun SP. *Health Economics*:*Theories*,*Insights*,*and Industry Studies* [M]. Canada:Thomson-Southwestern Publishing Company,2000:59.
③ Starfield B H. *Primary care*:*balancing health needs*,*services and technology* [M]. New York:Oxford University Press,1998:231.
④ 樊明. 健康经济学——健康对劳动力市场表现的影响[M]. 北京:社会科学文献出版社,2002:17—19.
⑤ [美]威廉·科克汉姆. 医学社会学[M]. 第 7 版. 北京:华夏出版社,2000:86.

力和经济增长的影响是长期的。可见,良好的健康资本是对整个社会扶贫、经济增长和长远经济发展的关键投入。相反,健康贫困会使参与健康保障、获得基本医疗预防保健服务的机会丧失和能力剥夺而导致健康水平低下,带来收入减少和贫困发生或加剧,进而使国民健康问题和健康消耗成为社会经济发展的沉重负担。因此,消除健康贫困,增加健康资本,需要增强医疗卫生服务的可及性,完善健康保障机制,提高医疗救助制度和医疗保险机制的收入效应。

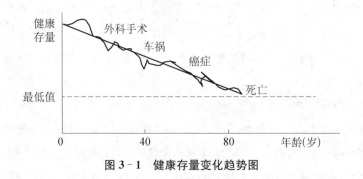

图3-1 健康存量变化趋势图

健康资本理论最为典型的理论模型是1972年Grossman提出的"健康需求的人力资本"模型,健康首次被视为不同于其他人力资本的"健康资本"。该模型认为,人们对于"良好健康"的需求可以用"供给-需求"曲线来解释,并且对于健康需求的最优决策受到生命周期中财富和生存时间的约束。[1] 该模型中假设健康资本的折旧率是外生的,随着年龄的增长而增大,人们可以理性预期自己的生存年限。当健康资本存量低于某一临界值时,人们将停止一切市场和非市场活动,生命即将终止。人类行为在某种意义上都是一种慢性自杀,都是在牺牲自己的身体健康来换取其他方面的收益。所以,为了弥补健康折旧,人们会进行健康投资,然而消费者可以通过医疗保健服务等要素来生产健康进而补充健康资本的消耗。此外,根据个人、社会、文化和政策等方面对健康所产生的影响,以及个人对健康追求所产生的医疗服务需求来

① Behrman RJ. Health and Economic Growth: Theory, Evidence and Policy [R]. *World Health Organization*, 1993.

构建家庭健康生产函数，其特点表现为：健康价值的排序或健康与其他物品不同组合的效用；把医疗服务需求转变为健康的生产函数；决定医疗服务需求的社会经济因素包括收入、货币成本、时间成本和获取信息的成本；人们的选择行为是要得到最高价值的效用，而最大效用是在预算线、可利用的时间、收入和价格等条件限制下实现的。[1] 可见，健康资本存在于个人本身，与其他物质资本一样，都能够起到生产性作用，通过减少或牺牲现期消费以换取未来收入，可以对现实以及未来收入给予保障而获得持久和更大收益。对于健康的投资活动也就是卫生保健投资决定着其他投资形式的投资效益。因此，关注整个国民的健康状况及投资收益是完全必要的，其中健康保障均等化就是为了促进国民在对健康投资的过程中享有同等的资源和同等的收益，进而能够最大化地实现全体国民对健康投资的收益与价值，使每个个体都能够均等分享社会人力资本投资收益的总和，最终实现个体与社会的共同进步。

在当前医疗卫生服务已市场化环境下，个人及其家庭收入和财产水平直接决定了其能否享有高质量的医疗卫生服务。然而当收入财产的脆弱性难以满足正常的医疗卫生服务需要时，将会导致一部分社会成员"因病致贫"，对经济社会可持续发展带来负面影响，甚至衍生出公共风险和潜在的社会危机。面对这样的公共风险和潜在危机，需要政府提供与公共健康消费直接联系的均等化的公共卫生和基本医疗服务，来干预和缓和疾病风险的破坏力，帮助患者群体恢复劳动能力，最大化地消除疾病风险的负面影响。因此，传统的公共卫生模式需要向大众健康模式转变[2]，应将健康促进的重点放在群体健康因素的改善上，需要树立以健康公平为核心的公共健康理念。健康公平是指所有社会成员均有机会获得尽可能高的健康水平，尽可能避免有人在健康方面受到不利的影响。基于健康作为一种资本的特殊属性，对健康的

① Bos E, Hon V, Maeda A. Health, Nutrition and Population Indicators: A Statistical Handbook [R]. *Washington*, *D C*: *World Bank*, 1999.

② 刘继同，郭岩. 从公共卫生到大众健康：中国公共卫生政策的范式转变与政策挑战[J]. 湖南社会科学，2007(2)：36—42.

投资追求的是健康公平,而健康公平实质上是以机会公正和差别原则作为指导,对公共健康资源的合理配置,对医疗保险的偿付项目进行优化组合,发挥基本健康服务包的健康保障作用,来预防、保护及提高人们的健康水平,减少因患病造成的对患者本身和社会总福利的损失,提高社会资源的利用率,改善社会总资源的配置。总之,健康公平理论为国民健康保障均等受益的实现提供了理念和目标,通过基本医疗保险范围的延伸和公共卫生服务项目的扩展,合理设计国民基本健康服务包,发挥公共健康的社会外部效应,促使医疗保险向均等化的健康保障转变。

二、健康生产与健康管理理论

健康经济学是利用经济学的相关理论将健康看作一个具体的经济活动,以求通过合理的配置使稀缺的健康资源(多指可衡量的医疗卫生资源)产出最大的效益。健康经济学研究里将健康的生产函数定义为 $H = f(x)$,其中 x 代表的就是健康的各种生产要素,主要包括医疗卫生保健、食物和营养、收入、教育等多个因素,所有可以影响健康的要素都可以代表变量 x[①],具体的图像表示为图 3-2。从健康生产函数图像我们可以看出,一个人的健康函数是边际递减的增函数,也就是说随着健康要素的投入边际效益是递减的,可能会为 0 或是负数,同时不同的

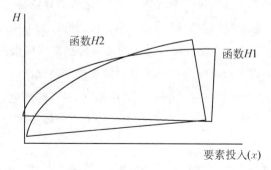

图 3-2　健康生产函数图像

---

① 胡宏伟.国民健康公平[M].北京:人民出版社,2011:61—75.

个体（H1、H2）由于各方面的差异其健康状况是不一致的。因此，控制健康要素的投入总和，也就是对健康投资进行管理是极为必要的，而这个主体除个体外，更多地需要政府政策的平衡与支持。

Grossman 模型虽然作为健康资本理论的代表模型，但其内容也涉及健康生产理论。该模型指出是健康带给消费者效用而非医疗服务本身，健康资本对于人们生产健康时间从而获得各类市场和非市场活动的回报具有不可替代的作用。因此，可将消费者的效用函数写成：Utility＝(H, X)。式中，H 代表健康，X 代表其他各种商品所组成的复合消费品（composite commodity）。其中，$Ux>0$，$Uh>0$ 表示更多的健康或更多的消费品会带给消费者更大的效用。"医疗服务"可以生产健康，或者至少在患病后恢复部分健康，把医疗服务转变成为健康的过程可以视为一个标准生产函数。因此，健康状况和投入要素之间的关系可以通过健康生产函数来表示，生产函数描述投入组合和产出之间的关系，而健康可以通过使用不同的投入组合来获得。[①] 另外，从健康的供给与需求角度来讲，个体对健康的需求会派生出其对于医疗卫生服务的需求，而这种供给必须依赖于整个医疗卫生服务的机构和个人，理想状况就是要达到供需的平衡状态，也就是资源都得到充分利用的状态。联系到健康保障受益的公平性问题，实际上就是国家通过相关的手段，对影响健康的要素进行干预，如增加医疗卫生投入，进而使整个国民的健康状况（个体 H 函数的总和）达到最优，也就是说，受益的均等化是国家调控整个国民健康状况的一种理想的状态，可取得最大化的收益。

从宏观层面来看，一个国家或社会的人力资本存量是其可以利用的劳动资源，而直接决定劳动者可以用于劳动时间（即健康时间）的便是健康存量，即健康资本。故宏观层面上的健康投资，是提升一个国家劳动力资源数量和质量的必要手段，能促进社会生产率的提高，是综合国力的表征，更重要的是实现国民幸福这一终极目标之所在。因此，政

---

① Behrman RJ. Health and Economic Growth: Theory, Evidence and Policy [R]. *World Health Organization*, 1993.

府须从整个社会这一宏观发展的高度来对待国民健康投资,保障整个社会人群的健康服务需求。一方面,须保证健康资本投入要素的量,即随经济社会的发展和国民健康需求的增长,逐年提高对健康服务事业的投入,保证健康投资占财政支出的动态增长,满足国民健康服务事业的发展需要。另一方面,注重健康资本投入要素的质,即注重国民健康投资的结构,考虑地区之间、城乡之间、人群之间的差距及其不同的健康服务需求,科学调整健康投资结构,更加注重对基层的健康投资,相对于后期的治疗护理更应注重对健康的"上游投资"[1](预防保健、健康保护与健康促进)。从历史发展的视角来看,宏观层面(健康)人力资本发生过几次明显的变动,可参见图 3-3 所示模型。

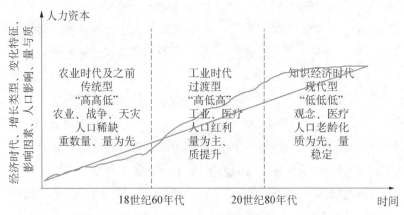

图 3-3 宏观层面(健康)人力资本变动模型剖析图

从微观层面来看,个人自出生通过遗传获得了最原始的健康存量,从那之后,便需要对自己的健康进行投资,否则健康资本将随着年龄的增长而面临折旧。[2] 因此,个体需要对自己的健康进行投资,以维持自己的健康资本,然后才能满足自己其他的生活需求,实现自己的人生价值或目标。假定一个人的成年(18 岁)和退休(约 65 岁)这两个时间是

① 梁君林. 人口健康:理念和方法[J]. 中国卫生事业管理,2008(6):416—418.
② Grossman M. On the Concept of Health Capital and the Demand for Health [J]. *Journal of Political Economy*,1972,80(2):223-255.

个体进入和退出劳动力市场的年龄分界线的话,那么一个人在进入劳动力市场之前,健康投资处于"家庭健康生产"阶段,目的主要在于培育健康资本,责任主体是家庭、政府和社会,投资内容主要是营养、保健和健康教育;进入劳动力市场后,个人的健康投资处于"社会健康投资"阶段,目的在于促进健康资本增值,责任主体在于市场、家庭和政府,投资内容为保健、预防和护理;退出劳动力市场后,开始退休生活,处于"医护健康恢复"阶段,目的在于尽力维持健康资本和延长可享受的生命长度,责任主体在于政府、家庭和社会,投资内容主要在于治疗、护理和康复[①]。总之,个体的健康资本在一生中经历着遗传获得、家庭培育、社会投资、医护维持这样一个过程,其中涉及多方责任主体,但在不同阶段责任主体有所区别,且不同阶段投资内容也是不一样的,个体需要据此对自己的健康资本进行投资,以求健康资本的保值增值,实现人生价值。关于个人健康投资的具体模型,如图3-4所示。

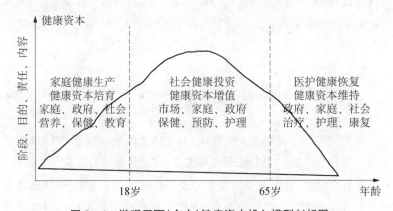

图 3-4 微观层面(个人)健康资本投入模型剖析图

健康取决于遗传、环境、生活方式、医疗保健等多种因素,因此健康是可以进行管理的。健康管理作为对健康资本的一种重要投资方式,以最经济、最有效的方式使用有限的卫生资源,大大降低患病率并减少

[①] "因为对于老年人来说,生活质量的唯一关键问题是健康(Cockerham,1997),所以,为老年人提供充足的保健服务便是公共政策的一个特别重要的目标。"引自[美]威廉·科克汉姆.医学社会学[M].第7版.北京:华夏出版社,2000:35.

医疗支出,降低国民医疗负担,成为当今各国重点关注领域与优先发展方向。健康管理(health management)是一种主动有效把握和维护健康的方法,结合了预防医学和临床医学,对个体或群体的健康危险因素进行全面的监测、分析、评估、预测,并通过提供咨询和指导对疾病进行预防和维护的全过程。它包括致力于改善健康的服务组织政策开发以及实施的相关系列活动,焦点是研究和改善与人群健康相关的组织中的服务传递和健康变化。[①] 系统的健康管理有利于促进人体健康,减少疾病发生,提高生活质量,同时减少医疗费用支出,促进社会发展。健康作为一种资本在于其以健康的生产力为社会发展所做出的贡献,强调健康及其管理是一个社会发展的先决条件。而在一个人口超过 13 亿的国家,拥有丰富的人口存量,如果人口健康状况不好,则是沉重的人口负担;如果健康状况良好,就是丰富的人力资源。[②] 因此,为了实现我国国民健康,国家和个体都必须做出努力,加大健康投入,科学地投资健康,通过全社会的共同努力,建立并不断发展完善以全体国民为服务对象的健康管理体系,实现"高素质的健康人"目标,促进国民健康保障均等化。

三、合作秩序与合作收益理论

合作秩序就是在特定文化环境中,主体基于共同意愿或利益而形成的特殊社会结构。它是社会客观实在,并和其他社会结构一起演化。只要是社会结构,就会有不同类型的合作秩序。一定程度上,社会是基于人与人之间的合作秩序而存在,获得比较优势或绝对优势的强烈冲动即利益激励,是促成合作秩序形成的原初动力。这是人类长期适应社会发展的结果。然而,合作的扩展受到地理环境、文化背景和习俗等

---

① Hunter D J, Brown J. A Review of Health Management Research [J]. *The European Journal of Public Health*, 2007,17(1): 33 – 37.

② Mushkin S J. Health as an Investment [J]. *Journal of Political Economy*, 1962,70 (5): 129 – 157.

要素的严重影响,故不必然是以利益为目的的自利行为。[①] 人类历史演进中的合作秩序主要有自愿与利他基础上的血缘式合作、互利共生与基于制度的超血缘式合作,而后者又可从本质特征上分为:"共处共生"型合作——保障人类共同体的和平共处,以防止人们之间的相互侵害;"互惠互利"型合作——保障人类互通有无的交换活动的公正性,以实现交换双方的互惠互利;"共创共享"型合作——保障人们交换之后消费物品的公正性,通过共创、共建等生产活动而对收益实现共享。一般的,合作秩序的拓展路径是建立在有关主体共识基础上的常规拓展和在主体共识之外的非常规拓展,最终合作秩序的形成和扩展塑造了较为清晰的社会结构,从而在更加广泛的意义上产生了价值,使参与合作的主体充分分享合作成果。

当然,人们选择合作也是要付出成本的,存在两类成本的比较:一种是个体或团体组织与外界进行交易的成本,可称为交易成本;另一种是同类型的个体之间寻求合作,或团体组织内部维持良好合作状态所需要付出的成本,可称为合作成本。如果交易成本大于合作成本,人们就会倾向于合作来节约交易成本,产生合作收益;如果合作成本大于交易成本,人们的合作也就变得没有意义了。与竞争策略相比,合作成本会因为由多个合作者的共同支付而减小。对交易成本阐述比较经典的是科斯于 1960 年发表的《社会成本问题》一文。在文中,科斯首次提出了交易费用的概念,并对交易费用的内容做了进一步的界定。他指出:"为了进行市场交易,有必要发现谁希望进行交易,有必要告诉人们交易的内容和方式,以及通过讨价还价的谈判缔结契约,督促契约条款的严格履行,等等。"[②] 他还指出,利用价格机制是有成本的,至少包括两项内容,即发现相对价格的成本和交易的谈判与签约成本。在科斯交易成本的基础上我们可以得出,在合作的生产成本确定的条件下,如果合作的交易成本为零,则合作收益与管理机制设计无关;如果合作的交

① 李永东. 合作秩序的扩展与可持续发展——基于中国现实经济社会问题的考察[J]. 生产力研究,2009(4):5—7.
② 科斯. 社会成本问题,载于《财产权利与制度变迁》[M]. 上海:上海三联书店,1994:20.

易成本不为零,则合作收益与管理机制的设计密切相关。而人类日常生活中的交易行为均存在交易成本且一般成本为正,因此创设科学的管理机制才能保证合作收益的获得。

健康保障均等化必须使得受益主体达到均衡状态下的集体满意,实现利益均衡,而实现利益均衡的关键在于能否形成一个良好的合作秩序。健康保障得以实施所需建立的合作秩序,其运行良好与否,取决于能否提供更加多元的社会主体及建立主体共同合作的基本平台和框架。因此,至少要建立健康需求者与健康维护提供者之间有序的、可持续的合作秩序。换一个角度来分析,可发现健康保障均等化受益机制的实施与合作秩序之间是存在互动关系的,二者之间本身就存在互惠。利益最大化与均衡化对健康保障均等化受益机制的构建提出极为严峻的挑战,也必然对合作秩序产生深刻影响。因此,构建合作秩序下的国民健康保障均等化受益机制便可催生更加广泛的合作平台,然后通过合作行为有效维持群体合作秩序,为健康保障供给实现公平性和可及性奠定基础。

为了达成国民健康保障均等受益的目标,多元主体建立各种健康管理组织,基于健康管理的合作秩序,在国民健康保障方面取得了一定成就。健康管理作为一门学科和产业在西方国家迅速发展,其健康管理服务组织的形式趋于多元化,包括医疗集团、健康促进中心、社区服务组织、健康管理中心、医学健身中心、医学健身学会等。其健康管理组织多且成熟,由政府和民间健康管理组织合作,通过较少的资金投入,对全体国民进行健康管理,极大地降低了疾病发生率和医疗费用,真正实现了通过社会多元主体的合作获得巨大的健康收益。目前,健康管理在我国的发展呈现出三大趋势:与社区卫生服务建设紧密结合,实现社区卫生服务和健康管理的相互促进;以医院为依托发展健康管理,充分利用和拓展医院的功能和内涵;联合健康保险业务,实现共赢局面。社区、医院和保险公司三方基于合作秩序达成相互协作的良性互动关系,共同合作构建覆盖全体国民的健康管理系统,使国民健康保障的合作收益达到最大值。

四、可行能力与社会治理理论

阿马蒂亚·森的自由发展理念认为,整个社会的发展目标是实现个人的自由发展,而个人的自由发展会让人获得最大程度的自由,避免更大程度的被剥夺。[①] 其中关于个体自由发展的实质就是个体可行能力的提高,即每个国民都能够平等获得应有的权利,也只有基于这些权利和能力实现了真正意义上的平等与共享,才能够探讨实现整个社会的平等问题。同时,森还通过欧洲与美国医疗保健及死亡率对比,来说明与医疗保险被视为公民的基本权利的欧洲不同,美国官方的最优选择中,完全没有为公民提供基本医疗保险的承诺,其政治承诺的缺失制约了公民的基本可行能力,从而造成美国社会的健康差异悬殊及医疗资源供给不平等现象。森强调要以公共行动来创造条件,使市场发挥良好的作用,因为市场机制在一定条件下取得了巨大成功,这些条件就是所提供的机会可以被合理地分享。为了使这种情况得以发生,需要有适当的公共政策,来提供基本教育和普及初级医疗设施,使对于某些经济活动至关重要的资源可利用。[②] 可见,要实现资源分配、机会提供真正意义上的公平及共享,就必须有合理且高效的社会安排,保障个人可行能力的最大程度的发挥,实现个人和社会的自由发展。

在本研究所构建的健康保障均等受益的理想化状态中,实际就是保障每个个体的健康能力和潜力能够有效地发挥,进而能够保障个体的实质性自由。也就是说,在目前的状况中,健康权受到经济、社会等各方面的影响,不能保证个体能够均等地享有,在客观上构成了个体可行能力的缺乏,同时健康作为个体可行能力的基础,它的难以实现和缺乏必定会对其他可行能力的实现产生负面的影响,最终可能限制了个体的实质性自由,难以实现个人和社会双方的自由发展。因此,国民健

---

① 马新文.阿马蒂亚·森的权利贫困理论与方法测评[J].国外社会科学,2008(2):69—74.

② 阿马蒂亚·森.以自由看待发展[M].北京:中国人民大学出版社,2013:10.

康的均等受益就是要保障健康这种可行能力的充分发挥与公平享有健康的权利。

实现个体的可行能力需要完善高效的社会治理结构提供保证和支持。"社会治理"的提法在学界并不鲜见。如郑杭生称,社会治理是由国家力量和社会力量,公共部门与私人部门,政府、社会组织与公民,共同来治理一个社会。[①] 范愉曾对社会治理做出专门性的界定:所谓社会治理是指国家、政府或社会组织,通过一系列的决策、制度和措施,对社会关系、经济秩序、政治秩序以及社会秩序进行调整和控制的机制。社会治理是一种综合机制,不仅包括国家权力与法律,也包括各种正式和非正式的公共事务管理与调整机制。[②] 国民因无法真正实现均等地享有获得尽可能高的医疗卫生服务和机会而导致其可行能力的缺失,面对医疗卫生服务系统逐渐显现的弊端,政府在医疗卫生领域应当引入社会治理解决机制。社会治理主张调和社会中的相互冲突或不同的利益并且采取联合行动,努力达成社会各方相互尊重的伦理关切,最大程度增进公共利益,其重要规则是参与、公开、透明、回应、公平、责任、正当性和合法性等。在新公共服务理论的视域下,保障全体公民享有基本公共服务权力,促使其发挥自身潜力从而拥有健康的身体,是政府具备合法性的重要基石。当下经济社会正处于全面深化改革的关键时期,政府作为强势一方,要达到善治效应,就必须以国民健康作为切入点,实现国民健康保障的均等受益,保证每个社会成员都有公平的机会,获得同等的健康权利。

五、理论简评

综上所述,健康是一种人力资本,健康投资是个体和社会发展的关键,因而作为健康投资重要手段的健康保障追求的是健康公平。由于健康影响因素的多源性,健康生产是复杂的系统工程,需要多方合作进

---

① 郑杭生.正确处理新形势下的社会矛盾[N].南方日报,2011-04-07.
② 范愉.纠纷解决的理论与实践[M].北京:清华大学出版社,2007:70.

行健康管理。多元主体基于健康管理的合作秩序,会达成均等受益的合作目标,从而促成国民个体的健康可行能力以及社会整体的良好治理。健康保障的均等化受益即国民能够在健康保障中均等地享有权利和分享健康服务资源,从"人人享有健康保障"到"人人均等地享有健康保障",也就是通过制度的衔接和整合以及医疗卫生资源的规划与分配,使得全体国民能够没有差别同质地享受公共卫生服务、医疗保障服务、基本医疗服务、药品供给服务四项基本服务。要实现健康产出的均等化结果,就必须依赖于卫生服务的公平性、筹资的公平性、服务在配置和可及性上的公平性以及服务利用的公平性,[①]只有在这些层面上都实现公平才能保证整个健康保障的产出是均等的、公平的。同时还需注意的是,实现健康保障的均等化受益并非否认个体之间在健康结果上的差异,而是说个体最终健康结果的差异是由不可避免的因素(自然生物遗传、随机选择等)造成,而非潜在可避免的因素。

本章通过深入系统的学理性论证,主要从四个方面提出了实现国民健康保障均等受益的理论基础,分别是健康资本与健康公平理论、健康生产与健康管理理论、合作秩序与合作收益理论、可行能力与社会治理理论。健康资本与健康公平理论认为对"健康资本"进行"投资"有利于整个社会经济的长远发展,并通过基本医疗保险范围的延伸和公共卫生服务项目的扩展,促使医疗保险向均等化的健康保障转变;健康生产与健康管理理论论证了对健康进行投资和管理的必要性,认为健康资本的保值增值离不开个人、家庭、社会和国家等多方的支持与合作;合作秩序与合作收益理论认为合作秩序的产生和形成是由于合作收益的存在,而健康保障得以实施所需建立的合作秩序,则需要更加多元的社会主体参与以及建立主体共同合作的基本平台和框架;可行能力与社会治理理论认为,只有真正实现个体健康保障的均等受益,整个社会才能实现真正意义上的公平与共享,社会运行才会更加健康和顺畅。

---

① 孟庆跃,严非.中国城市卫生服务公平与效率评价研究[M].济南:山东大学出版社,2005:2—12.

第四章

公平性、可及性及均等性

我国社会基本医疗保障已形成由城镇职工基本医疗保险、城镇居民基本医疗保险、新型农村合作医疗制度以及城乡医疗救助制度构成的体系框架，部分地区已实现城乡居民医疗保险并轨，从制度上实现了对城乡居民的全覆盖。但是，城乡医疗卫生服务在公平性、可及性和费用负担方面存在着二元失衡现象，医疗保障的城乡差距和制度分割已经成为阻碍国民健康保障均等受益的重大问题。本部分从健康保障体系所涵盖的公共卫生、医疗保障、医疗服务和药品供应等四个要素的发展现状着眼，通过对各方面的政策文本梳理及相关数据的搜集与整理，总结当前我国健康保障制度在公平性、可及性及均等性等方面的发展现状及现存问题。

一、公共卫生

经济发展全球化使得公共卫生事业的发展问题超越了国界，促使各国在公共卫生方面加强交流与合作，实现公共卫生领域的多赢。面对公共卫生的全球化发展，我国也一直在探索如何在市场经济条件下，建立适应人民健康需求的现代公共卫生医疗体系。2003 年卫生部按照国际通行标准,全面实行了医疗卫生体制改革,确定了中国公共卫生体系建设的总体目标:建立健全我国突发公共卫生事件应急处理体系、疾病预防控制体系和卫生监督体系;完善农村初级卫生保健体系、城市基本医疗服务体系、卫生科普宣传体系和财政经费保障体系。同时,颁布了十余部与公共卫生有关的法律,《中华人民共和国传染病防治法》《中华人民共和国职业病防治法》,以及若干行政法规和部门规章,并进一步加大了财政对公共卫生事业的支持力度。2010年至2017年,人均基本公共卫生服务经费财政补助标准从15元提高到50元,服务项目从最初的9类41项扩大到12类47项。我国的公共卫生服务能力稳步提升,具体表现在:基本公共卫生服务覆盖率进一步提高、基本公共卫生服务的惠及面不断扩大、传染病疫情控制水平持续提升、慢性病防控效果显著增强、地方病流行趋势得到有效控制、精神卫生服务不断完善和突发公共卫生事件应急能力全面加强等方面。[1]

公共卫生领域的一些产品具有公共物品的性质(如传染病与寄生虫防治)或较强的外部性(如计划免疫和预防接种、妇幼保健和计划生育等),政府必须对生产和供给方给予足够的补贴才能够保证足够的供给。因此,为了实现医疗卫生系统的均等受益,政府应该加大财政投入,优化公共卫生服务的提供方式,大力开展疾病预防工作。我国近年卫生费用投入情况如表4-1所示:

表4-1 2008—2015年我国卫生经费(资源)投入情况

| 年份 | 卫生总费用及其构成 | | | | 人均卫生费用(元) | | | 政府卫生支出(亿元) | 卫生总费用支出占GDP(%) |
	卫生总费用(亿元)	政府预算支出(%)	社会卫生支出(%)	个人现金支出(%)	合计	城市	农村		
2008	14 535.4	24.7	34.9	40.4	1 094.5	1 861.8	455.2	3 593.94	4.59
2009	17 541.92	27.5	35.1	37.5	1 314.3	2 176.6	562.0	4 816.26	5.08
2010	19 980.39	28.7	36.0	35.3	1 490.1	2 315.5	666.3	5 732.49	4.89
2011	24 345.91	30.66	34.57	34.8	1 807.0	2 697.5	879.4	7 464.18	5.03

---

① 国务院新闻办公室.《中国健康事业的发展与人权进步》白皮书,2017.

| 年份 | 卫生总费用及其构成 | | | | 人均卫生费用(元) | | | 政府卫生支出(亿元) | 卫生总费用支出占GDP(%) |
	卫生总费用(亿元)	政府预算支出(%)	社会卫生支出(%)	个人现金支出(%)	合计	城市	农村		
2012	28 119	29.99	35.67	34.34	2 076.7	2 999.3	1 064.83	8 431.98	5.26
2013	31 668.95	30.1	36.0	33.9	2 327.4	3 234.1	1 274.4	9 545.8	5.39
2014	35 312.4	30.0	38.1	32.0	2 581.7	2 581.7	3 558.3	10 579.2	5.55
2015	40 974.64	30.45	40.29	29.27	2 980.8	—	—	12 475.3	6.05

数据来源：历年卫生统计年鉴、卫生事业发展统计公报。

注：1. 本表系按当年价格计算核算数，2015年为初步测算数。

2. 2001年起卫生总费用不含高等医学教育经费，2006年起包括城乡医疗救助经费。

从表4-1中的数据可以看出，政府对于公共卫生事业发展的投入呈逐年递增趋势，卫生总费用占GDP的比重也在逐年攀升，由2008年的4.59%增长到2015年的6.05%，表明政府对公共卫生服务的重要性有了较以往更为充分的认识。从卫生费用负担比例的变化来看，虽然近年来政府预算支出逐年递增，社会支出比例逐渐上升，个人现金支出呈递减趋势，但就总比重分配而言，个人经济支出依然占据整个卫生支出的1/3，个人负担依旧沉重，这会扩大因经济差距带来的健康保障受益结果的不均等，从而影响整个公共卫生供给的公平性。从表4-1中明显反映出城乡人均卫生费用的极大差距，尽管经济发展水平可能会造成城乡医药费用价格的差异，但这种巨大的差距归源于城乡二元经济体制差异下导致的城乡就医、药品供应的可及性及公平性差别。可见医疗药品供应是否及时、便捷，居民是否有经济能力支付个人自付部分等已成为影响公共卫生服务均等受益的重要因素。

为建立和完善整个公共卫生服务体系，政府在不同的方面做了诸多努力与改进，在加大投入、改善硬件设备的同时，注重政府职能的转变和目标的细化，进一步探索资源的有效整合方式。例如在应急准备方面，以《突发公共卫生事件条例》为法理依据，建成从中央到各级政府的应急反应机制，以求在突发事件发生时以最迅捷的反应和最有效的手段来筹划公共卫生资源的分配，保障每个人合理公平地享有健康权利。但相关的统计数据,尤其是婴幼儿和妇女等相对弱势群体的健康保障数据显示,目前我国城乡间公共卫生事业的发展水平还有较大的差距,详见表4-2。

表4-2　2008—2015年我国城乡妇幼保健情况比较

年份	新生儿死亡率(‰)			婴儿死亡率(‰)			5岁以下儿童死亡率(‰)			孕产妇死亡率(1/10万)		
	城市	农村	全国平均水平	城市	农村	全国平均水平	城市	农村	全国平均水平	城市	农村	全国平均水平
2008	5.0	12.3	10.2	6.5	18.4	14.9	7.9	22.7	18.5	29.2	36.1	34.2
2009	4.5	10.8	9.0	6.2	17.0	13.8	7.6	21.1	17.2	26.6	34.0	31.9
2010	4.1	10.0	8.3	5.8	16.1	13.1	7.3	20.1	16.4	29.7	30.1	30.0
2011	4.0	9.4	7.8	5.8	14.7	12.1	7.1	19.1	15.6	25.2	26.5	26.1
2012	3.9	8.1	6.9	5.2	12.4	10.3	6.2	16.2	13.2	22.2	25.6	24.5
2013	3.7	7.3	6.3	5.2	11.3	9.5	6.0	14.5	12.0	22.4	23.6	23.2
2014	3.5	6.9	5.9	4.8	10.7	8.9	5.9	14.2	11.7	20.5	22.2	21.7
2015	3.3	6.4	5.4	4.7	9.6	8.1	5.8	12.9	10.7	19.8	20.2	20.1

数据来源:历年卫生统计年鉴、卫生事业发展统计公报。

如表4-2所示,从2008年到2015年,我国婴幼儿和孕产妇的死亡率都呈现出明显的下降趋势,反映了我国医疗卫生环境的改善和公共卫生服务水平的提高。但仍需注意的是城乡婴幼儿和孕产妇死亡率的差异,以2015年5岁以下儿童死亡率为例,农村地区(12.9‰)这一比例远高于城市地区(5.8‰),也高于全国平均水平(10.7‰)。可以看出,我国公共卫生领域非均等化现象依然十分明显。

二、医疗保障

计划经济体制下的医疗保障制度主要由劳保医疗制度、公费医疗制度和农村合作医疗构成,是以国家财政支持为主,城乡集体单位共同担负责任,覆盖企业员工、机关事业人员、农民的社会保障制度,其中城镇以劳保医疗和公费医疗为主,农村以"五保户"制度和合作医疗为主。这种城乡分割、三元并立、封闭运行的医疗保障体系基本满足了当时城乡居民的医疗保障需求。改革开放后市场经济下的医疗保险制度则不同于计划经济时代,它主要由城镇职工基本医疗保险、城镇居民基本医疗保险及新型农村合作医疗构成。此时,医疗保险制度在设计和实施中,都适当地考虑了我国国民经济发展及我国地域差异的实际情况,使得保障对象的就医选择权扩大,社会统筹的风险分散机制日渐形成,三大制度发展良好,参保(合)率和资金筹集逐年递增,坚持公平优先、兼顾效率,逐步实现覆盖全体国民的医疗保障需求,基本形成"全民医保"的局面。

当前我国的医疗保障制度设计主要根据不同的人群划分,除上文提及的三大板块,还包括部分的公费医疗以及城乡医疗救助。由于公费医疗和医疗救助具有特殊性,不具有保险所涉及的缴费权利义务关系,因此本书在研究我国医疗保障制度的实施与发展现状时,主要以城镇职工基本医疗保险、城镇居民基本医疗保险及新型农村合作医疗为探讨对象。一方面,在制度政策方面,集中于对现行政策的梳理,各地区具体施行的政策标准可能由于经济发展水平、人民收入及统筹层次的不同而存在一定的差异,以下主要介绍全国范围内通行的医疗保险政策(详见表4-3)。当前我国的医疗保险体系根据服务人群的不同呈现出明显的三维分立态势,在筹资方式、偿付水平、经办服务等多个方面都存在差异,这种基于身份设置的保障制度会造成不同身份群体在医疗保险受益方面的不均等。但三种制度的起付线和报销比例的确定方法相近,封顶线在参保(合)对象收入中所占比例相同,通过制度间转移接续,进而实现医疗保障均等受益的制度基础与政策保障。另一方面,通过各项制度参保(合)人数的变化可以直观地反映医疗保险制度的实施状况,从而梳理出各个制度实际发挥的保障作用及各制度间存在的差异性(详见表4-4)。

表 4－3 城镇职工医保、城镇居民医保和新农合制度的参保、筹资、偿付与经办现状比较

制度形式		城镇职工基本医疗保险	城镇居民基本医疗保险	新型农村合作医疗
参保规定	政策依据	国务院关于建立城镇职工基本医疗保险制度的决定(国发[1998]44号)	国务院关于开展城镇居民基本医疗保险试点的指导意见(国发[2007]20号)　国务院《关于整合城乡居民基本医疗保险制度的意见》(国发[2016]3号)	国务院办公厅转发卫生部等部门关于建立新型农村合作医疗制度的意见的通知(国办发[2003]3号)　意见》(国发[2016]3号)
	覆盖对象	城镇职工、退休人员、灵活就业人员	学生、少年儿童和其他非从业城镇居民　所有除城镇职工基本医疗保险覆盖的参保人员以外的城乡居民	农村居民
	参保形式		以家庭缴费为主	以家庭为单位
	用人单位	工资总额的6%	—	—
筹资标准	个人	个人工资收入的2%	2017年个人缴费标准180元/人·年	2017年个人缴费标准180元/人·年
	政府	—	2017年补助标准为450元/人	2017年补助标准为450元/人
偿付水平	起付线	当地职工年平均工资的10%左右	由统筹地区确定	由统筹地区确定
	报销比例	不同地区经济发展情况不同,报销比例也有所差异	合并后住院费用支付比例保持在75%左右	

制度形式		城镇基本医疗保险		新型农村合作医疗
		城镇职工基本医疗保险	城镇居民基本医疗保险	
偿付水平	封顶线	当地职工年平均工资的6倍左右	当地居民可支配收入的6倍左右	当地农民人均纯收入的6倍以上
	偿付范围	门诊大病,住院,向门诊统筹延伸	大病统筹,逐步向门诊统筹延伸	大病统筹;大病统筹＋门诊家庭账户;住院统筹＋门诊统筹
组织经办		各级劳动保障行政部门及经办机构	合并后具体管理部门由各省(市、区)确定	各级卫生行政部门及经办机构
经办服务	统筹层次	原则上以地级以上行政区为统筹单位,也可以县为统筹单位。基本实现市级统筹	以市、县为统筹单位,基本实现市级统筹	一般以县(市)为单位进行统筹,条件不具备的地方在起步阶段也可以乡(镇)为单位进行统筹,逐步向县(市)统筹过渡。政策差异性较大
	基金结余	累计结余控制在6～9个月平均支付水平,超过15个月为结余过多状态,低于3个月为结余不足状态	以收定支,收支平衡,各地基金风险预警指标可根据当地实际具体确定	当年筹集的合作医疗统筹基金结余一般应不超过15%

制度形式	城镇基本医疗保险		新型农村合作医疗
	城镇职工基本医疗保险	城镇居民基本医疗保险	
经办服务	服务管理	三定目录〔药品目录、诊疗项目、医疗服务设施范围标准〕、《国家基本药物目录（基层医疗卫生机构配备使用部分）》、《国家基本医疗保险、工伤保险和生育保险药品目录》	定点范围相对较窄，一般须先垫付后事后报销，《国家基本药物目录（基层医疗卫生机构配备使用部分）》

53

表4-4　　2008—2016年我国城职保、城居保和新农合参保(合)人数统计

项目		年份								
		2008	2009	2010	2011	2012	2013	2014	2015	2016
城镇基本医保	参保人数(万人)	31 698	40 061	43 206	47 291	53 641	57 073	59 747	66 582	74 392
	增长率(%)	42.1	26.4	7.9	9.5	13.3	6.4	4.2	11.4	11.7
城职保	参保人数(万人)	20 048	21 961	23 734	25 226	26 467	32 218	28 296	28 893	29 532
	增长率(%)	11.5	9.5	8.1	6.3	4.9	21.7	3.2	2.1	2.2
城居保	参保人数(万人)	11 650	18 100	19 472	22 066	27 122	49 750	31 451	37 689	44 860
	增长率(%)	186.4	55.4	7.6	13.3	22.9	83.4	5.2	19.8	19.0
新农合	参合人数(亿人)	8.15	8.33	8.36	8.32	8.05	8.02	7.36	6.7	2.75
	参合率(%)	91.5	94.2	96.0	97.5	98.1	99.0	98.9	98.8	99.36

数据来源：历年国民经济和社会发展统计公报；2016年新农合数据来源于2017年统计年鉴。

可以看出,目前三项医疗保险制度基本实现了制度上的全覆盖,即不同群体都有相应的医保制度供其选择。近年来各制度的参保(合)人数都有大幅增长,特别是新农合参合率的持续上升,反映了农村地区医疗保险制度的长足发展。2016年至今,城乡居民基本医疗保险的整合也使得城乡地区基本医疗保险的公平性与保障能力进一步提升。当前,全国大部分地区已经完成医疗保险城乡整合的政策规划或是实施了统一的城乡居民基本医疗保险制度。医疗保障的全覆盖使其能够充分发挥为大多数人分担疾病或残障风险的作用,但我国医疗保障由于身份限制而产生的制度壁垒使得整个医疗保险基金呈现分割状态,即使城乡居民基本医疗保险整合打破了城乡身份壁垒,但长期以来医疗保险的分割运行、多种制度丛生带来的制度惯性也为整合的实质性推动带来了阻碍,严重削弱了基金的抗风险能力,导致不同群体在基金分

担与受益方面的差异,造成群体之间的不公平,并阻碍制度之间的有效衔接,最终影响健康保障的均等受益水平。

三、医疗服务

医疗质量和安全是医疗服务的核心和灵魂,也是整个就医过程的关键,而实现医疗服务均等化的必要条件就是具有高水平的医疗服务供给主体。因此,在医疗服务方面,主要考虑医疗服务供给主体的发展现状,即医疗机构、医疗机构从业人员的资源配置和可及性状况,主要包括医疗机构数量分布、医疗从业者数量、医疗服务设施(床位)及医疗服务使用情况等方面。

首先,医疗卫生机构作为提供医疗服务的场所和载体,其分布的合理性和可及性是影响健康保障受益均等化的重要因素。伴随我国社会主义市场经济的建立和不断完善,医疗服务行业的发展也必须适应市场经济规律和当代社会公共卫生的特点,这就对医疗卫生机构的管理提出了更高的要求。我国新医改方案提出"完善医院法人治理结构","规范医院管理者的任职条件,逐步形成一支职业化、专业化的医疗机构管理队伍",使得医院管理成为提供优质医疗服务的关键。目前我国的医疗机构主要分为三个级别,即村(社区)卫生室、乡镇卫生院以及县市级综合医院,不同层级的医疗机构满足不同水平的医疗服务需求。各地区医疗卫生机构分布详见表4-5。

表4-5 2008—2015年我国各地区医疗
卫生机构的数量比较
单位:个

医疗卫生机构		年份							
		2008	2009	2010	2011	2012	2013	2014	2015
医院	一级	4 989	5 110	5 271	5 636	5 962	6 473	7 009	8 759
	二级	6 780	6 523	6 472	6 468	6 566	6 709	6 850	7 494
	三级	1 192	1 233	1 284	1 399	1 624	1 787	1 954	2 123
	东部	7 569	7 771	8 124	8 533	8 965	9 500	9 937	10 586

医疗卫生机构		年份							
		2008	2009	2010	2011	2012	2013	2014	2015
医院	中部	6 249	6 428	6 467	6 745	6 998	7 309	7 552	8 051
	西部	5 894	6 092	6 327	6 701	7 207	7 900	8 371	8 950
基层医疗卫生机构	社区卫生服务中心	24 260	27 308	32 739	32 860	33 562	33 965	34 238	34 321
	乡镇卫生院	39 080	38 475	37 836	37 295	37 097	37 015	36 902	36 817
	村卫生室	613 143	632 770	648 424	662 894	653 419	648 619	645 470	640 536
	门诊部（所）	180 752	182 448	181 781	184 287	187 932	195 176	200 130	208 572
	东部	—	320 843	325 944	328 600	328 824	331 092	332 481	333 593
	中部		291 516	298 058	304 039	295 390	295 519	295 069	296 328
	西部		269 354	277 707	285 364	288 406	288 757	289 785	290 849
专业公共卫生机构	东部	—	—	3 960	4 033	4 042	8 747	10 544	—
	中部			3 779	3 803	3 870	10 622	10 820	
	西部			4 096	4 090	4 171	11 786	13 665	
	合计	11 485	11 665	11 835	11 926	12 083	31 155	35 029	31 927
合计		891 480	916 571	936 927	954 389	950 297	974 398	981 432	983 528

数据来源：历年卫生统计年鉴、卫生事业发展统计公报。

由上表可以看出，2008年以来我国三级医院和一级医院的数量逐年上涨，二级医院数量先降后增，但三级医院的总体数量远小于另两者。随着社区建设的发展，2008—2015年社区卫生服务中心数量的增长率已达到41%，社区卫生服务中心已逐渐发展为基层医疗卫生机构的重要部分，有效缓解了上级医院的医疗压力。同时，东部、中部、西部的医疗机构数量并未存在较大差异，为国民健康保障均等受益的实现提供了可能。

其次，作为医疗服务的直接实施者，医疗机构从业者的数量和分布会直接影响整个医疗服务领域的可及性和公平性。从表4-6提供的

表4-6 2008—2015年我国城乡及各地区卫生技术人员数量

卫生技术人员			年份							
			2008	2009	2010	2011	2012	2013	2014	2015
卫生技术人员	每千人口卫生技术人员(人)	城市	6.68	7.15	7.62	7.90	8.54	9.18	9.70	10.21
		农村	2.80	2.94	3.04	3.19	3.41	3.64	3.77	3.90
	东部(万人)		—	243.7	260.6	276.0	297.8	320.7	334.8	352.0
	中部(万人)		—	171.4	179.2	185.6	197.5	210.2	221.4	233.9
	西部(万人)		—	138.5	146.8	157.7	171.6	189.2	201.7	213.9
	合计(万人)		517.4	553.5	587.6	620.3	667.6	721.1	759	800.8
执业(助理)医师	每千人口执业医师(人)	城市	2.68	2.83	2.97	3.00	3.19	3.39	3.54	3.72
		农村	1.26	1.31	1.32	1.33	1.4	1.48	1.51	1.55
	东部(万人)		—	100.9	106.1	109.7	117.4	126.0	129.9	136.50
	中部(万人)		—	71.8	74.4	74.0	78.0	82.5	86.2	91.0
	西部(万人)		—	60.2	60.9	62.9	66.2	71.0	73.2	76.3
	合计(万人)		220.2	232.9	241.3	246.6	261.6	279.5	289.3	303.9

卫生技术人员		年　份							
		2008	2009	2010	2011	2012	2013	2014	2015
每千人口注册护士（人）	城市	2.54	2.82	3.09	3.29	3.65	4.0	4.3	4.58
	农村	0.76	0.81	0.89	0.98	1.09	1.22	1.31	1.39
注册护士	东部（万人）	—	85.2	94.0	102.2	112.9	126.2	134.1	143.5
	中部（万人）	—	56.2	61.4	66.9	74.3	81.3	88.1	95.4
	西部（万人）	—	44.1	49.3	55.3	62.5	70.8	78.2	85.3
	合计（万人）	167.8	185.5	204.8	224.4	249.7	278.3	300.4	324.1

数据来源：历年卫生统计年鉴、卫生事业发展统计公报。

数据统计中可以看出,2008 年到 2015 年,我国医疗机构从业人员(以执业医师和注册护士为主的卫生技术人员)的人数在不断增加。2008年到 2015 年,农村每千人口对应的卫生技术人员数量从 2.80 个增加到了 3.90 个,城市从 6.68 个增加到了 10.21 个,这说明我国的医护人员数量基本能够满足居民医疗需求。但城乡之间每千人口卫生技术人员数量的差异显而易见,技术人员数量的城乡之差由 2008 年的 3.88增长到 2015 年的 6.31。另外,2015 年城乡每千人口对应的注册护士数量相差 3.19 个,城市是农村的 3 倍之多。以上数据比较结果显示,我国城乡之间卫生技术人员数量的差距呈现逐渐扩大趋势,这反映出我国健康保障仍存在严重的不均等现象,其中城乡不均等现象尤为凸显。

此外,医疗卫生机构床位数是提供医疗卫生服务的物质载体,这一硬件设施的足量供给与技术改进对我国医疗卫生服务水平的提高和卫生服务质量的改善具有十分重要的作用。在表 4-7 中,通过统计 2008年到 2015 年我国医疗卫生机构床位数量,反映了近年来我国医疗卫生硬件设施的供给现状。

表 4-7　2008—2015 年我国医疗卫生
机构床位数的数量统计　　　　　　单位:张

卫生机构床位数		年　份							
		2008	2009	2010	2011	2012	2013	2014	2015
医疗机构床位(万张)	医院	288.3	312.1	338.7	370.5	416.1	457.9	496.1	533.1
	基层医疗卫生机构	97.1	110.0	119.2	123.4	132.4	135.0	138.1	141.4
	专业公共卫生机构	14.7	15.4	16.5	17.8	19.8	21.5	22.3	23.6
	城市	196.4	212.6	230.2	247.5	273.3	294.8	317.0	341.8
	农村	207.5	229.0	248.5	268.5	299.1	323.3	343.1	359.7
	东部	170.5	182.8	197.6	211.9	232.4	247.6	261.0	276.0
	中部	125.0	139.1	150.5	161.5	179.1	193.7	209.1	223.5
	西部	108.1	119.8	130.6	142.7	161.0	176.8	190.0	202.0
	合计	403.6	441.7	478.7	516.0	572.5	618.2	660.1	701.5

卫生机构床位数		年　份							
		2008	2009	2010	2011	2012	2013	2014	2015
每千人口医疗卫生机构床位（张）	城市	5.17	5.54	5.94	6.24	6.88	7.36	7.84	8.27
	农村	2.20	2.41	2.60	2.80	3.11	3.35	3.54	3.71
	东部	3.47	3.69	3.96	4.21	4.16	4.41	4.62	4.85
	中部	2.79	3.07	3.30	3.52	4.21	4.54	4.88	5.19
	西部	2.83	3.10	3.35	3.62	4.42	4.83	5.16	5.44
	合计	3.05	3.31	3.58	3.84	4.24	4.55	4.85	5.11
每千人口农村乡镇卫生院床位(张)	东部	1.05	1.11	1.19	1.22	—	—	—	—
	中部	0.90	1.00	1.05	1.08	—	—	—	—
	西部	0.94	1.06	1.14	1.19	—	—	—	—
	合计	0.96	1.05	1.12	1.16	1.25	1.3	1.34	1.38

数据来源：历年卫生统计年鉴、卫生事业发展统计公报。

由表4-7可以看出我国医疗机构床位数近年来不断增加，已由2008年的403.6万张增长至2015年的701.5万张，且城乡之间、地区之间的床位数差距并不明显。但实际上，我国医疗卫生机构床位数供应仍极其紧张，2015年城市每千人口也只有8.27张床位，这显然难以满足整个社会群体的医疗卫生服务需求，且农村每千人口医疗卫生机构床位数远低于城市，仅为3.71。同时，东、中、西部每千人口农村人口乡镇卫生医院床位数都呈现增加趋势，以东部、西部发展势头最为迅猛，西部已逐渐赶超全国水平，但中部发展较为迟缓，这可能与国家照顾西部发展、西部农村数量多且西部人员流入东部等因素有关。综合以上数据统计可以看出，当前我国医疗卫生机构、人员、设施的配置仍存在较大缺陷，数量不足、地区差异分化等问题明显，这使国民健康保障均等化受益的需求更为迫切。

医疗卫生服务使用情况是说明医疗卫生机构、医疗卫生设备设施、医疗卫生人员等医疗资源是否得到充分利用的重要标准。我国医疗卫生机构所提供的医疗服务情况是医疗服务是否得到有效使用的重点，只有医疗卫生机构提供的医疗服务能使人民受益,才能实现医疗服务的价值。其中,反映医疗服务情况的指标主要有诊疗人数、住院率、次均门诊费、病床使用率等,详见表4-8。

表4-8 2008—2015年我国医疗卫生机构医疗服务情况

年份		2008	2009	2010	2011	2012	2013	2014	2015
诊疗人次(亿人次)		49.0	54.9	58.4	62.7	68.9	73.1	76.0	77.0
人均就诊次数(次)		—	4.2	4.34	4.63	5.1	5.4	5.6	5.6
医疗卫生机构入院人数(亿人)		1.15	1.33	1.42	1.53	1.78	1.92	2.04	2.11
住院率(%)		—	9.9	10.5	11.3	13.2	14.1	14.9	15.3
病床使用率(%)		81.5	84.7	86.7	88.5	90.1	89.0	88.0	85.4
平均住院日(日)		10.7	10.5	10.5	10.3	10.0	9.8	9.6	9.6
医院	次均门诊费(元)	138.3	152.0	166.8	179.8	192.5	206.4	220	233.9
	人均住院费(元)	5 234.1	5 684.0	6 193.9	6 632.2	6 980.4	7 442.3	7 832.3	8 268.1
	日均住院费用(元)	—	540.3	590.6	643.6	697.6	756.2	811.9	861.8
社区卫生服务中心	次均门诊费(元)	87.2	84.0	82.8	81.5	84.6	86.5	92.3	97.7
	人均住院费(元)	2 514.2	2 317.4	2 357.6	2 315.1	2 417.9	2 482.7	2 635.2	2 760.6
	日均住院费(元)	—	218.5	227.7	228.1	240.3	252.4	267.3	280.7
乡镇卫生院	次均门诊费(元)	42.5	46.2	47.5	47.5	49.2	52.7	56.9	60.1
	人均住院费(元)	790.8	897.2	1 004.6	1 051.3	1 140.7	1 267.0	1 382.9	1 487.4

年份		2008	2009	2010	2011	2012	2013	2014	2015
乡镇卫生院	日均住院费（元）	—	187.3	194.5	188.3	200.9	214.0	220.7	233.2

数据来源：历年卫生统计年鉴、卫生事业发展统计公报。

备注：《2012年我国卫生和计划生育事业发展统计公报》中还新增了"中医药服务"的相关统计，涉及其机构、床位、人员及医疗服务等方面，此不单列。

由上表数据可知，诊疗人次、住院率、病床使用率及医疗费用总体呈持续增长趋势，表明国民更加注重自身的健康，国家也日益关注国民的健康资本并逐渐完善国民健康保障制度。但具体来看，病床使用率虽有上升但有待继续提高，可能与医疗服务的可及性与医疗服务的质量较低有关。而医院、社区卫生服务中心和乡镇卫生院的次均门诊费、人均住院费及日均住院费差距较大，在一定程度上反映了城乡医疗卫生服务供给与消费的不均等现状。

最后，医疗卫生费用是医疗服务的结果产出，即患者对医疗机构的设备和医疗卫生人员所给予的劳动等方面的消费补偿，费用大小和负担比例不仅可反映国民医疗服务的消费水平和消费频率，还可作为衡量（城乡）医疗服务消费均等化程度的一个重要指标。如表4-9所示，2008年到2015年城乡的卫生费用及人均卫生费用都有明显的上涨，其中有多方面因素影响，不能简单断定增加的医疗卫生支出就会给群众的生活增加负担。从人均医疗保健支出占消费性支出的比例来看，总体而言城市居民的医疗保健支出占消费性支出的比例呈现下降趋势，从2008年的7.0％下降到2015年的6.7％（其中2013年最低，达到6.1％），而农村居民的支出占比则从2008年的6.7％上升到了2015年的9.2％。这说明相比于城市居民，医疗保健方面的开支给农村居民带来了越来越大的压力。"一降一升"的现象警醒我们城乡医疗卫生事业的发展差异是客观存在的，也要求政府相关政策要向农村等欠发达地区倾斜，需要不断优化农村基层卫生诊疗环境，以缩小城乡居民享受医疗卫生服务水平的差距，最终实现城乡健康保障的均等受益。

表4-9 2008—2015年我国城乡医疗卫生费用比较

年份	城乡卫生费用（亿元）		城乡人均卫生费用(元)		城乡人均医疗保健支出(元)		人均医疗保健支出占消费性支出比例(%)	
	城市	农村	城市	农村	城市	农村	城市	农村
2008	11 251.90	3 283.50	1 861.8	455.2	786.2	246.0	7.0	6.7
2009	13 535.61	4 006.31	2 176.6	562.0	856.4	287.5	7.0	7.2
2010	15 508.62	4 471.77	2 315.5	666.3	871.8	326.0	6.5	7.4
2011	18 571.87	5 774.04	2 697.5	879.4	969.0	436.8	6.4	8.4
2012	21 280.46	6 838.54	2 999.3	1 064.8	1 063.7	513.8	6.4	8.7
2013	23 644.95	8 024.00	3 234.12	1 274.44	1 136.1	668.2	6.1	8.9
2014	26 575.60	8 736.80	2 581.7	3 558.3	1 305.6	753.9	6.54	8.99
2015	40 974.64		2 980.8		1 443.4	846.0	6.7	9.2

数据来源：历年卫生统计年鉴、卫生事业发展统计公报。

四、药品生产与流通

药品生产与流通体制主要包括药品的生产、流通、销售等环节。其中，造成我国药价虚高，进而影响健康保障均等受益水平的根本原因在于公立医疗机构扭曲的组织和管理方式，以及其在药品销售中的垄断地位，这造成了药品销售上的逐利行为，而这种行为同时又与药品生产及流通体制有着密切的关系。因此，要推进医疗保障制度建设与医疗卫生体制改革，实现健康保障均等受益的目标，还必须同步推进药品生产与流通体制改革。我国药品生产与流通体制的现状见表4-10。

表4-10 2008—2016年我国药品生产与流通的相关统计

	年份		2008	2009	2010	2011	2012	2013	2014	2015	2016
药品监管	机构（个）	行政机构	2 715	2 713	2 898	2 961	2 983	—	—	—	—
		事业单位	1 023	1 035	1 076	1 687	1 904	—	—	—	—

年份			2008	2009	2010	2011	2012	2013	2014	2015	2016
药品监管	到岗人员（个）	行政机构	42 638	43 152	45 393	52 918	56 894	—	—	—	—
		事业单位	24 422	24 522	24 939	30 064	36 678	—	—	—	—
药品注册	新药临床批准（件）		581	298	243	—	250	148	344	606	4 011
	仿制药品临床批准（件）		—	196	153	—	85	92	81	404	2 949
	进口药品临床批准（件）		—	320	308	—	238	251	216	348	513
药品生产	原材料和制剂生产企业（家）		4 749	4 881	4 678	4 629	4 747	4 875	5 000	5 065	4 176
	通过GAP认证的中药材企业（家）		52	60	74	91	103	—	—	—	—
药品经营	企业（家）		380 855	404 135	414 840	440 248	443 125	451 129	452 460	466 546	465 618
	零售连锁企业（家）		1 985	2 149	2 310	2 607	3 107	3 570	4 266	4 981	5 609
	零售连锁企业门店（家）		129 346	135 762	137 073	146 703	152 580	158 244	171 431	204 895	220 703
	零售单体药店（家）		236 232	252 631	261 996	277 085	271 143	274 415	263 489	243 162	226 331
中药品保护个数（个）			1 930	1 543	1 395	1 221	913	504	376	317	267
投诉举报及查处	投诉（件）		37 132	34 809	30 217	32 238	39 306	45 908	61 850	39 023	49 354
	立案（件）		9 626	7 957	7 077	7 234	8 444	7 325	6 159	3 839	4 144
	结案（件）		8 558	7 165	6 348	6 753	7 795	6 180	5 687	4 555	4 880
	查处案件数（件）		273 265	196 910	188 112	182 636	170 266	147 322	103 318	89 226	96 825
	涉及物品总值（万元）		51 274.6	26 615.3	29 730.9	35 955.2	40 509.5	98 279.9	35 771.4	54 020.9	63 360.4
行政保护终止件数（件）			4	12	1	1	5				

数据来源：历年国家药监总局统计年报。

根据表 4-10 相关统计资料,我国药品领域的主要问题存在于生产、批发、销售三大环节之中。在药品生产环节,主要问题表现在药品生产的市场准入机制不健全、监管措施不力、制药企业数量众多、低水平重复建设严重、制药行业的生产集中度较低,以及整个药品制造的产能过剩、生产能力严重闲置,抬高了制药企业的生产成本。因此,应完善药品生产企业的市场准入机制,并严格监管,控制制药企业的数量,扩大先进制药企业的规模。同时加强制药企业的监管和引导,推行兼并重组来优化制药的行业结构,提高制药行业的生产集中度,鼓励生产价格合理且治疗效果良好的药品。

在药品批发环节,存在药品批发环节过多、批发环节层层加价导致药品流通成本增加等问题;同时,药品分销企业多、规模小、效率低,现代的药品物流配送体系尚未建立,药品流通的费用高昂。因此,需要优化药品的流通体系,减少药品的批发环节;还应建立先进的药品物流配送系统,降低药品的流通费用。当前,药品集中招标采购的推行和"两票制"的试点是规范药品流通秩序的重要尝试,减少药品流通环节、降低虚高药价使得药品生产供应真正回归治病功能,从而保障国民健康的可及性。

在药品销售环节,公立医疗机构的双重垄断地位,以及公立医院管理运行体制造成的"以药养医",是当前药价虚高的根本原因。在管办合一的行政管理体制下,公立医院医疗服务价格被严格限制,医生和医院的正当服务收入得不到补偿,分税制更是造成了地方政府对公立医院的补贴不足,公立医院运行费用补偿的内在缺陷使公立医院有通过"以药养医"获利的动机;同时,公立医院一方面垄断药品零售,另一方面垄断着医疗服务的供给,双重垄断为医院"以药养医"提供了机会。因此,需要实现公立医疗机构"管办分离",促使医疗服务价格合理确定,消除医疗机构"以药养医"的内在动力。另外,医疗保险服务购买机制的有效运行,医疗服务市场中民营和社会力量的引入,以及医疗机构之间竞争的加强,将消除以往公立医院对患者的垄断优势。在未来一段时间,只有通过恢复药品使用者的选择权来推动药品零售商之间的竞争,控制药品的费用,才能为健康保障的均等受益提供良好的基础。

五、总体评价

目前我国基本医疗保障制度仍是多元分割运行，存在户籍标准（虽然现今国家已取消农业户口和非农业户口的户籍标准，但其实际运行效力还未充分体现）、就业标准（从业者与居民）、行业部门标准（公职人员与普通劳动者）不统一等现象。城乡医疗保障制度的多元分割与碎片化现象，固化了城乡二元结构和社会阶层结构，造成了城乡乃至地区各方面的差异，如人均卫生费用、婴幼儿和孕产妇的死亡率、卫生支出占消费性支出的比例的"一降一升"，每千人口医疗卫生技术人员、每千人口医疗卫生机构床位数、次均门诊费的城乡差别等，严重影响了健康保障受益的公平性、可及性及均等性。

（一）健康保障受益的公平性缺失

一是受益的起点不公平。由于区域（东部、中部与西部）之间、城乡之间、不同社会经济身份人群（贫富阶层、受教育程度、职业、性别等）之间等方面的差异，导致不同区域和城乡的不同社会群体在获取健康保障资源的能力上存在不均等，造成了受益的起点不公平。二是受益的过程不公平。起点的不公平更导致了健康保障资源在不同的区域、城乡、社会群体之间分布或分配上的不均等与不公平，客观上使得受益的过程缺乏公平性。三是受益的结果不公平。起点不公平和过程不公平必然导致不同人群最终获取或享受到的健康保障资源的数量和质量上的不对等，即结果的不公平。例如，公共卫生事业因经费投入方面的缺陷而在城乡之间存在巨大差距，结果是城市和农村的妇幼保健方面呈现不公平；医疗保障因其三维分立的制度体系而在城乡之间造成巨大差异；医疗服务方面因医疗卫生机构、医疗卫生人员、医疗卫生设施等分配的不均等，导致东中西部之间、城乡之间医疗服务资源受益的不公平；此外，药品供应方面也因收入、市场秩序、物流网络等发展的差距而存在着不公平。

（二）健康保障资源的可及性不平等

不同地区、不同社会群体之间，由于既有资源与发展能力上的差距，会导致发展结果水平的差距。相关统计资料显示，我国东部、中部和西部地区居民，城市与农村居民，在经济发展水平、收入、医疗保障、卫生费用、医疗机构、卫生技术人员、医疗卫生机构床位数、医疗服务、药品供应等方面都存在显著差异。在既有资源存在差异的基础上，国民个人在获取健康保障资源的过程中因其社会经济身份各异而产生途径、方法或便利性等方面的差异，这便造成了受益结果的不均等。

（三）健康保障资源分配呈现非均等化趋势

从统计资料可以看出，地区或城乡间在拥有的健康保障资源、获取健康保障资源的途径、方法及其发展能力等方面都存在一定的差距，并且呈现扩大化趋势，这种现象是自然条件、国家政策、个人能力等综合因素作用的结果。政府和社会必须为当前的健康保障不均等化趋势做出积极性应对，这是促进不同国民个人有效满足自身健康需求、保证劳动力供应、促进经济可持续发展和社会安定的必需之策。然而不容忽视的是，虽然我国的医疗保险体系根据服务人群的不同呈现出明显的三维分立态势，其在筹资方式、偿付水平、经办服务等多个方面都存在着差异，但各制度在设计理念、方法等方面又有内在逻辑的相似性与关联性，这也为各制度的整合和衔接提供了一定的可能性，使得统筹制度下的国民健康保障均等受益的实现成为可能。

总之，本章从公共卫生、医疗保障、医疗服务、药品生产与流通四个方面对当前国民健康保障均等受益的现状进行了简要评估。在公共卫生领域，政府的卫生经费投入情况、城乡妇幼保健情况等成为判断城乡公共卫生均等化水平的重要标准；在医疗保障领域，由于我国特殊的身份限制而产生的制度壁垒，导致不同群体在基金分担与受益方面的差异，造成群体之间的不公平，并阻碍制度之间的有效衔接，最终影响健康保障的均等受益水平；在医疗服务领域，我国东部与西部地区在医疗机构数量、医疗从业者数量、医疗服务设施及床位数等方面都存在一定差距，医疗服务的不均等现象显而易见；在药品生产与流通领域，公立医疗机构扭曲的组织和管理方式及其在药品销售中的逐利行为，造成了药价虚高现象，进而影响国民健康保障的均等受益程度。通过对国民健康保障均等受益的现状评估可以看出，当前存在健康保障受益的公平性缺失、健康保障资源的可及性不平等、健康保障资源分配呈现非均等化趋势等急需解决的问题。

第五章

健康风险、健康保障与健康服务

　　国民在健康风险的冲击下结成健康共同体,形成了分散或消除健康风险、保持良好的身心状态、提高个体健康资本的国民健康需求,满足国民健康需求成为一种社会共识。健康的外部性决定了健康改善需要全社会的共同建设和参与,健康保险正是一种国民风险共担机制。虽然社会经济状况差异会影响国民健康保障享受的公平性和可及性,但可通过合理的健康保险机制设计与科学的健康管理体系,获得公平可及的健康服务,从而实现均等受益的健康保障。由此,国民健康保障均等受益形成了"健康风险共生-健康需求共识-健康治理共建-健康保障共享"的逻辑链条。本部分基于国民健康风险的关联链条,探究国民健康保障均等受益的作用机理和发生机制,从而分析其保障效应。

一、关联链条

　　健康是人类生存和发展的基础,是理性人所期盼和必需的。一般认为,影响和制约人类健康的主要决定因素大致包括遗传、环境(包括自然环境和社会环境)、行为和生活方式以及医疗干预等。在当代社会中,工业化带来的环境污染和职业伤害,以及现代社会不良的生活方式,再加上人口结构的老龄化和慢性非传染性疾病比例的上升,使得人类面临的健康问题越来越多。而随着人类交往联系的日益紧密,健康危险因素的扩散突破了特定的空间限制,公众受各自健康水平和共同生存环境的影响,全社会面临着共同的健康风险,基于健康问题的增多与健康风险的扩散,国民对健康保障的需求也在不断增加。面对不确定且难以避免的健康风险的冲击,个体往往难以承受昂贵的市场化医疗保健服务,人们需要一种应对健康风险及其经济后果的共同分担和风险转移机制,于是以化解健康风险为目标的医疗保障机制便应运而生。最初的保障机制是以市场化运作为主化解疾病风险的医疗保险,然后发展到政府介入、均等保障、疾病与预防相结合的健康保障。通过健康保障机制,人们付出较低的成本支出,获得基本的医疗服务,从而达到化解健康风险的目标。由此我们可以得出这样的逻辑线条:健康风险-健康需求-社会经济状况-医疗保险机制-医疗服务-健康保障,具体如图 5-1 所示。在这一逻辑线条中,医疗保险机制充当了健康需求和医疗服务之间的通道和路径,均等受益则是最终目标,通过对个体收入水平的平滑效应和群体分配差距的转移效应,实现了医疗保险制度的健康保障功能。因此,在由医疗保险向健康保障扩展和实现的过程中,其覆盖人群和保障范围逐渐扩大,开始提供均等化的基本健康保障服务。

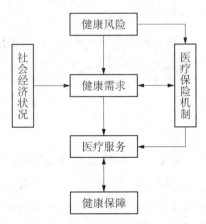

图 5-1 医疗保险与健康保障的关联链条

正是由于健康风险的冲击和健康需求的影响,逼迫理性的人们不得不面对两大类规避风险的筹资选择,以达到效用最大:(1)自己独自承担全部健康风险的经济后果(包括通过购买医疗保健服务来抵御时间和疾病对健康的消耗、忍受因健康水平的下降导致的收入损失),而由于个人财富多寡的约束和抵御健康风险费用的不确定性,实际上常常会出现个人无法承担的后果,且和大多数人厌恶风险的秉性相悖,在现代社会中,一般不为"理性人"所采纳。(2)选择具有保险性质的筹资形式,即人们一般会愿意在一定条件下,通过抑制健康时的一些现时需求,支出一定数量的财富和收入,如购买保险、缴纳税收,来应对未来可能出现的健康风险的经济后果,而成为医疗保险的需求方。一旦发生健康风险,则由他所投保的保险公司或社会保险基金等保险提供者或政府资金来承担相关的医疗诊疗费用和收入损失补偿,将可能的损失风险转嫁给其他投保人和保险提供者。而作为医疗保险的供方,医疗保险公司、公共基金或政府按照以往的历史经验数据,依据以前出险概率和损失赔付的规模,加上营运成本、管理费用和适度的盈利,在大数定理的基础上通过精算,厘定保费费率或缴费率或财政税收金额并加以征收,实质是利用投保人对风险的厌恶和恐惧心理,对众多参保者和国民收取保费和税收,聚集资金。而由于风险的不确定性,众多投保者同时出现同类、同种规模的损失,进而要求理赔的概率很小。这样保险提供者便可在众多投保者中,通过不同年龄(甚至是代际间)、不同性别、不同风险发生时间及种类,从而在不同医疗费用和收入补偿间的错位,来分摊损失和平衡风险,变相实现财富的再分配。于是,医疗保险就这样应运而生了。

医疗保险如果纯粹由市场提供,会由于社会成员财富收入水平的不同而进一步扩大健康程度的差异。为了保障国民均等受益和促进社会公平,需要由政府出面充当"守夜人"的角色。均等化可简要地分为起始、过程和结果均等。从罗尔斯到瑟罗,这些经济和哲学大家在其论述中更多地强调过程的均等化(机会均等)。以竞争为特征的市场机制相对能保证过程的均等,但无法保证起始和终点的均等化。而健康作为群体和个体赖以存在和发展的基础,加上疾病和贫困间互为因果关系,直接联系起点和终点的均等化,使得卫生保健和保险领域的均等化问题有别于一般行业领域,变得尤为举足轻重。人生来就是有差异的,有先天的(如遗传基因等),也有后天社会的问题。对每个人来说,这种事前的博弈是无法参加的,因而也是外生变量。均等化在这里是为了平衡个人的天生差异,给出一个公平的竞争条件。

目前,世界上大多数国家都将享有健康视为人的基本权利。事实上,早在1946年7月22日签署、1948年4月7日正式生效的《世界卫生组织组织法》中,在开篇定义健康之后就昭告天下:"享受最高而能获致之健康标准,为人人基本权利之一。不因种族、宗教、政治信仰、经济或社会情境各异,而分轩轾。"同时认定:"促进人民卫生为政府之职责。完成此职责,唯有实行适当之卫生与社会措施。"此后,"获得基本的医疗保健是一种人权"这种观点被广泛接受,并在1978年9月12日在苏联的阿拉木图召开的世界卫生组织和联合国儿童基金会会议上,正式提出有关初级卫生保健的《阿拉木图宣言》,将"2000年人人享有卫生保健"("Health for All 2000")定为全球目标。这实际意味着,为了保证社会、经济和生活的有序竞争、过程公正和结果均等,政府必须构建一个公正的起点,让人人享有健康。并在此基础上,通过机会平等的竞争,创造收入,获取财富,达到收入分配的结果公正,最终实现健康保障的均等受益。

二、作用机制

如前所述,工业化带来的环境污染和职业伤害,以及现代社会人们不良的生活方式,再加上人口结构的老龄化和慢性非传染性疾病比例的上升,使得人们的健康问题越来越多,进而对健康的需求也在不断增加。个体在健康风险冲击下,由于收入水平的预算约束等社会经济状况的影响,对于疾病经济负担的承受能力有限,特别是在面临灾难性医疗费用时,表现出严重的脆弱性,会陷入贫穷状态。尤其对于贫困地区和贫困人口,在自然环境、自身健康资本存量等因素的约束下,面临健康风险冲击的概率更大,表现为自身的健康能力不足,具有健康脆弱性。同时，如果收入状况差且没有高可及性的医疗服务以及足够的医疗保障报销机制，则表现出严重的经济脆弱性和社会脆弱性，即缺失获得健康的机会，从而造成健康水平的恶化，难以应对疾病经济风险甚至构成灾难性医疗支出，最终引发"因病致贫""因病返贫"。因此，全社会需要一种分担和转移风险的保障机制。另外，人们对改善健康的偏好显得要比对改善其他福利的偏好更强烈①，在关注他人福利而产生的相互依赖关系中，只要每个参与者从所有人的贡献中获得满足，那么就有集体行动的理论理由。② 即基于健康需求的满足凝聚共识，形成全体国民共担健康风险的团结力量，全体成员共同参与和建设健康事业进而满足每个个体的健康需求。于是，以解决健康风险为目的的医疗保障机制便应运而生，通过群体的理性合作行为，来共同分担和防范健康风险。医疗保障机制通过对社会有限的某些资源的重新配置，来降低人们遭遇健康风险的受冲击程度。③ 这种风险分担机制的建立减少了患者对于医疗服务支付能力的不确定性。④ 最初的保障机制是以疾病保险为主的医疗保险，然后发展到疾病与预防相结合的健康保障。

健康保障均等受益的内涵非常丰富，包括健康保障起点的均等化、卫生服务提供的均等化、卫生服务利用的均等化、健康保障筹资的均等化和健康状况的均等化等方面。而且，这些方面是紧密相连、相互影响的。由于健康保障制度作为社会收入再分配的手段之一，注重调节社会公平，终极结果应该是实现全体公民之间健康状况的均等化。但是，公民的健康状况同个人对卫生服务利用程度的变化步调并不一致，往往滞后于个人对卫生服务利用程度的变化。而且，如前所述，影响个人

---

① Arrow 认为这种现象可能存在识别问题。如果医疗市场的失灵比食品市场的失灵更严重，那么原本对福利的这两个方面给予同等关注的人，可能会偏向于关注前者即健康。

② Arrow KJ. Uncertainty and the Welfare Economics of Medical Care [J]. *The American Economic Review*, 1963, 53(5): 941 - 973.

③ 金成武. 医疗保障机制应对健康风险冲击的作用, 王洛林主编. 减轻经济全球化中的健康脆弱性[M]. 北京: 经济管理出版社, 2008: 40—51.

④ 刘远立, 饶克勤, 胡善联. 因病致贫与农村健康保障[J]. 中国卫生经济, 2002(5): 11—14.

健康状况的因素非常复杂,除了卫生服务利用程度外,还有个人生理因素、生活习惯、经济收入水平差距、自然社会环境等。因此,健康保障制度若等到个人的健康状况出现明显不均等现象时再发挥作用就为时已晚,而且健康保障制度的有效性还会受到其他因素的制约。

另外,卫生服务利用的均等化又可分为水平均等化和垂直均等化。卫生服务利用水平均等化是指具有相同需要的社会成员实际获得了相同的卫生服务;卫生服务利用垂直均等化是指具有不同需要的社会成员实际获得了同需要相适应的卫生服务。但是这种区分更具有的是理论上的意义,因为现实社会中不可能存在两个具有完全相同的卫生服务需要的人,而卫生资源的稀缺性更是不可能让我们在社会发展的现阶段和可预见的将来,都能够按其需要提供卫生服务,也就是说卫生服务利用的水平均等化是不可能完全实现的。因此,尽管在健康保障制度的设计过程中我们需要考虑垂直均等化的问题(例如我国城镇职工基本医疗保险制度中划入个人账户的缴费比例因年龄不同而存在差异),但是健康保障均等受益的最终落脚点,包括对健康保障制度均等化水平的测度,主要体现在水平的均等化上。

总之,全体国民在健康风险冲击下,为化解健康风险,满足健康需求进行健康的合作治理,健康保险是健康合作治理的重要工具,最终达到人人享有公平可及的健康保障的目标。为实现医疗服务的公平性、可及性、可选择性、可令人满意的服务质量以及改善国民健康水平,需要构建激励相容的健康保障机制和主体,探究主体间追求健康保障目标的动力与路径。医疗、医药、医保是健康保障主要的供方和付费方,三者以健康资源为联动结点,通过健康资源的最优配置形成合力,在资源的交换中达成了契约治理的联动约束与合作规范,最终指向健康保障均等化的健康绩效;基于健康绩效的目标导向和契约治理的合作规则,通过健康资源交换以及产权配置,最终达成健康保障主体内部的要素整合、健康保障主体间的结构优化与健康保障主体之外功能协同的健康保障秩序。

三、发生机制

医疗保健服务是对健康资本的投入，健康资本的增加对收入和经济增长具有积极影响。全民医保的发展趋势使得公共健康理念日益彰显，而健康资本的维护和公共健康的促进，需要完善医疗保障的偿付内容和治理结构，并解决健康保障契约主体的激励相容问题，提高健康服务需求者的健康效用，实现国民健康保障和健康受益目标。构建激励相容的健康保障机制和主体，关键是要实现供方、需方和保险方追求健康保障目标的动力问题，即供方有动力以较低的医疗费用而保障人群健康，需方有动力通过健康参与而改善自身健康，保险方有动力依靠健康管理而维持健康保障制度。

首先，健康保障基金来源于国民收入的分配与再分配，一般通过强制手段向参保人员、企业（用人单位）筹集（收税或者收费）和政府的"转移性支付"来保证。当参保人员罹患疾病或者发生风险事故危及健康，需要消费医疗服务的时候，由社会医疗保障基金为其支付全部或者一部分医药费用。由于健康保障基金在筹集时一般同参保人员的收入水平相挂钩，而所有参保人员在同一制度下所享受的待遇水平是相同的，因此健康保障制度通过向高收入者收取较多的费用，然后向低收入者补贴来提高其消费卫生服务的支付能力。也就是说，健康保障制度有着调节收入分配、促进社会公平的作用。显然，国民健康保障制度覆盖的对象越广泛，其越能在更大的范围内调节社会收入分配水平，越有利于保障国民健康服务的均等受益。

其次，健康保障还能够促进国民经济的发展，提高个人抵御健康风险的能力，从根本上实现国民健康保障的均等化。显然，为广大社会成员提供健康保障的国民健康保障制度属于福利性的人力资本投资，即不要求人力资本的所有权与之相适应，而应该充分体现社会的公平公正与均等化水平。一方面，从社会公平正义的角度出发，要求每个社会成员都应该有享有这项投资的权利；另一方面，这项投资也必然能够促进社会经济的增长，提升国民的整体健康水平。国内外诸多学者已经专门对健康投资与经济增长之间的关系进行过研究。Sushil Haldar[1]使用印度 15 个地区的数据分析公共卫生投资和经济增长之间的关系，发现卫生保健投资和经济增长之间存在着双向影响；Almas Heshmati[2] 运用扩展的 Solow 模型，也证明了卫生保健投资与区域经济增长存在相互影响。Mohamed Chakroun[3] 运用面板门限回归模型分析了 17 个 OECD 国家卫生保健投资与区域经济增长的关系，发现卫生投资对于区域经济增长的影响是显著的，并且呈现出一定的异质性和非线性特征。国内杜乐勋教授较早运用实证方法对卫生投资和经济增长之间的关系进行了研究，他使用分布滞后模式对卫生总费用和经济增长的关系进行了研究，认为政府卫生事业费投入对国内生产总值的影响系数是 2.50，政府教育事业费投入对国内生产总值的影响系数是 1.26，卫生投资的宏观经济效益并不比教育投资差[4]。王远林和宋旭光[5]研究发现：一方面公共卫生投资与区域经济增长密不可分；另一方面公共卫生投资对区域经济增长的影响呈现出阶段性特征。何彬、刘海英[6]运用 Panel-VAR 模型对公共卫生投资与经济增长之间的关系进行了实证研究，结果表明，卫生投资与经济增长之间存在着较强的单向因果关系，就长期来看，卫生投资是经济增长的 Granger 原因；而从短期来说，卫生投资与经济增长则存在着双向的因果关系。2009 年《中共中央国务院关于深化医药卫生体制改革的意见》明确提出要建立

① Haldar S. Effect of Health Human Capital Expenditure on Economic Growth in India: A State Level Study [J]. *Asia-Pacific Social Science Review*, 2008, 8(2): 79—97.

② Heshmati A. On the Causality between GDP and Health Care Expenditure in Augmented Solow Growth Model [J]. *Journal of Health Economics*, 2009(26): 326—386.

③ Chakroun M. Health Care Expenditures and GDP: An International Panel Smooth Transition Approach [J]. *Journal of Health Economics*, 2009(23): 589—613.

④ 杜乐勋. 注意卫生保健消费需求对投资乘数的影响[J]. 中国卫生资源, 2000(1): 6—9；杜乐勋. 公共财政职能转变对卫生发展的机遇和挑战[J]. 卫生经济研究, 2001(5): 6—8.

⑤ 王远林, 宋旭光. 公共卫生投资与区域经济增长关系的实证研究[J]. 经济学家, 2004(2): 51—56.

⑥ 何彬, 刘海英. 基于 PVAR 模型的我国卫生投资与经济增长关联性研究[J]. 中国卫生经济, 2010(8): 26—29.

政府主导的多元卫生投入机制,中央政府和地方政府都要增加对卫生的投入,并兼顾供给方和需求方。政府对供方的投入有利于保证卫生服务的可及性,对需方的投入有利于提高城乡居民卫生服务的可获得性。由此可见,卫生投资的增加对促进国民经济发展、提高国民健康水平、保障国民健康的均等受益具有重要的意义。

综上所述,随着我国基本健康保障制度覆盖率的不断提高,一方面有效地调节了社会收入分配,促进了社会公正;另一方面增加了卫生投资,推动了国民经济的发展,为从根本上实现国民健康保障的均等受益打下了坚实的物质基础。

四、保障效应

享有健康的生命和生活是人的基本权利,但疾病作为健康障碍是不可避免的。因此,每个人都应当享有防治疾病的权利,都应当享受医疗保险的保障,都应当获得及时、有效、合理、公平的医疗卫生服务。医疗保障的根本目的在于保障国民在发生疾病时的经济损失得到补偿,使需要医疗卫生服务的被保险者最大程度地得到及时、有效、合理、公平的医疗卫生服务,使每个国民都能够获得基本的医疗保健服务,提高国民健康水平。均等受益的医疗保险偿付是实现和发挥医疗保障目的和功能的关键环节,通过对医疗服务供方的支付以补偿其提供医疗服务资源的消耗,对被保险人的支付以补偿其在患病时所花费的医疗费用,来体现医疗保险的健康保障功能。偿付机制通过医疗资源的个人纵向配置和群体横向分配,以及对个人非健康状态时的费用补偿和健康状态时的经济激励,使人们用较低的保险成本支出,获得基本的医疗服务,实现健康保障的目标。偿付机制的合理性直接决定了医疗保险制度的效果,决定了医疗保险在医疗服务的供方、需方和医疗卫生费用支付方的政策导向关系[1]。在衡量医疗服务对于人们健康的保障程度时,卫生经济学通常用成本-效果分析、成本-效用分析和成本-效益分析的评估方法。但这

---

① 朱胜进. 中国医疗保障制度创新研究[M]. 杭州:浙江工商大学出版社,2009:13.

些方法的使用都具有一定的具体条件,并且侧重于对卫生保健项目本身的评估。因此,我们在这些评估方法的基础上,从主观效用和客观效应角度,对需求方通过医疗服务而获得的健康保障程度予以探究,间接分析偿付机制在从医疗保险到健康保障的体系中发挥的作用。

健康是由相应的投入生产出来的,健康生产出效用。[①] 医疗费用偿付一方面导致人们纯收入减少,财富效用下降;另一方面,借此人们的健康得到改善,健康效用增加。医疗支出的产出与成本之差即为医疗支出的效用收益。理性人必然会追求自身效用收益的最大化,因此,我们通过医疗效用收益模型[②]来分析不同偿付机制下医疗服务的成本产出问题。假定一定时期内医疗设备和医生数量相对不变,那么医疗开支越多说明医疗服务越多;每个单位的医疗开支对应的服务质量越差,其医疗的健康效用也就越小。因此,每个人的医疗效用不仅和自己的医疗开支有关,还与其他病人的开支有关;医疗开支的平均效用与社会总体的医疗开支有关。于是,每个人的医疗健康效用函数可以用公式(5-1)表述,病人由于支付保费带来的财富效用减少函数为公式(5-2),从而可以得出病人的医疗效用收益函数表达式为公式(5-3)。

$$V_j = l_j \nu(L), \ j = 1, 2, \cdots, N \tag{5-1}$$

$$K = k(P) \tag{5-2}$$

$$W_j = V_j - k(P) \tag{5-3}$$

其中,$L = \sum_{j=1}^{N} l_j$,$v'(L) < 0$,$v''(L) < 0$,$k'(P) > 0$。

j:社会中第 j 个病人;N:社会中的患病总人数;P:医疗保险费;

V_j:第 j 个病人医疗健康效用;l_j:第 j 个病人的医疗费用支出;

L:社会医疗费用总支出;$\nu(L)$:医疗支出所获得的健康效用的平均值。

① 樊明. 健康经济学——健康对劳动力市场表现的影响[M]. 北京:社会科学文献出版社,2002:17.

② 丁纯. 世界主要医疗保障制度模式绩效比较[M]. 第 2 版. 上海:复旦大学出版社,2009:110—114.

在均等受益的公共医疗保险偿付模式下,个人的医疗费用支出就是强制缴纳的保费;而在社会医疗保险偿付模式下,个人为了达到保险财富效用的最大化,必然将其患病时的医疗费用完全转化为医疗保险保费的形式,也就是说医疗费用完全被保险理赔所覆盖。在这两种模式下,个人财富的减少量对应于医疗保费的支出。显然,这里需要解决的问题是,通过选择合适的 l_i 来满足每个患者医疗效用收益最大化的要求。这需要偿付范围和项目的优化整合,以及偿付方式的混合运用,以形成对患者和医生的激励约束作用,在合理控制社会整体医疗费用的情况下,实现每个患者的医疗效用收益最大化。

在健康效用分析基础上,我们重点关注于均等受益机制的保障效应问题,即偿付对于国民获得医疗服务的保障程度,主要表现在医疗服务的公平性、可及性、可选择性、令人满意的服务质量以及国民健康改善水平等方面。偿付机制的制度安排和具体设计,决定医疗保险资源的配置水平与保障程度,制约保险基金支付和待遇给付水平;直接影响医疗资源的分配和使用,包括对医疗服务供方的支付水平,以及对被保险人(需方)的支付水平与保障程度;会影响到医疗服务提供方是否有动机提供更多数量和更好质量的医疗服务;影响患者、医生、医院是否具有正向激励去约束医疗和药品价格,也会影响到供需双方是否具有激励进行适度医疗服务和适度医疗需求;最终影响到医疗服务的公平性、可及性、可选择性和令人满意的服务质量。总之,均等受益的偿付机制在从医疗保险到健康保障的体系中,通过对医疗资源的合理配置,以应对健康风险的冲击;通过对经济补偿性偿付和健康激励性偿付的组合选择,决定着健康保障目标的实现程度及国民健康保障的均等受益水平。

本章是国民健康保障均等受益的机制研究,主要包括关联链条、作用机制、发生机制、保障效应四个方面。关联链条体现的是健康保障产生的逻辑关系,由于健康风险的冲击和健康需求的影响,导致需要以医疗保险的形式在众多投保者中分摊损失和平衡风险,而单纯市场保险行为会加大社会财富分配不均,使得均等化的国民健康保障制度的确立成为可能;作用机制体现在起点机会的均等化、服务提供的均等化、服务利用的均等化、筹资待遇的均等化、健康状况的均等化等多个方面，其中健康状况的均等化是国民健康保障制度均等受益的最终落脚点；发生机制一方面体现在对国民收入的调节分配功能，另一方面体现在促进国民经济发展和提高个人抵御健康风险的能力；保障效应主要表现在医疗服务的公平性、可及性、可选择性、令人满意的服务质量以及国民健康改善水平等方面，特别是均等受益的偿付机制决定着健康保障目标的实现程度及国民健康保障的均等受益水平。

第六章

国内实践：差异度、满意度、满足度与受益度

本部分主要选取了镇江、东莞、成都、神木、银川等具有代表性的地区，通过宏观制度安排、数据统计、个体访谈的方式，对五地的医疗卫生制度安排、城乡居民就医和健康状况、健康保障受益状况及满意程度、健康保障受益均等化的期望、健康保障差异程度评价及其影响因素、健康保障满意程度评价及其影响因素、健康保障均等受益综合评价及其影响因素等进行了实地调研和数据分析。以综合分析我国健康保障制度在实践中的差异度、满意度、满足度与受益度，为国民健康保障均等受益的实现路径与政策建议提供实践参考。

第一节 镇江、东莞、成都、神木、银川的制度安排

一、镇江市

（一）医疗保障

自 1995 年基本医疗保险制度改革伊始，镇江市励精图治，始终坚持从居民健康需求出发，从病患视角进行顶层设计，通过制度整合，追

求其健康效益最大化。具体来讲,就是通过构建区域健康服务体系,让优质医疗资源和公共卫生服务沉到基层进而普惠群众,在医改投入上积极向基层倾斜,集中财力物力,做优基层医疗卫生机构,做实大医院和基层的分工协作机制,强基固本,提升能力,吸引患者分级医疗。[1] 2009 年镇江首次实践的"医联体"于 2013 年由国家卫计委首次定义:由一所三级医院,若干所二级医院和社区卫生服务中心组成的区域医疗联合体。镇江成立的两大医疗集团,也已成为全国医联体的范本,它实行"九个一体化",重构各医院间的关系,使得患者和医疗资源下沉,实现社区和大医院双赢。经过系列制度整合,镇江市公共卫生管理、健康促进等指标领先全国,"镇江特色"日益彰显,成为全国医改的一面旗帜——"镇江模式"[2],为全国其他地区的医疗保险制度改革提供了有益的借鉴。

在经办管理方面,镇江市城职保与城居保于 2007 年开始统一由各级劳动保障行政部门及经办机构组织管理,实行市级统筹,卫生部门退出经办领域;而新农合依旧由各级卫生行政部门及经办机构进行管理,因政策差异性较大,故需以乡(镇)为单位进行统筹,逐步向县(市)统筹过渡。值得一提的是,2014 年镇江市 4 家市区定点医疗机构开通省内异地就医联网结算,居民可通过领取新换发的全省统一的社会保障卡,选择当地异地就医联网结算的定点医疗机构进行治疗,其对象主要为镇江市参保人员因离、退休等原因在省内其他城市异地安置居住的人员。此外,农村就医中以县人民医院为龙头,构建与 46 个镇医院和村卫生室一体化诊疗的健康服务体系。在新一轮医改中,镇江市将健康管理、网格化服务作为目标,试图改变传统医疗服务模式,借助大数据平台,实现全市健康管理网络化,构建区域健康服务体系。

当前,镇江市的医保待遇如表 6-1-1 所示。

---

① 镇江医改. 从做医疗到做健康,人民网,http://cpc. people. com. cn/n/2013/0904/c87228-22796981. html.
② 孟庆超,石宏伟. 镇江市城镇职工基本医疗保险基金风险实证分析[J]. 医学与哲学(人文社会医学版),2010(8):49—50,80.

表6-1-1 镇江市基本医疗保险类型及报销政策

		城镇职工基本医疗保险	城乡居民基本医疗保险
筹资水平	用人单位	工资总额的9%	—
	个人	工资收入的2.5%	个人：160元 女≥50周岁、男≥60周岁：80元（个人缴纳的其余部分由政府财政补助①）
	政府	—	2017年财政补助每人每年470元
偿付标准	起付线	在职人员为社会平均工资的11%，退休人员为社会平均工资的7%	由统筹地区确定
	报销比例	三级医院：社会统筹基金支付50%，个人支付50%；二级医院，社会统筹基金支付70%，个人支付30%；一级医院及除定点社区卫生服务机构外的其他定点医疗机构就诊的，社会统筹基金支付75%，个人支付25%；在定点社区卫生服务机构就诊的，社会统筹基金支付90%，个人支付10%。退休人员住院医疗费用的个人支付比例为以上个人支付比例的一半，社会统筹基金相应增加支付比例	1. 居民医保基金报销比例不低于70%（2015年制度内住院报销比例76%以上），加上医疗救助、慈善助医的补偿，实际费用报销比例最高可达到90%以上 2.《镇江市城乡居民大病保险实施方案（试行）》于2014年1月1日起全市统一实施。大病保险支付的起付标准，暂定为15 000元。参保人员符合大病保险保障范围、超过起付标准的医疗费用，大病保险分段累计按比例支付。起付标准以上至50 000元（含本数）以内的部分，大病保险支付50%；50 000元以上至100 000元以内的部分，大病

① 社会医疗救助对象，参加市区居民基本医疗保险需个人缴纳的部分由市社会医疗救助资金缴纳；2014年度市区居民基本医疗保险筹资标准由每人每年440元提高到480元，在校学生筹资标准由220元提高到400元。女性年满50周岁、男性年满60周岁老年非职工居民参加居民医保的，个人缴费80元，其余400元由政府财政资金补助。年满70周岁以上老年非职工居民及医疗救助对象参保的，个人不缴费，由政府财政全额补助。

		城镇职工基本医疗保险	城乡居民基本医疗保险
偿付标准	报销比例		保险支付 60％；100 000 元以上的部分，大病保险支付 70％ 大病保险资金直接从居民医保（新农合）基金中划拨，居民个人暂不缴费。2014 年大病保险筹资标准为每人 30 元，各辖市可在确保大病保险待遇的前提下确定本地的筹资标准
	封顶线	当地职工年平均工资的 6 倍左右	累计最高补偿金额为 20 万元，当地农民人均年纯收入的 6 倍以上

（二）公共卫生

2011 年镇江卫生事业加快改革发展步伐，全力推进国家医改试点工作，全面完成省医改目标任务，年末共设置社区卫生服务中心（卫生院）474 家，建成省级规范化社区卫生服务中心 23 家。重大公共卫生服务项目与疾病预防控制进展顺利，多项新增重大公共卫生项目提前一年实现全覆盖，名列全省第一。卫生监督执法工作进一步加强，实行卫生许可"双向承诺制"，建立绿色通道，突发公共卫生事件快速反应和应急处置能力明显提高。近年来，镇江市 GDP 持续上涨，市财政一般预算支出中卫生支出及社会保障支出比重不断加大。人口出生率呈缓慢上涨趋势，与此相反，婴幼儿死亡率从 2007 至 2014 年均呈下降趋势，同时镇江市职工基本医疗保险参保人数及新农合参保人数不断增加，表明镇江公共卫生事业呈现良好的发展势头（表 6-1-2 至表 6-1-4）。

表 6-1-2 镇江 2007—2016 年 GDP、财政收入及支出情况

年份	GDP（亿元）	同比增长（％）	财政收入（亿元）	同比增长（％）	市财政一般预算支出（亿元）	医疗卫生支出（亿元）	社会保障和就业支出（亿元）
2016	3 833.84	9.3			360.1	23.53	32.06

年份	GDP （亿元）	同比增 长（％）	财政收入 （亿元）	同比增 长（％）	市财政一 般预算支 出（亿元）	医疗卫 生支出 （亿元）	社会保 障和就 业支出 （亿元）
2015	3 502.48	9.6	711.98	8.5	351.62	22.11	25.52
2014	3 252.4	10.9	656.1	3.9	313.4	18.7	22.6
2013	2 927.1	12.10	—	—	230.3	—	20
2012	2 630.1	12.80	—	—	233.6	14.45	15.25
2011	2 310.4	12.30	531.27	39.30	425.14	11.99	13.48
2010	1 956.64	13.30	381.5	28.70	298.22	—	—
2009	1 672.08	13.70	296.35	27.10	120.74	6.32	6.43
2008	1 408.14	12.80	233.2	13.70	169.46	—	4.97
2007	1 213	15.50	203.27	34.40	138.8	30.11	27.68

数据来源：2007—2016年镇江市国民经济和社会发展统计公报。

表6-1-3 镇江2007—2016年人口出生率及初生婴儿死亡率

单位：‰

年份	2016	2015	2014	2013	2012	2011	2010	2009	2008	2007
人口出生率	7.98	7.97	8.93	7.43	—	7.98	7.86	7.6	7.45	7.42
婴儿死亡率	—	—	—	2.35	—	1.8	—	3.07	6.2	6.2

数据来源：2007—2016年镇江市国民经济和社会发展统计公报。

表6-1-4 镇江2007—2016年职工医保及新农合参保人数

单位：万人

年份	2007	2008	2009	2010	2011	2012	2013	2014	2015	2016
城镇职工基本医疗保险参保人数	64.34	69.9	71.4	75.45	80.54	84.3	87.2	89.1	88.05	150.68
新型农村合作医疗参保人数	—	163.26	158.3	157.86	159.74	159.28	161.5	161.49	220.5	—

数据来源：2007—2016年镇江市国民经济和社会发展统计公报。

为进一步加强公共卫生服务体系建设,镇江市也已确定发展重点。第一,加强疾病预防控制体系建设。完善市级急性传染病防控工作绩效管理体系,建立传染病疫情预测预警制度,并积极开展常见与多发急性传染病疫情监测与分析工作。第二,加强职业病和慢性病防治体系建设。建立完善职业病防治网络,基本职业卫生服务逐步覆盖到乡镇、社区,加强化学中毒和核辐射医疗救治的能力建设和管理。第三,加强卫生应急体系建设。遵循《突发公共卫生事件应急条例》,依托市疾控中心组建"镇江市突发公共卫生事件应急决策指挥中心",实现卫生应急相关信息资源的整合和传输与共享。完善市、辖市(区)两级预案数字化建设任务。启动辖市(区)级急救医疗中心建设,实现与省、市急救医疗指挥中心的联网互通。第四,加强急救医疗体系建设。整合急救卫生资源,加强统一管理,科学规划,组建全市院前急救网络,建立高效的紧急医疗救援体系。第五,加强采供血体系建设。第六,加强妇幼卫生体系建设。整合市区妇幼卫生资源,将市一院、市二院的产儿科整体划入市妇幼保健院,在原地分别设立产儿科门诊和急诊部分,统一调配。

(三) 医疗服务

2011 年镇江市全面推行基层医疗卫生机构全科医生团队服务和"3+X"家庭责任医生制度[①],为 30.58 万户 87.8 万居民签约建档。实现基本药物制度全覆盖,药物销售金额 3.16 亿元,基层医疗卫生机构药品价格大大下降,减轻群众医药费用负担 2.83 亿元。全面推行融健康服务、卫生监管、应急救治为一体的基层医疗卫生服务"网格化管理"新模式,671 个网格配备固定的"3+X"家庭健康责任团队,网格化覆盖率市区 100%、辖市 79%,与 199 万居民签订健康服务协议,上门服务 84.77 万次,建立家庭病床 942 张,团队上转病人 1.78 万人次,"3+X"签约对象综合满意率 92.12%。在此基础上,部分实施中心于 2014 年

---

① "3+X"家庭健康责任团队是指以全科医生为主体、以医疗集团医院、社会各方人力资源为支撑、以社区居民健康管理为服务内容、以契约式服务为形式的新型健康服务模式。

增加了中医健康教育和中医指导,医生上门服务次数也被纳入考核,在提高医生工作积极性的同时,又缓解了医患关系。

镇江市医疗机构、床位数、卫生技术人员总量总体呈增长趋势,医疗服务资源在总量上基本满足医疗需求。为进一步发展镇江医疗服务体系,必须坚持以政府举办的医疗机构为主导、民办医疗机构为补充的办医原则,建成结构布局合理、覆盖城乡的医疗服务体系,为此,镇江市已经在规划中明确政府举办公立医院的主体地位。市级政府在市区重点建设一所三级综合医院、一所三级中医医院、三所三级专科医院;辖市政府重点办好辖市人民医院、中医医院及相关专科医院,每个建制镇办好一所乡镇卫生院,规划建设好中心乡镇卫生院;同时,鼓励社会资本发展医疗卫生事业,符合条件的各类社会资本可举办医疗机构,尤其鼓励社会资本举办二级综合医院以及具有特色和社会需求的专科医院,如老年病医院、护理院和康复医院等特需医疗特色医疗机构。另外,镇江市出台《医保定点社区卫生服务机构住院费用按床日付费暂行办法》,提出了医保付费方式改革的方向,一定程度上减少不合理的医疗费用,提高医保基金的使用效率。

表6-1-5 镇江2007—2016年医疗服务资源情况

年份	卫生机构数(个)	床位数(张)	卫生技术人员(人)
2016	976	14 585	19 449
2015	943	14 637	18 985
2014	920	14 400	18 500
2013	897	14 311	17 666
2012	906	9 526	16 406
2011	854	10 400	10 800
2010	890	8 800	—
2009	890	8 670	14 484
2008	926	8 636	13 868
2007	970	8 636	13 942

数据来源:2007—2016年镇江市国民经济和社会发展统计公报。

（四）药品供应

镇江市全面实施基本药物制度。基层医疗卫生机构全部配备使用基本药物，实行以省为单位的网上集中采购、统一配送、统一结算、集中支付，并实行零差率销售。二级以上医疗机构按规定比例配备使用基本药物。其配备使用的基本药物通用名品种数占基本药物目录（含省增补药物）通用名总数的比例：二级综合医院原则上不少于80%，三级综合医院原则上不少于70%，中医医院参照同级别综合医院比例可下调10个百分点，专科医院和妇幼保健院的配备比例也应在现有基础上适当上升。综合医院和中医医院销售基本药物的金额占全部药品销售总金额的比例在现有基础上提升5个百分点，专科医院和妇幼保健院提升2～3个百分点。

具体来看，首先，不断完善基本药物采购机制，规范采购流程，政府举办的医疗卫生机构使用的基本药物，实行统一公开招标采购、统一配送。严格规范基本药物的使用配备和零差率销售，全市所有零售药店、医疗机构均配备销售国家基本药物。其次，建立多元化、多渠道的补偿机制，对基层医疗机构实行基本药物制度后运转经费不足部分，采取财政专项补助、提高基本公共卫生补助标准等多种方式，引导基层医疗卫生机构通过提供更多更好的服务获得合理的补偿。最后，进一步做好基本药物集中招标采购配供监管。建立药品生产企业和药品配送企业进退出机制，建立全市统一的基本药物监管平台。

此外，2013年1月1日起，全市二级以上非营利性医疗机构将正式实施公立医院医药价格综合改革。主要包括：药价、高值耗材、大型设备检查及治疗费等四大项降价；改革补偿机制、理顺医疗服务价格体系；剖宫产、腹腔镜下手术治疗胆石症等9个病种试行按病种付费，病种"明码实价"；继续执行《镇江市社会医疗救助办法》，对救助对象实施医疗费用减免政策。

二、东莞市

（一）医疗保障

东莞市的医保已经率先进行了制度整合，通过打破职工户籍界限、居民城乡户籍界限，以及就业人群和非就业人群体系分割，实现了社会基本医疗保险一体化。现行的城乡一体基本医疗保险制度,不存在职工基本医疗保险、城镇居民基本医疗保险和新型农村合作医疗三项基本医保制度并存现象,其医疗保障体系由医疗救助、社会基本医疗保险、补充医疗保险构成。在城乡一体基本医疗保险制度的大框架下,参保人可不分户籍享受相同的社保待遇。并且东莞的医保制度对本地户籍人员已经是百分百覆盖,非户籍人员因各种原因,仍未能全覆盖。

经办管理方面,东莞社会医疗保险实现市级统筹,统一缴费标准、统一基金调剂使用、统一管理服务。医保实行定点管理、逐级转诊转院及双向转诊转院制度。社会保障部门与定点医疗机构按"总量控制、定额结算"方式结算参保人的住院基本医疗费,按病种限额结算特定门诊基本医疗费,按"总量控制、定额包干"方式结算门诊基本医疗费。市社会保险经办机构与定点医疗机构对参保人转院发生的基本医疗费用按照"逐级转院、费用分担"的原则进行结算。[①] 2012年东莞开始发放新一代社会保障卡,新社保卡同时具备社保、金融、医疗三大功能,并实现了社保卡诊疗卡"一卡通",参保人目前在七家东莞社保定点医疗机构和两家定点社区卫生服务机构就医时,只需拿着一张新社保卡就可以通行,这在全国属于率先之举。

目前,东莞市的医保待遇如表6-1-6所示:

表6-1-6 东莞市基本医疗保险类型及报销政策

参保人类型		由用人单位办理参保的	个人以灵活就业人员身份参保的	由村(居)民委员会办理参保的
缴费情况	住院	单位按上年度全市职工平均工资的1.75%缴纳	参照职工缴费标准确定	个人按上年度全市职工平均工资的1%缴纳,市镇(街)财政按1%补贴
	门诊	单位和个人按上年度全市职工平均工资的0.05%缴纳	单位缴费部分由个人缴纳	个人按上年度全市职工平均工资的0.5%缴纳,财政按0.5%补贴

---

① 东莞市人民政府令《东莞市社会基本医疗保险规定》(第135号)。

参保人类型		由用人单位办理参保的	个人以灵活就业人员身份参保的	由村(居)民委员会办理参保的
待遇情况	起付线	门诊：无		
		住院： 市内一级医院 500 元，二级医院 800 元，三级医院 1 300 元； 市外一级医院 1 000 元，二级医院 1 500 元，三级以上医院(含三级医院)2 000 元； 市外急诊参照市内二级医院标准，即 800 元		
	报销比例	门诊： 参加社区门诊医疗保障人员社区门诊基本医疗费用，统筹基金支付比例为 70%； 特定门诊基本医疗费按比例报销：在职人员 75%，退休人员 80%； 按规定转诊到市内镇(街)定点医院门诊部或定点专科医院门诊部的，支付比例从 60% 调整至 50%；转诊到市内三级定点医院门诊部的，支付比例从 50% 调整至 35%[1]		
		住院： 超过起付标准，不足或等于 8 万元的，统筹基金支付比例为 95%；超过 5 万元、不足或等于 16 万元的，统筹基金支付比例为 75%；超过 16 万元的，统筹基金支付比例为 55%(按月领取养老金人员各段支付比例相应增加 5%)。综合基本医疗保险支付比例调整部分通过职工补充医疗保险补足；其中，二级以上医院(含二级医院)发生的住院基本医疗费用，统筹基金(含职工补充医疗保险基金)支付比例在原标准基础上按二级、市内三级、市外三级的顺序依次降低 5%		
	最高支付限额	门诊：无		
		住院： 参保时间不足 6 个月的，期内最高支付限额为 1 万元；满 6 个月不足 1 年的，年内最高支付限额为 2 万元；满 1 年不足 2 年的，年内最高支付限额为 5 万元；满 2 年不足 3 年的，年内最高支付限额为 10 万元；满 3 年的，年内最高支付限额为 369 936 元		

---

[1] 东莞市社会保障局. 关于东莞市社会基本医疗保险社区门诊就医管理政策调整有关问题的通知，http://dgsi. dg. gov. cn/html/news/c002002005/2014/36087. html.

(二) 公共卫生

东莞市委、市政府把"四院一中心"等市直医疗卫生单位重点工程建设作为一项重大民生工程来抓,加大资金投入,建成医院、妇幼保健院、疾控中心、职业病防治中心、医疗救护 120 指挥中心等重点工程并投入使用。市、镇两级财政投入资金进一步健全东莞市突发公共卫生事件应急处理机制和疾病预防控制体系、卫生执法监督体系、医疗救治体系"三大体系"。为推动社区卫生服务站点建设,东莞市财政共投入3.35 亿元,根据镇街综合实力,对社区卫生服务机构的建设和开展公共卫生服务按四个档次分别给予 30%、40%、50%、60%的初始投入补助,每个站点平均可获得市财政补助 86 万元。目前,全市共建成并投入使用社区卫生服务机构 388 个,其中 33 个中心、355 个站,完成规划总数的 98%。新建成站点严格按照有关规定,从科学布局、优化就医环境、完善医疗设备配置等方面进行了高标准建设,实现了"五个统一"(统一色彩、统一标识、统一牌匾、统一布局、统一服装),提升了基本公共卫生服务水平。[①] 2010 年起,在社区卫生服务机构全面落实居民健康档案、健康教育、免疫规划、传染病防治、儿童保健、孕产妇保健、老年人健康管理、慢性病(高血压、糖尿病)管理、重性精神疾病管理等九项基本公共卫生服务项目。到 2011 年,基本公共卫生服务项目得到普及,居民免费享有基本公共卫生服务,城乡和镇街间基本公共卫生服务差距明显缩小。预计到 2020 年,基本公共卫生服务逐步均等化的机制基本完善,重大疾病和主要健康危险因素得到有效控制,城乡居民健康水平得到进一步提高。表 6-1-7 及表 6-1-8 分别反映了东莞市2007 年到 2016 年 GDP、财政收入及支出情况,出生率、死亡率及婴儿死亡率情况。此外,东莞市基本医疗保险参保人数从 2007 年的 236.32万人上升到 2016 年的 574.57 万人。

---

① 东莞市健全基层公共卫生服务体系实现社区公共卫生服务全覆盖,http://www. mof. gov. cn/xinwenlianbo/guangdongcaizhengxinxilianbo/201106/t20110608_558627. html.

表 6‐1‐7　东莞 2007—2016 年 GDP、财政收入及支出情况

年份	GDP (亿元)	同比 增长(%)	财政收入 (亿元)	同比增长 (%)	市财政 一般预 算支出 (亿元)	同比增长 (%)	医疗卫 生支出 (亿元)	社会保 障和就 业支出 (亿元)
2016	6 827.67	8.1	1 569.19	35.8	599.29	3.1	—	35.29
2015	6 275.06	8.0	1 155.5	8.4	581.24	27.0	—	52.96
2014	5 881.18	7.8	1 066.21	9.4	457.68	2.9	—	28.96
2013	5 490.02	9.80	974.16	15.20	450.73	16.80	—	13.53
2012	5 010.14	6.10	845.62	0.80	385.58	9.60	—	24.19
2011	4 735.39	8.00	838.52	16.20	351.92	21.40	13.79	24.38
2010	4 246.25	10.30	785.1	25.10	308.61	32.70	3.21	19.05
2009	3 763.26	5.30	627.82	4.50	225.94	3.50	3.09	15.09
2008	3 702.53	14.00	601.06	11.40	215.83	16.60	4.19	17.22
2007	3 151	18.10	539.54	32.70	185.45	25.40	1.58	10.73

数据来源：2007—2016 年东莞市国民经济和社会发展统计公报。

表 6‐1‐8　东莞 2007—2016 年人口出生率及死亡率　　　　(‰)

年份	2007	2008	2009	2010	2011	2012	2013	2014	2015	2016
出生率	10.39	10.77	10.67	10.90	10.92	13.3	11.8	5.83	11.34	13.92
死亡率	4.41	4.54	4.36	4.67	4.79	5.2	4.6	5.37	4.93	5.28
婴儿死亡率	4.63	4.02	3.91	—	—	—	—	—		

数据来源：2007—2016 年东莞市国民经济和社会发展统计公报。

　　为进一步促进东莞市公共卫生事业发展，东莞市"十二五"规划也明确其卫生事业发展的目标：到 2015 年，建立起比较完善的覆盖全市居民的基本医疗保障制度；完善三级医疗卫生网络和医疗卫生服务体系；为满足居民多元化、多层次的卫生保健需求，实现人人享有基本医疗卫生保健，提供全方位安全、有效、方便、价廉的医疗卫生保健服务；进一步提升居民的健康意识，倡导健康的生活方式，主要健康指标达到省内先进水平，预期实现卫生事业基本现代化。

（三）医疗服务

为加快建成并完善医疗卫生服务体系，东莞市以发展社区卫生服务为重点，采取了以下措施。一是参与规划制定，对社区卫生服务站布局、每个站服务人口和基础设施配置，都围绕门诊统筹提出了意见。二是参与包括社区卫生建设规划、设置标准、管理办法、人才建设、财政补助、资金管理、基本用药目录、双向转诊等 20 多个框架性文件和业务指导性文件的制定。三是将全市已经建设的社区卫生服务机构及时纳入社保定点范围。四是对社区卫生服务机构工作人员开展业务经办和政策培训，保证门诊统筹顺利实施。另外，及时调控社区门诊统筹资源配置也是非常关键的。在门诊统筹制度运行过程中，社保部门可通过门诊统筹服务提供资格准入和主导门诊统筹基金分配的优势，对社区卫生服务资源的增量、存量调整进行积极主动干预，确保参保人基本医疗服务需求得到满足。同时，社保部门对社区卫生服务机构的考核也对其提高服务水平有重要影响。

从 2007 年发展至 2016 年，东莞市的医疗卫生机构、机构床位数、卫生工作人员数量均呈现增长的良好态势（表 6-1-9），可见，该市在医疗卫生服务上的投入是值得其他地区借鉴和学习的。

表 6-1-9　东莞 2007—2016 年医疗服务资源情况

年份	机构（个）	床位（张）	卫生工作人员（人）	卫生技术人员（人）	医生（人）
2007	1 649	15 227	34 151	28 758	10 446
2008	2 106	16 778	40 449	33 113	11 869
2009	2 106	18 080	43 561	35 766	12 884
2010	2 229	19 980	46 102	37 487	13 214
2011	2 571	22 814	48 365	39 582	13 644
2012	2 218	2.46 万	—	4.06 万	—
2013	2 254	2.57 万	—	4.21 万	—

年份	机构（个）	床位（张）	卫生工作人员（人）	卫生技术人员（人）	医生（人）
2014	2 156	2.67 万	—	4.31 万	—
2015	2 198	2.75 万	—	4.52 万	—
2016	2 304	2.81 万	—	4.8 万	—

数据来源：2007—2016 年东莞市国民经济和社会发展统计公报。
注：卫生工作人员包括卫生技术人员，卫生技术人员包括医生。

（四）药品供应

东莞市社区卫生服务机构全面实行基本药物制度，全部配备和使用国家基本药物，实行零差率销售，落实基本药物医保报销政策，建立国家基本药物制度。东莞市为加强合理用药管理，不断完善基本药物目录，近年来不断出台相关政策进行规定。2010 年底，将高血压、糖尿病等慢性病管理纳入基本公共卫生服务均等化项目的实施，解决过渡时期社会基本医疗保险社区一类特定门诊参保人慢性病用药问题，促进社区卫生服务机构的慢性病管理服务，方便参保人就医。东莞市发布关于社会基本医疗保险社区一类特定门诊用药的指导意见，规定从 2011 年 1 月 1 日起，将《东莞市社会保险药品目录、诊疗项目及医疗服务设施范围（2011 年版）》内的部分高血压、糖尿病等慢性病用药纳入社会基本医疗保险社区一类特定门诊支付范围，阿莫西林颗粒剂等 243 种药品也纳入东莞市社会基本医疗保险社区卫生服务门诊的用药范围，进一步满足了广大参保人在社会保险定点社区卫生服务机构用药的需要。

值得一提的是，《东莞市社会保险药品目录、诊疗项目及医疗服务设施范围（2011 年版）》中对于药品"诊疗项目范围"作出明确规定，主要指符合三个规定条件的各种医疗技术劳务项目和采用医疗仪器、设备及医用材料进行诊断、治疗的项目，这三个条件是：①临床必需、安全有效、费用适宜；②由物价部门制定了收费标准的；③由定点医疗机构为参保人提供的定点医疗服务范围内的。此外，广东省还建立了医药采购平台，即为广东省医疗机构医药采购活动提供服务的综合性网络系统。主要包括药品网上限价竞价系统（简称"限价竞价系统"）、药品网上采购系统、政府监管系统等子系统。其中，药品网上限价竞价项目是指每年进行一次的药品网上限价竞价活动。目前的系统将项目分为6个阶段：目录维护，报名，资审，竞价，价格谈判，入围产品确定。这一实践使得东莞市的药品管理及供应为全国药品监管提供了较为优秀的范例。

三、成都市

（一）医疗保障

成都市现行医疗保障体系由城镇职工基本医疗保险、城乡居民基本医疗保险、非城镇户籍人员综合社会保险以及社会医疗救助构成，其中，非城镇户籍人员综合社会保险的主要参加群体是非城镇户籍。在2008年之前，成都市医疗保险制度由七个医疗保险项目组成，分别是城镇职工基本医疗保险制度、农民工综合社会保险、新型农村合作医疗制度、失地农民住院医疗保险、少儿住院医疗互助金制度、城镇居民基本医疗保险、大学生基本医疗保险。2008年以后，成都市进行制度整合，逐步整合各个医疗保险项目，将农民工和失地农民的医疗保障待遇全部与城镇职工基本医疗保险统一，将原城镇居民基本医疗保险制度、新型农村合作医疗和大学生基本医疗保险归并为城乡居民基本医疗保险制度。

在经办管理方面，成都市医疗保险实现基本医疗保险基金市级统筹，统一全市医疗保险政策，将全市基本医疗保险的参保范围、缴费标准、待遇水平、管理办法全部统一。2007年，成都市建立了医疗保险管理局，统一管理全市覆盖城乡的所有医疗保险经办工作。到2008年，全市20个区（市）县也相继筹建成立医疗保险管理局，为市级统筹、全域结算提供了组织保障。

目前，成都市的医保待遇如表6-1-10所示：

表 6-1-10 成都市基本医疗保险类型及报销政策

类型	筹资标准	起付标准	最高支付限额	支付比例
城镇职工基本医疗保险	用人单位为全体职工工资总额的 7.5%,职工为本人工资的 2%； 个体参保人为上年市平均工资 80%的 9.5%,或上年市平均工资的 4%	社区卫生服务中心和乡镇卫生院 160 元； 一级医院 200 元； 二级医院 400 元； 三级医院 800 元； 市外转诊 2 000 元 其中：一个自然年度内多次住院的逐次降低 100 元,精神病或艾滋病参保患者和年满 100 周岁的参保人不计付起付标准	上年市平均工资的 4 倍	社区卫生服务中心 95%； 一级医院 92%； 二级医院 90%； 三级医院 85%； 此基础上：年满 50 周岁人员每增加10 岁递增 2%,100 周岁以上老年人报销 100%
城乡居民基本医疗保险	成年低档 180 元/人·年	乡镇卫生院 100 元； 社区卫生服务中心和一级医院 100 元； 二级医院 200 元； 三级医院 500 元； 市外转诊 1 000 元	20.08 万元	乡镇卫生院、社区卫生服务中心 95%； 一级医院 85%； 二级医院 75%； 三级医院 53%

类型	筹资标准	起付标准	最高支付限额	支付比例
城乡居民基本医疗保险	成年高档 360 元/人·年		20.08 万元	乡镇卫生院、社区卫生服务中心 95%；一级医院 87%；二级医院 82%；三级医院 68%
	学生儿童（含大学生）180 元/人·年（其中各级财政补助 80 元）		20.08 万元	乡镇卫生院、社区卫生服务中心 95%；一级医院 85%；二级医院 75%；三级医院 60%
非城镇户籍人员社会综合保险	征缴比例以农民工工资收入为基数，用人单位缴纳 14.5%，农民工缴纳 5.5%；建筑行业农民工综合社会保险缴费比例为 4%，全部由用人单位缴纳	同"城镇职工基本医疗保险"	一个自然年度内累计不超过入院前 6 个月本人月平均费基数的 48 倍	同"城镇职工基本医疗保险"

（二）公共卫生

近年来成都市公共卫生体系得到进一步发展,公共服务支出逐年上涨,基本医疗保险参保人数增加。这些都得力于成都市不断根据实际情况制定相应的政策法规,如成都市人力资源和社会保障局 2013 年 12 月审议通过的《成都市基本医疗保险门诊特殊疾病管理办法》《成都市大病医疗互助补充保险办法实施细则》等文件。另外,近年来成都市的 GDP、财政收入、市财政一般预算支出均呈现大幅增长趋势(表 6-1-11),城镇基本医疗保险参保人数也从 2007 年的 261.23 万人增加到了 2014 年的 588.4 万人。

表6-1-11 成都2007—2016年GDP、财政收入及支出情况

年份	GDP(亿元)	同比增长(%)	财政收入(亿元)	同比增长(%)	市财政一般预算支出(亿元)
2016	12 170.2	7.7	1 175.4	7.0	1 597.2
2015	10 801.2	7.9	1 157.6	12.9	1 468.4
2014	10 056.6	8.9	1 025.2	14.1	1 340.0
2013	9 108.9	10.20	898.5	16.60	1 162.6
2012	8 138.9	13.00	781	18.90	982.3
2011	6 854.6	15.20	680.7	30.10	858
2010	5 551.3	15.00	526.9	36.00	—
2009	4 502.6	14.70	—	—	—
2008	3 901	12.10	—	—	—
2007	3 324.4	15.30	—	—	—

数据来源:2007—2016 年成都市国民经济和社会发展统计公报。

成都市积极发展公共卫生,主要表现在以下几个方面:

加强重大疾病防治,城乡环境卫生面貌得到改善。一是全面落实"四免一关怀"政策,艾滋病防治工作取得成效。二是继续实施现代结核病控制策略,以发现和治疗肺结核患者为重点,确保提高肺结核的发

现率和治愈率。三是落实重点地方病综合防治措施,如狂犬病疫情和碘缺乏病综合防治措施。四是综合防治慢性病。五是城乡卫生面貌得到较大改善。

免疫规划维持在较高水平,传染病报告发病相对平稳。2011 年继续实施扩大国家免疫规划,有效预防和控制脊髓灰质炎、麻疹、百日咳等相关传染病。另外,传染病报告发病相对平稳,未发生重大传染病大规模流行。

妇幼保健工作进一步加强。2011 年,通过开展城乡居民孕产妇住院分娩补助、城乡妇女增补叶酸预防神经管缺陷、预防艾滋等重大公共卫生项目,成都市妇幼保健工作得到进一步加强。

另外,成都市将以全力推进卫生信息化建设为重点,加快全市"一个中心、两级平台、三级网络"卫生信息化建设,建立标准统一、资源共享、互联互通、功能完备、系统安全的"全域成都卫生信息体系"。也就是以健康档案和电子病历的市级卫生信息平台建设为抓手,开展数据共享体系建设,建立社区卫生服务中心(站)、乡镇卫生院(村卫生站)"六位一体"的管理信息体系,实现全市医疗卫生信息的采集、整合、存储和共享,从而达到公共卫生、医疗服务、医疗保障、基本药品配送等业务协同及联动,为市民提供健康信息服务,建成市民健康"一卡通"、健康档案共享[①]。

(三) 医疗服务

成都市医疗服务迅猛发展,基层医疗服务体系建设不断加强,卫生服务利用率继续增加,医疗服务效率和服务质量进一步提高,医院病人医疗费用得到控制,群众看病就医难问题得到有效缓解。尤其是基层医疗卫生服务网络得到加强,城市社区卫生服务机构快速发展,服务能力得到提升,医疗服务效率显著提高。

经过不断地发展及完善,成都市医疗服务机构数量、床位数及卫生人员数量逐年增加,全年总诊疗人次也逐年增加(如表 6 - 1 - 12)。接

[①]《成都市卫生事业发展第十二个五年规划》。

下来,成都市将着重于不断完善医疗卫生服务体系,促进医疗卫生资源总量增加,推动市级医院一批重点建设项目的实施,大力提升市级医院综合实力;根据老龄人口变化及对医疗康复保健服务需求,规划建设一批老年康复医疗中心;加大国际知名医疗机构的引入力度,在天府新区引进一两所具有国际医疗服务水平的医疗机构;鼓励和引导社会资本发展医疗卫生事业,积极促进民营医疗卫生机构发展,增加医疗卫生资源特别是优质医疗卫生资源的总量,充分发挥其作为辐射整个西南片区的区域医疗卫生中心的作用。

表 6 - 1 - 12　成都 2008—2016 年医疗服务资源情况

年份	卫生机构数 (个)	卫生机构 床位数(万张)	卫生技术 人员(万人)	全年总诊疗 (万人次)
2016	9 853	12.8	14.8	12 762
2015	8 481	11.5	13.5	11 344
2014	8 190	10.8	12.8	10 928
2013	7 976	10.1	12.0	10 148
2012	7 605	9.2	11.1	9 520
2011	7 401	8.0	10.1	8 678
2010	4 289	6.9	9.0	6 736
2009	4 053	6.2	6.0	6 357
2008	3 960	5.5	5.3	5 726

数据来源:2008—2016 年成都市国民经济和社会发展统计公报。

(四) 药品供应

新一轮国家医药卫生体制改革启动实施后,成都市为稳步推进医药卫生体制改革,根据保需方、促供方的原则,制定了《成都市深化医药卫生体制改革总体方案》,全面推进医药卫生体制改革。其中,成都市的中医药特色十分突出,已基本形成以市、区(市)县中医医院为龙头,覆盖城乡的中医药服务体系,建成全国、省级农村中医工作先进县 9个、全国中医药特色社区卫生服务示范区 1 个、省市级中医药特色社区卫生服务中心 74 个。同时还基本建立起高层次卫生专业人才选拔奖励机制,以提高医药卫生人员尤其是中医药品管理及运用人员的整体素质。在农村卫生人才队伍建设方面,建立了高、中等医药院校定向承担农村卫生人才培养和在职卫生人员学历教育制度。

为规范基本医疗保险定点零售药店管理,保障参保人员基本医疗需求,确保基本医疗保险基金安全,成都市根据《成都市城镇职工基本医疗保险办法》有关规定,制定《成都市基本医疗保险定点零售药店管理办法》(简称《办法》),凡成都市各区(市)县人力资源和社会保障局、食品药品监督管理局、高新区人事劳动和社会保障局、天府新区成都管委会社会事业局,各定点零售药店均应在该《办法》2014 年 7 月 1 日施行后,遵循此法。

为进一步发展中医药事业,成都市将从以下几个方面进行:①健全中医药服务体系。建立以省、市中医医院为龙头,区(市)县中医医院为骨干,综合医院中医科和基层医疗卫生机构为网点的城乡中医医疗预防保健服务体系,提高综合医院、妇幼保健院和中医专科医院的中医药服务水平。②增强中医药服务能力。加强在蓉中医药资源之间的协作,提升中医科研和重点专科(专病)建设水平。实施"治未病"健康工程,建立中医药预防保健体系。将中医药服务纳入公共卫生服务项目,充分发挥中医药服务在构建基层公益性医疗卫生服务体系中的作用。③提高中医药人才素质。建立以中医重点学科、特色专科为载体的人才开发机制。继续抓好名老中医学术经验及临床经验继承工作,完善中医药人才考核评价制度,加强城乡实用性中医药人才培养,积极推进中医药继续教育。

四、神木市

(一) 医疗保障

为建立城乡一体化基本医疗保障体系,神木进行了制度整合,于2009 年整合了城乡居民合作医疗和职工基本医疗保险制度,这与东莞有类似之处。但是神木医改具有鲜明的户籍特色,它的参保群体主要是神木籍户口的全县干部职工和城乡居民,并不包括未参加城乡居民医疗保险和职工基本医疗保险的人员及外来务工人员。不可否认的是,神木县"全民免费医疗"在城乡医疗保险制度安排上实现了一个重大突破,既打破了城乡之间的界限,也打破了职工、居民之间的身份界限,将城乡居民统一纳入同一个医疗保障体系中,减少了农村居民有病不医、因病致贫的现象,提高了基本卫生服务的可及性,实现了平等覆盖城乡居民的目标,让农民也均等地享受到了和城镇居民平等的就医保障。

经办管理方面,神木社会医疗保险实现县级统筹,为推动"全民免费医疗"的实施,神木成立了康复工作委员会,主要负责政策制定、工作指导、基金管理使用等工作,县医保办和合疗办为全民免费医疗的具体实施单位,由社保部门统一管理全市城乡医疗保险经办工作,建立统一高效的管理体制。[①] 另外,神木已形成以县级医院为龙头,乡镇卫生院为枢纽,村卫生室为基础的三级卫生服务网络。并且"全民免费医疗"在施行中轻松绕开公立医院"管办不分"的难题,通过强大的医保部门形成单一买方市场,在与医疗机构的谈判中占据优势,这种以民营医院为主体、充分竞争的医疗服务市场,有效激励了定点医疗机构提供质优价廉的服务,抑制了医疗资源浪费,成为神木医改真正值得借鉴之处。[②]

目前,神木居民的医保待遇如表 6-1-13 所示。

表 6-1-13　神木全民免费医疗

类型	对象	类型	筹资标准	起付标准	最高支付限额
全民免费医疗	全县干部职工和城乡居民,具体包括县属党政机关和事业单	门诊医疗	参加城乡合作医疗的人员,每人每年缴纳 10 元保费,县财政每人每年补助	无	每人每年 100 元门诊医疗卡待遇

① 柏雪,蔡滨,王俊华. 神木县"全民免费医疗"制度供给与实践分析[J]. 中国初级卫生保健,2011(10):17—21.
② 彭浩然,岳经纶. 东莞医改与神木医改:地方社会政策创新的经验与挑战[J]. 中山大学学报(社会科学版),2012(1):165—171.

类型	对象	类型	筹资标准	起付标准	最高支付限额
全民免费医疗	位的干部职工，县属国有企业、社会团体、民营企业、私营企业中神木籍户口的职工，神木籍户口的城乡居民	住院医疗	400元。参加城镇职工医保的人员，执行城镇职工医保制度	乡镇医院为每人次100元县级医院为每人次400元县境外医院为每人次3 000元	每人每年累计报销医药费不超过30万元

（二）公共卫生

神木为建立城乡一体化基本医疗保障体系，彻底解决全县人民看病难、看病贵问题，结合实际制定了《神木县全民免费医疗实施办法（试行）》，并于2009年3月开始施行。全民免费医疗工作坚持以人为本、全民受惠、广集资金、财政为主，统筹安排、综合管理的原则，其对象为全县干部职工和城乡居民。另外，为积极推行住院单病种定额付费模式，规范定点医疗机构的诊疗行为，有效控制医疗费用，神木县卫生局印发了《神木县全民免费医疗住院单病种定额付费管理暂行办法》及《神木县全民免费医疗住院单病种定额付费补助标准》。

神木之所以可以实施全民医保，决定因素在于经济的发展。神木的经济发展势头迅猛，为2009年全民医保的有效实施提供了坚实的物质基础。2012年上半年，面对复杂严峻的国内外经济形势，神木县委、县政府坚持稳中求进的工作基调，紧紧围绕"千亿神木"目标，加快转变经济发展方式，虽然2013年经济财政收入呈现负增长，但全县经济运行总体平稳，经济基本保持平稳发展（如表6-1-14）。同时，市政一般预算支出逐年递增，加之神木施行免费医疗，神木县公共卫生事业支出必然伴随着增长趋势。

表 6‐1‐14　神木 2007—2016 年 GDP、财政收入及支出情况

年份	GDP(亿元)	同比增长(%)	财政收入(亿元)	同比增长(%)	市财政一般预算支出(亿元)
2016	904.80	7.6	136.49	—15.0	77.36
2015	817.41	6.7	160.57	—9.2	—
2014	968.24	11.3	—	—	—
2013	925.54	1.20	175.26	20.60	—
2012	1 003.89	15	220.7	21.90	67.85
2011	771.003	11.70	181.06	—	53.02
2010	604.94	16.3	131.46	42.8	28.63
2009	452.64	14.00	93.26	29.60	16.59
2008	290.58	18.20	24.56	49	23.64
2007	197.32	24.10	46.38	47	16.49

数据来源：2007—2016 年神木县国民经济和社会发展统计公报。

　　经济快速发展使得全面加强民生建设有了物质基础。神木启动了"医疗卫生、文化教育、社会保障"民生慈善基金筹集工作,已达成意向捐资 40 多亿元。稳步推进医药卫生体制改革,不断提高医疗服务水平,免费医疗实施效果显著,神木参加医疗保险的人数从 2007 年的 23 600 人增加到 2013 年的 78 200 人。全民医疗实施之前,神木的医疗卫生事业发展状况也非常良好。全年全县参加新型农村合作医疗的农民 27.97 万人,参合率达 98.9%;参加城镇合作医疗的居民 3.65 万人,参合率51.55%。全县产妇总数为 4 351 人(包括非神木籍户口 672 人),活产数为 4 345 人(包括非神木籍户口 672 人),住院分娩率 94.84%,新法接生率 100%,孕产妇为零死亡,5 岁以下儿童死亡率为 3.22‰。孕产妇系统管理率 85%,儿童系统管理率 97.64%。人口与计生工作成效明显,"关爱女孩"行动和"双非"治理活动深入开展,人口自然增长率控制在 6.7‰以内,人口期望寿命达到 75 岁。城乡社会保障水平显著提升,新型城乡居民养老保险基础养老金由每人每月 64 元提高至每人每月 125 元,补贴标准全省最高;最低生活保障实现城乡一体,保障标准由每人每年

1 200元提高至每人每年4 380元,五保对象实现应保尽保。

(三)医疗服务

新制度实施后截至2013年,神木医改工作深入推进,医疗服务能力不断提升,全县转外就医率仅为6.2%,城乡居民参保率达99.74%。全县拥有医疗卫生机构380个,其中医院20家,卫生院21家,编制床位2 607张,实际开放床位2 424张,编制人数830人。年末卫生技术人员3 200人,其中执业(助理)医师878人,注册护士1 308人,药师131人,技师192人,其他691人。形成了以县级医院为龙头、片区二级医院为骨干、社区卫生服务机构为基础、民营医疗机构为补充的医疗卫生服务格局。这一发展过程(表6-1-15),不仅是神木医疗保险发展的有力见证,同样也是神木医疗服务事业进一步发展的历史见证。

表6-1-15 神木2007—2016年医疗服务资源情况

年份	卫生机构数（个）	卫生机构床位数（张）	卫生技术人员（人）	全年总诊疗（人次）
2016	—	2 702	3 347	115万
2015	—	—	—	—
2014	381	2 458	3 153	193.84万
2013	380	2 424	3 200	—
2012	302	2 564	2 973	—
2011	18	2 319	2 736	—
2010	331	2 265	2 130	—
2009	60	1 656	1 593	754 541
2008	—	1 370	1 450	639 703
2007	37	—	1 450	616 703

数据来源:2007—2016年神木县国民经济和社会发展统计公报。

(四)药品供应

为贯彻落实神木县县委、县政府关于《神木县全民免费医疗实施办法》文件精神,切实解决群众看病难、看病贵等问题,结合神木医疗机构和药品经营企业实际,经相关部门检查评定,发布了《关于确定"全民免费医疗定点医疗机构和定点药品经营企业"的通知》。规定从 2009 年 3 月 1 日起,将包括 16 所(神木县)境外医院、33 所境内医院和药店确定为神木县全民免费医疗的定点医院和定点药店:①境外医院:北京(6 所),省级定点医院(5 所),市级(5 所);②境内医院、药店:县级定点医院(7 所),县级定点药店(5 所),乡镇定点卫生院(21 所)。

五、银川市

(一) 医疗保障

自 2012 年 1 月始,银川市的医疗保障体系已由城镇职工基本医疗保险与城乡居民医疗保险构成,而城乡居民医疗保险是由城镇居民医疗保险与新型农村合作医疗合并而来。银川市基本医疗保险制度改革的关键在于制度整合,实现了城镇居民与农村居民医疗保险政策一体化,全市城乡居民可在一个医保政策体系内参保;设置一、二、三档缴费标准和条件,由城乡居民自愿选择不同的缴费档次,享受相应的医保待遇;提高了城乡居民参保人员医疗费报销比例,减轻了参保居民的医疗负担。经过不断地探索和创新,银川市医疗保险改革并轨成为进一步深化医药卫生体制改革,加快建立城乡统一的医疗保险制度的关键,这也标志着该市城乡居民基本医疗保险制度改革又上了一个新台阶。

经办管理方面,《银川市城乡居民基本医疗保险实施办法》施行以来,全市居民医保执行统一政策、统一筹资标准、统一支付水平、统一业务流程。但由于地区、条件差异,在城镇职工医疗保险已完全实现市级统筹,居民医保中的城镇居民医疗保险基本实现市级统筹的情况下,新农合因政策差异性较大、条件欠缺,故需先以乡(镇)为单位进行统筹,逐步向县(市)统筹过渡。此外,城镇职工基本医疗保险与城镇居民基本医疗保险统一由各级劳动保障行政部门及经办机构组织管理,新型农村合作医疗依旧由各级卫生行政部门及经办机构进行管理。

目前,银川市的医保待遇如表 6-1-16 所示。

表 6-1-16 银川市基本医疗保险类型及报销政策

		城镇职工基本医疗保险	城镇居民基本医疗保险	新型农村合作医疗保险
筹资水平	用人单位	工资总额的 8%	—	—
	个人	个人工资收入的 2%；无雇工的个体工商户、非全日制从业人员和灵活就业人员，按本人工资收入的 10% 缴纳，首次参加职工医保，缴费满 6 个月后方可享受医保待遇	一档 90 元 二档 250 元 三档 505 元 大病医保人均 25 元	对于贫困人员、低保对象，优抚对象等缴费相应降低
	政府	大额医疗费用补助每人每年 156 元	200 元	
起付线		一级医疗机构（含职工医院）200 元；县（市）二级医疗机构和社区卫生服务中心 400 元；市二级医疗机构 500 元；三级医疗机构 800 元；一个职工医保年度内住院两次及两次以上的参保人，从第二次起，个人自付的起付标准费用降低 20%	住院三级　县二级 1 100 元　450 元	市二级　一级及社区中心 400 元　200 元
偿付标准	报销比例	1. 门诊统筹年度最高支付限额每人每年 1 200 元，最高支付限额执行 600 元标准。报销比例为：二级医疗机构报销 40%，一级医疗机构（含社区卫生服务中心、社区卫生服务站）报销 60%，社区卫生服务站报销 70%； 2. 住院报销比例中，医保甲类药品及中药饮片：一级医疗机构和社区卫生服务中心（含职工医院）95%，县（市）二级医疗机构 90%，市、三级医疗机构 85%。乙类药品、	1. 普通门诊报销比例：社区卫生服务站和村卫生室 65%，社区卫生服务中心和乡镇卫生院 55%，县级医疗机构 35%。一个医保年度内，一个参保居民最高报销 300 元； 2. 大病医疗报销比例：起付线标准为 6 000 元，参保居民在一个医保年度内只设一次起付线，报销比例由大病保险资金分段执行。上不	

		城镇职工基本医疗保险	城镇居民基本医疗保险	新型农村合作医疗保险
偿付标准	报销比例	民族药,诊疗项目:一级医疗机构(含职工医院)95%;县(市)二级医疗卫生服务中心90%;市二级医疗机构85%;三级医疗机构75%;大额医疗费用补助基金支付90%	封顶。具体为:6 000元以上、2万元以下部分,报销50%;40万元以上、50万元以下部分,报销66%;50万元以上部分,报销70%等。如果参保居民患自治区规定的儿童先天性心脏病、急性白血病,终末期肾病等20种重大疾病的,在大病保险规定的分段支付比例基础上,还可以再提高1~3个百分点	
	封顶线	一个医保年度内,职工医保社会统筹基金最高支付限额为5万元;大额医疗费用补助最高支付额度调整为25万元	统筹基金年度最高支付限额:一档6万元,二档11万元,三档15万元	

(二) 公共卫生

丝绸之路经济带建设和发展内陆开放型经济试验区是千载难逢的重大历史机遇,2013 年后,面对经济下行压力加大等严峻形势,银川市经济依旧稳中有进,稳中向好,社会事业全面推进。经济发展决定医疗卫生事业的发展,银川市财政预算支出中医疗卫生支出比重较大,可见银川市对医疗卫生事业的重视。表 6 - 1 - 17 和表 6 - 1 - 18 分别为银川市 2007—2016 年经济发展情况以及财政支出情况,2008—2016 年基本医疗保险参保人数情况。

表 6 - 1 - 17　银川市 2007—2016 年 GDP、财政收入及支出情况

年份	2007	2008	2009	2010	2011	2012	2013	2014	2015	2016
GDP(亿元)	400.3	514.11	578.15	763.26	974.79	1 140.83	1 273.49	1 395.67	1 480.73	1 617.28
增长率(%)	13.8	13.3	13	14.8	12	12.50	10.00	9.5	8.3	8.1
地方财政收入(亿元)	53.97	64.68	92.53	137.99	180.14	187.26	223.29	251.73	243.80	227.62
增长率(%)	80.3	19.8	43.1	49.1	30.5	5.90	19.20	12.7	−2.8	1.5
地方财政支出(亿元)	74.45	92.63	137.66	176.88	237.79	272.19	220.53	377.72	401.54	397.04
增长率(%)	72.4	24.7	48.6	28.5	34.4	12.40	18.10	22.6	6.3	5.8
医疗卫生支出增长率(%)	—	52.5	36.6	61.9	4.8	—	28.10	27.9	13.1	18.6
就业和社保支出增幅(%)	—	7.6	110	—	—	37.70	23.80	14.9	18.1	4.7

数据来源:2007—2016 年银川市国民经济和社会发展统计公报。

表 6 - 1 - 18　银川市 2008—2016 年基本医疗保险参保人数　(万人)

年份	基本医疗保险	城镇职工医疗保险	城乡医疗保险
2008	43.4	—	—
2009	80.63	—	—

年份	基本医疗保险	城镇职工医疗保险	城乡医疗保险
2010	82.78	49.27	—
2011	140.36	53.8	86.56
2012	145.14	56.77	88.37
2013	150.14	60.03	90.11
2014	157.47	65.54	91.93
2015	161.12	65.76	95.36
2016	167.03	68.02	99.01

数据来源：2008—2016 年银川市国民经济和社会发展统计公报。

银川市在公共卫生支出上，始终把妇幼保健工作作为卫生事业发展的重点。为进一步做好儿童重大疾病医疗保障工作，进一步提高儿童重大疾病医疗保障水平，减轻患儿家庭负担，银川市制定了《银川市儿童重大疾病医疗保障工作实施方案》[①]。此外，2009 年，银川市在全国率先实施全市妇幼卫生"四免一救助"，即免费婚前医学检查，孕产妇免费住院分娩，免费筛查新生儿先天性甲状腺功能低下、苯丙酮尿症、先天性听力障碍三种疾病，免费治疗筛查出的患儿和对贫困孕产妇急救实施救助。在此基础上，银川市又进一步提高保障水平和保障范围，实施妇幼卫生"六免一救助"工作，将免费宫颈癌和乳腺癌筛查由部分试点县区扩大到全市 35～49 岁农村妇女，并给予 1 万元救助；将艾滋病检查纳入免费婚前医学检查项目内容，费用增加到 130 元；将新生儿疾病免费筛查的范围由农村调整为全部城乡新生儿，费用由 40 元增加到 60 元；对发生急救且费用超过 1 万元的农村孕产妇民政部门给予救助。妇幼卫生"六免一救助"工作的开展，将会进一步促进银川市妇幼保健事业的健康发展，顺利并早日实现银川市妇幼儿童发展纲要（2011—2020 年）目标。

---

① 关于印发《银川市儿童重大疾病医疗保障工作实施方案》的通知，http://www.ycws.gov.cn/fybj/267932.shtml。

（三）医疗服务

为了保障城乡居民基本医疗需求,建立和完善统筹城乡居民基本医疗保险体系,银川市根据国家建立和发展城乡居民基本医疗保险制度的规定和《自治区人民政府关于统筹城乡居民基本医疗保险的意见》,结合银川市实际,制定《银川市城乡居民基本医疗保险实施办法》(银政发〔2011〕239 号)。该制度自 2012 年 1 月 1 日起正式施行。制度实施之后,截至 2016 年末,全市有卫生机构 967 个,其中医院和卫生院104 个;卫生机构床位 15 494 张,其中医院、卫生院床位 14 729 张;卫生技术人员 22 077 人,其中执业医师及执业助理医师 8 306 人,注册护士9 498 人;疾病预防控制中心 8 个,卫生技术人员 372 人;妇幼保健机构5 个,卫生技术人员 1 149 人;乡镇卫生院 39 个,床位数 528 张,卫生技术人员 802 人。卫生监督检验机构 8 个,卫生技术人员 182 人。全市已认定医疗保险定点医疗机构 403 个,定点零售药店 963 个。全市儿童“五苗”报告接种率达到 99.8%。另外,表 6-1-19 为 2006 至 2016年银川市医疗服务供给情况,医疗卫生机构、机构床位数、卫生技术人员、接种率、定点医疗机构及药店数量均逐年增加,这一系列数据充分说明银川市医疗服务的快速发展及政府对公共卫生领域的高度重视。

表 6-1-19　银川市 2006—2016 年医疗服务资源情况

年份	2006	2007	2008	2009	2010	2011	2012	2013	2014	2015	2016
医疗卫生机构数(个)	143	495	563	533	544	862	903	933	969	964	967
医卫机构床位数(张)	7 694	7 975	8 336	8 016	9 472	10 329	11 313	12 898	13 688	14 097	15 494
卫生技术人员(人)	8 581	10 733	11 500	12 600	16 700	18 400	1.6 万	1.76 万	1.93 万	20 408	22 077
接种率(%)	98	99.2	—	99.5	99.7	99.7	99.6	99.4	99.7	99.6	99.8

年份	2006	2007	2008	2009	2010	2011	2012	2013	2014	2015	2016
定点医疗机构数(个)	100	111	136	112	181	207	185	206	209	284	403
定点药店数(个)	109	118	162	188	293	395	391	501	538	707	963

数据来源：2006—2016 年银川市国民经济和社会发展统计公报。

注：接种率是指儿童"五苗"全程接种率。

（四）药品供应

银川市实行定点医疗机构和定点零售药店管理。这些机构及药店由人力资源和社会保障行政部门按资格审定办法等有关规定和原则审核确定后向社会公布，接受社会各界的监督。同时该部门会同财政、卫生、药监、物价等行政主管部门对定点医疗机构、定点零售药店的服务和管理情况进行监督检查及考核。凡通过审核的定点医疗机构和定点零售药店应当建立和完善医疗保险内部管理制度，配备专职管理人员，做好医保内部管理和服务管理工作。对参保人员的医疗费用实行单独建账，并按要求真实、及时、准确地向医保经办机构提供参保人员医疗、购药费用等有关信息。

银川市药品监督管理局出台了 12 项制度规范药品医疗器械监管工作，即《行政执法责任制度》《行政执法持证上岗制度》《行政执法责任追究制度》《药械行政处罚案件自由裁量基准制度和指导意见》《办理药械违法案件行为规范》《行政执法文书制作文本范例》《重大案件集体讨论制度》《96311 举报电话接听受理规范》等规范日常行政执法行为的制度措施，有效保障了行政执法的公正、公平、规范。在此制度的指引下，银川市食品药品监督管理局有力打击了药械违法违规行为，净化了药械市场秩序。此外，药监局还对全市 9 家药品生产企业共生产的 164 个国家基本药物品种实施电子赋码实时监管，积极探索制定了《银川市零售药店星级评定标准》，在药品零售企业推行"星级"评定，取得了较好的社会效果。银川市也于 2008 年被国家药品不良反应监测中心确定为全国药品安全性监测培训五个试点城市之一。在全自治区首次出台了《医疗器械经营质量管理规范（试行）》《医疗器械经生产企业GMP检查评定标准（试行）》《药品零售企业驻店药师管理办法》，率先从根本上解决了医疗器械生产经营无刚性规范、部分药店还存在"药师虚挂"等现象。

接下来，银川市紧抓"三个环节"。①药械生产环节：重点对各企业生产的国家基本药物品种建立产品目录，并对生产工艺及处方进行严格核查，全面推行地产药品电子赋码监管工作，使国家基本药物质量切实得到保障。同时做好抽检工作、对麻醉药品、精神药品、医疗用毒性药品、放射性药品等"特药"加强监管，严格控制"一针一片"的流向。②药械流通环节：通过"六个依托"，达到"六个促进"。一是以换证和认证为依托，促进药械经营水平的提高。二是以专项整治为依托，促进药械安全水平的提高。三是以打击违法广告为依托，促进广告监管水平的提高。四是以示范创建为依托，促进诚信经营水平的提高。五是以药师指纹考勤制度的推广为依托，促进驻店药师管理水平的提高。六是以寄递假药整治为依托，促进公众安全用药意识的提高。③药品使用环节：加大流通、使用等环节，加大国家基本药物目录内药品以及自治区"三统一"药械的日常监督检查和抽验力度，完成自治区局下达的各项抽检任务。大力开展药品不良反应监测工作。继续利用"六进宣传"契机，积极开展合理用药和安全用药知识宣传工作。

第二节　五地区城乡居民健康保障状况及满意度调查分析之一：描述性统计

一、调查设计

为了更加全面了解中国城乡居民健康保障受益状况及满意度，我们采用了问卷调查和个案访谈的方式。调查地点从全国地理分布和地方特点考虑，选为神木、银川、镇江、成都和东莞五个城市，调查问卷共发放了 1 210 份,收回 1 204 份,有效问卷 1 198 份,有效率达 99.5%;与此同时我们对于一些有代表性的个案采取了访谈的方法,进一步了解中国城乡居民健康保障受益状况及满意度。之后我们借助 excel 和 spss 两种分析工具对有关的数据进行了分析,以求能够为我们的政策建议提供有力的数据支撑。

二、被调查居民基本情况

调查对象的年龄、教育等各方面的个人特点会直接影响其健康保障受益状况及满意度,因此我们首先从被调查者的基本情况入手,以求为之后的选择提供一些依据和支撑。

(一) 性别、年龄、户籍

总体上看,男性占比 51.5%,女性占比 48.5%,男女比例基本持平;调查对象的总体平均年龄为 40.29 岁,主要集中在 21 到 50 岁之间,基本为劳动年龄段人群;总体上本地户口居多,占总体的 62.4%,外地户口占到了 14.4%,且城镇户口人数多于农村户口。此外户籍信息缺失率较高(23.3%、40.4%)。详见表 6-2-1。

表 6-2-1　性别、年龄、户籍描述统计表(频率、均值)　单位:%

		总体	城镇职工	城镇居民	农村居民	镇江	东莞	成都	神木	银川
性别	男	51.5	55.0	47.0	51.3	39.0	52.7	52.5	60.1	52.3
	女	48.5	45.0	53.0	48.7	61.0	47.3	47.5	39.9	47.7
	均值(岁)	40.29	37.16	41.52	42.69	46.99	35.03	36.89	37.56	45.74
年龄	20 岁及以下	3.9	0.9	8.9	3.1	3.5	1.0	8.4	2.8	2.3
	21—30 岁	27.1	35.2	22.3	22.3	16.0	34.8	33.0	27.3	23.6
	31—40 岁	26.2	32.1	22.9	22.5	14.7	41.3	22.9	34.4	19.4
	41—50 岁	20.8	18.5	18.8	24.9	23.8	13.4	20.5	27.3	17.1
	51—60 岁	8.6	6.2	8.6	11.1	19.0	2.5	5.7	4.7	11.6

		总体	城镇职工	城镇居民	农村居民	镇江	东莞	成都	神木	银川
年龄	61—70岁	7.8	4.7	11.3	8.5	12.1	1.0	6.1	2.8	18.1
	71岁及以上	4.4	1.3	6.5	6.1	9.5	1.5	3.0	0.8	7.9
	缺失	1.1	1.1	0.6	1.5	1.3	4.5	0.3	0	0
户籍	本地户口	62.4	54.1	75.3	60.8	87.4	66.7	78.5	—	82.4
	外地户口	14.4	17.4	15.5	10.2	10.8	27.9	18.5	—	16.7
	缺失	23.3	28.5	9.2	29.1	1.7	5.5	3.0	100.0	0.9
城乡	城镇户口	39.0	45.0	72.0	5.6	54.1	45.3	45.5	—	53.7
	农村户口	20.6	7.1	2.7	49.9	32.9	13.4	30.6	—	24.5
	缺失	40.4	47.9	25.3	44.6	13.0	41.3	23.9	100.0	21.8

（二）受教育程度、婚姻、职业

从总体看，本次调查对象的学历分布主要介于初中到大学本科之间，初中学历者稍多，为23.7％，且城镇职工的平均受教育程度略高于城镇居民、明显高于农村居民。婚姻状况中，从总体看，未婚者占20.4％，大部分为已婚并同居者（71.5％），已婚但分居者占2.4％，离婚者占2.1％，丧偶占3.7％；从人群看，城镇居民中未婚者最少（25.6％），已婚并共同生活者最多（64.6％），而农村居民中未婚者最少（16.5％），已婚并共同生活者最多（74.6％）。总体上看，事业单位职员、私企职员以及农民为三大主要职业，分别占到了17.3％、11.3％、11.3％，其余职业均有涉及，但比例均未达到10％。分人群看，城镇职工中占比最多者为事业单位职员（32.1％），城镇居民中在校学生占比最多（17.3％）；农村居民中，农民为主要人群（31.2％），其次是进城务工人员（11.1％），符合经验中对农村居民工作状况的认识。分地域看，镇江、东莞、成都地区的事业单位职员占比最大（分别是26.4％、19.4％、17.8％）。详见表6-2-2。

表 6-2-2　受教育程度、婚姻、职业描述统计表(频率)　单位:%

		总体	城镇职工	城镇居民	农村居民	镇江	东莞	成都	神木	银川
受教育程度	小学以下	5.3	2.7	4.5	9.0	5.2	1.5	4.4	5.5	10.2
	小学	10.4	2.9	8.9	19.9	19.9	3.5	7.7	9.1	12.0
	初中	23.7	13.4	25.0	33.9	33.8	15.4	20.2	22.9	26.4
	高中或中专	22.7	24.3	23.5	20.3	20.3	27.4	15.8	29.2	22.7
	大学专科	14.2	22.0	11.9	7.5	9.5	25.4	10.4	17.8	9.7
	大学本科	20.5	29.6	22.9	8.7	11.3	25.4	31.0	15.0	18.1
	硕士及以上	3.1	5.1	3.3	0.7	0	1.5	10.4	0.4	0.9
婚姻状况	未婚	20.4	20.0	25.6	16.5	12.1	22.4	32.7	14.6	17.1
	已婚并同居	71.5	73.7	64.6	74.6	82.3	71.1	55.2	81.4	70.8
	已婚但分居	2.4	2.4	1.8	2.9	1.3	4.5	3.0	1.6	1.9
	离婚	2.1	2.2	2.7	1.5	1.3	1.0	3.7	2.0	1.9
	丧偶	3.7	1.6	5.4	4.6	3.0	1.0	5.4	.4	8.3
职业	政府公务员	3.1	5.8	2.1	1.0	2.6	0.5	3.4	6.3	1.9
	事业单位职员	17.3	32.1	12.5	5.1	26.4	19.4	17.8	14.2	8.3
	国企职工	9.8	22.3	3.6	1.5	4.3	12.4	5.4	19.4	8.3
	外企职工	3.2	5.8	1.2	1.9	1.7	10.9	3.7	0	0.5
	私企职员	11.3	16.5	6.3	9.7	7.8	12.9	10.8	13.4	11.6
	个体工商户	6.9	2.9	11.9	7.3	10.8	1.0	5.4	8.3	8.8
	自由职业者	6.2	0.4	10.4	9.0	1.3	6.0	5.4	11.1	6.9
	进城务工人员	6.8	5.6	3.3	11.1	2.6	10.0	9.8	4.0	7.9
	农民	11.3	0.2	1.5	31.7	21.6	2.0	12.1	11.9	6.9
	下岗失业人员	1.8	0.4	4.5	1.0	3.5	1.0	1.3	1.6	1.4
	离退休人员	6.8	3.1	15.5	3.9	6.1	3.0	5.7	1.2	19.4

		总体	城镇职工	城镇居民	农村居民	镇江	东莞	成都	神木	银川
职业	在校学生	6.6	0.9	17.3	4.1	5.2	0	16.2	3.2	5.1
	劳龄内无业	2.8	0	3.6	5.1	2.2	1.5	1.3	2.4	6.9
	其他	4.7	2.2	5.7	6.5	2.2	15.9	1.7	2.0	4.2
	缺失	1.5	1.8	.9	1.7	1.7	3.5	0	1.2	1.9

（三）个人与家庭年收支、家庭医疗保健年开支

从家庭年收支状况来看，不论从总体还是分地域、分人群，收入都大于支出，且支出为收入的一半左右；总体上看，家庭年总收入平均为8.91万元、年总开支平均为5.23万元，家庭医疗保健年开支平均为0.86万元；分群体看，家庭总收支、医疗保健开支从城镇职工、城镇居民到农村居民依次递减。个人年收入3万元以上的占最多（41.4%），其次为年收入1万元以下者（共占21.7%）。家庭年总收入，从总体看，最多的为50 001～80 000元（21.2%），其次是30 001～50 000元（18.9%）；分人群看，城镇职工群体的家庭年总收入占比最大的为50 001～80 000元（26.7%），城镇居民和农村居民的家庭年总收入区间占比最大的均是30 001～50 000元（分别占20.8%、24%）。从总体看，家庭年总开支区间占比前三位的分别是10 001～30 000元、30 001～50 000元、50 001～80 000元（分别占28.5%、25.5%、18.1%）；分人群看，城镇职工的家庭年总开支区间占比最大为50 001～80 000元（27.4%），城镇职工和农村居民的家庭年总开支区间10 001～30 000元，均是第一区间（分别是30.4%、36.8%）。从总体看，医疗保健开支区间占比前三位的分别是8 001～10 000元、4 001～6 000元和1万元以上（分别占21.2%、15.5%、14.5%）；分人群看，城镇职工和城镇居民的医疗保健开支第一区间是8 001～10 000元（分别为26.5%、20.2%），农村居民的医疗保健开支第一区间是4 001～6 000元（17.2%）；分地区看，东莞、神木两地的医疗保健开支区间较高，占比最大为8 001～10 000元（分别为27.9%、33.2%），成都地区的医疗保健开

支区间较低,且各区间分布较为平均。详见表6-2-3。

表6-2-3 个人与家庭年收支、家庭医疗保健
年开支描述统计表
单位：%

		总体	城镇职工	城镇居民	农村居民	镇江	东莞	成都	神木	银川
个人年收入	5 000 元及以下	13.4	0.9	22.3	19.6	21.6	4.0	19.2	5.1	14.8
	5 001~10 000 元	8.3	3.1	7.7	14.3	10.0	10.4	7.4	6.7	7.4
	10 001~20 000 元	17.2	10.9	20.5	21.3	18.2	27.4	13.1	13.4	16.7
	20 001~30 000 元	17.5	17.4	20.5	15.3	15.6	22.9	12.8	13.4	25.9
	30 000 元以上	41.4	65.0	27.7	26.9	27.3	33.8	46.8	59.3	35.2
	缺失	2.3	2.7	1.2	2.7	7.4	1.5	0.7	2.0	0
家庭年总收入	10 000 元及以下	3.7	0.4	3.6	7.3	6.5	2.0	3.4	2.8	3.7
	10 001~30 000 元	15.2	5.8	17.6	23.5	16.5	20.9	14.8	10.7	14.4
	30 001~50 000 元	18.9	12.9	20.8	24.0	18.2	24.4	13.8	18.2	22.2
	50 001~80 000 元	21.2	26.7	17.0	18.6	19.0	23.4	18.5	21.3	25.0
	80 001~100 000 元	14.4	19.6	13.1	9.9	16.5	13.9	7.7	19.0	16.7
	100 001~150 000 元	12.0	16.7	11.6	7.3	6.1	5.5	15.8	16.6	13.9
	150 000 元以上	9.6	12.0	12.2	4.8	2.2	3.0	22.6	11.5	3.7
	缺失	4.9	5.8	4.2	4.6	15.2	6.5	3.4	0	0.5

		总体	城镇职工	城镇居民	农村居民	镇江	东莞	成都	神木	银川
家庭年总开支	1万元及以下	8.7	3.1	8.9	14.5	10.4	8.5	8.1	3.6	13.9
	10 001～30 000元	28.5	19.6	30.4	36.8	27.3	27.9	29.6	25.7	32.4
	30 001～50 000元	25.5	26.5	26.5	23.5	22.9	27.9	22.2	30	25
	50 001～80 000元	18.1	27.4	14.9	10.7	17.3	16.9	15.2	22.9	18.5
	80 001～100 000元	7.1	8.5	6.8	5.8	2.2	7.5	8.8	9.1	7.4
	10万元以上	5.5	7.1	6.5	2.9	0.9	3	11.1	8.7	1.4
	缺失	6.6	7.8	6	5.8	19	8.5	5.1	0	1.4
医疗保健年开支	500元及以下	7.7	4.5	5.1	13.3	3.9	5.5	10.8	7.9	9.3
	501～1 000元	7.8	6.9	8.0	8.7	3.0	4.5	9.8	4.7	17.1
	1 001～2 000元	9.3	6.2	11.6	10.7	6.5	7.0	9.4	7.1	16.7
	2 001～4 000元	9.2	7.8	10.7	9.4	9.1	7.0	9.8	7.5	12.5
	4 001～6 000元	15.5	13.8	15.8	17.2	11.7	18.9	15.2	16.2	16.2
	6 001～8 000元	6.3	6.5	6.5	6.1	11.7	4.5	4.4	7.9	3.2
	8 001～10 000元	21.2	26.5	20.2	16.2	14.3	27.9	16.5	33.2	14.8
	1万元以上	14.5	17.1	14.6	11.6	14.7	13.4	18.9	15.0	8.8
	缺失	8.4	10.7	7.4	6.8	25.1	11.4	5.4	0.4	1.4
平均个人年收入（万元）		4.06	5.52	3.33	3.07	2.43	3.42	5.23	5.42	3.08

	总体	城镇职工	城镇居民	农村居民	镇江	东莞	成都	神木	银川
平均家庭年总收入(万元)	8.91	11.06	9.05	6.50	6.50	6.49	12.83	9.49	7.33
平均家庭年总开支(万元)	5.23	6.40	5.25	3.95	4.06	4.63	6.53	5.96	4.15
平均家庭医健年开支(万元)	0.86	0.96	0.87	0.76	0.93	0.91	0.95	0.88	0.63

三、城乡居民就医和健康状况

(一)慢性病患病、两周内患病

从总体看,慢性病患病率为 14.9%;分人群看,城镇职工的慢性病患病率最低(10.9%),城镇居民的慢性病患病率最高(18.5%),农村居民的慢性病患病率居中(16.2%);分地区看,银川地区的慢性病患病率居五地之首(21.8%),东莞地区的慢性病患病率为五地最低(10.9%)。此外,调查还对被调查者的慢性病种类做了统计。详见表6-2-4。

表6-2-4 慢性病患病率及其种类描述统计表   单位:%

		总体	城镇职工	城镇居民	农村居民	镇江	东莞	成都	神木	银川
慢性病	有	14.9	10.9	18.5	16.2	19.5	10.9	11.1	12.3	21.8
	无	85.1	89.1	81.5	83.8	80.5	89.1	88.9	87.7	78.2
慢性病种类	心血管疾病	0.8	0.4	0.6	1.2	1.3	0.5	0	0.4	1.9
	高血压	3.8	3.1	4.8	3.9	5.2	2.0	2.0	2.8	7.9
	高血脂	0.1	0	0	0.2	0	0	0.3	0	0
	中风或脑血管疾病	0.3	0	0	0.7	0.9	0	0	0.4	0

		总体	城镇职工	城镇居民	农村居民	镇江	东莞	成都	神木	银川
慢性病种类	高血糖或糖尿病	1.6	0.7	3.0	1.5	1.7	0.5	1.7	1.6	2.3
	慢性肺部疾病	1.3	1.1	0.9	1.7	2.2	1.0	1.3	1.2	0
	哮喘	0.3	0.2	0	0.5	0.4	0	0.7	0	0
	关节炎或风湿病	0.8	0.2	2.1	0.5	1.3	0	1.7	0	0.5
	骨质疏松症	0.2	0.2	0.3	0	0	0.5	0	0	0.9
	胃溃疡或十二指肠溃疡	0.2	0	0.3	0.2	0	0	0.3	0	0
	其他慢性疾病	5.6	5.1	7.1	4.8	6.5	6.0	3.4	6.3	0.5
	没有慢性病	78.5	85.3	78.6	71.2	80.5	89.6	88.2	87.4	6.5
	缺失	6.7	3.6	2.4	13.6	0	0	0.3	0	63.4

（二）两周内患病及其举措、医疗花费、过去一月内健康状况

在对两周患病率的统计中，从总体看，五地受访者的两周患病率为8.5%；分人群看，城镇居民的两周患病率最低（7.1%），农村居民的两周患病率最高（10.4%），城镇职工的两周患病率居中（7.8%），城镇地区的两周患病率明显低于农村地区；分地区看，成都地区的两周患病率最低（6.7%），东莞地区的两周患病率显著高于其他地区（14.4%）。两周内患病后的应对措施，此题的缺失率较高，这在很大程度上受到未患病者的影响，从仅有的选项中我们看到，受调查者应对伤病的主要措施还是门诊医疗。在对有两周患病经历的受调查者调查中，从总体看，两周患病医疗支出为5 322.3元，其中医药费用为4 000.1元，医保报销为1 961.6元；分人群看，我们发现不论是看病费用，还是医药费用、医保报销额，均表现为从城镇职工到城镇居民、农村居民依次递增；分地区看，镇江地区的三项花费显著高于其他四地，而成都地区最低。在过

去一月内健康状况的调查中,总体来看,以一般选项为多,普遍偏好,差和很差仅占到 6.1% 和 0.8%;分群体看,城镇职工的月健康状况评价显著高于其余两类人群,而农村居民的月健康状况评价最差;分地区看,镇江地区的月健康状况负面评价(差、很差)显著高于其他四地人群(11.2%),神木地区的负面评价 3.6%,为最低。详见表 6-2-5。

表 6-2-5　两周内患病及其医疗花费、月内健康
状况描述统计表　　　　单位:%

		总体	城镇职工	城镇居民	农村居民	镇江	东莞	成都	神木	银川
两周患病	有	8.5	7.8	7.1	10.4	7.4	14.4	6.7	8.3	6.9
	无	88.5	89.1	89.9	86.7	91.3	77.1	91.6	88.9	91.2
	缺失	3.0	3.1	3.0	2.9	1.3	8.5	1.7	2.8	1.9
两周病伤措施	门诊医疗	4.2	4.5	3.0	4.8	0	7.0	3.0	7.5	3.7
	住院医疗	2.3	2.0	2.4	2.7	5.6	0.5	0.7	3.2	1.9
	自我医疗	3.2	3.6	3.3	2.7	1.7	7.0	2.4	4.3	0.9
	没采取措施	1.8	2.2	2.4	1.0	0	10.9	0	0	0
	缺失	88.5	87.8	89.0	88.8	92.6	74.6	93.9	85.0	93.5
过去一月内健康状况	很好	16.4	16.9	13.4	18.2	11.3	17.4	14.1	16.2	24.1
	好	36.6	36.7	38.4	35.1	32.5	28.9	40.4	43.5	35.2
	一般	38.8	41.2	39.9	35.4	44.6	43.3	39.7	36.0	30.6
	差	6.1	2.9	7.4	8.5	9.5	5.5	5.7	3.2	6.9
	很差	0.8	0.9	0	1.4	1.7	0.1	0	0.4	1.4
	缺失	1.3	1.3	0.9	1.5	0.4	4.0	0	0.8	1.9
两周医疗	看病总花费(元)	5 322.3	2 941.0	4 793.8	7 987.1	22 076.9	1 383.2	1 188.5	4 660.8	7 211.9
	医药费用(元)	4 000.1	1 140.3	3 302.7	7 114.3	20 875	848.6	794.5	2 192.2	5 036.9
	医保报销(元)	1 961.6	521.3	1 667.9	3 470.4	10 050	556.1	275.4	1 600.	2 538.5

（三）过去一年内住院情况

在一年住院率的统计中，从总体看，五地受访者的一年住院率为10.2%；分人群看，城镇职工的一年住院率最低（5.8%），城镇居民的一年住院率最高（14.0%）；分地区看，东莞地区的一年住院率最低（6.5%），银川地区的一年住院率高于其他地区（14.8%）。在对一年住院次数的统计中，据经验所知，除未患病者外，在有住院经历的受调查者中，以1次居多，且一年住院次数越多的人越少；分人群看，城镇职工的住院次数显著低于另外两类人群；分地区看，银川地区的住院次数显著多于东莞地区。在对有住院经历的受调查者调查中，从总体看一年住院医疗支出平均为7 035.67元，其中医药费用为5 590.45元，医保报销2 357.50元；分人群看，城镇居民的三项花费最低，其次是城镇职工和农村居民；分地区看，镇江地区的三项花费显著高于其他四地，成都地区最低。在应住院未住院次数的统计上，因为受到缺失值和未生病人员的影响，两者所占比例在85%以上，即实际存在应住院未住院的受调查者比较少，而且次数以1次居多。详见表6-2-6。

表6-2-6 过去一年内住院情况描述
统计表 I
单位：%

		总体	城镇职工	城镇居民	农村居民	镇江	东莞	成都	神木	银川
一年住院率	是	10.2	5.8	14.0	11.9	12.6	6.5	9.1	8.3	14.8
	否	87.1	90.6	84.2	85.7	86.6	86.6	90.6	89.3	81.0
	缺失	2.7	3.6	1.8	2.4	0.9	7.0	0.3	2.4	4.2
应住院未住院次数	0次	84.9	86.9	84.8	82.8	91.3	73.6	87.2	92.1	76.9
	1次	8.3	6.5	9.6	9.9	3.5	13.9	10.4	6.3	7.4
	2次	2.0	2.2	1.8	1.9	2.2	0.5	0.7	1.2	6.0
	3次及以上	0.7	0	0.9	0.9	0.8	0.5	0.6	0.4	0.5
	缺失	4.3	4.5	3.9	4.4	2.2	11.4	1.0	0	9.3

		总体	城镇职工	城镇居民	农村居民	镇江	东莞	成都	神木	银川
住院医疗	住院总花费（元）	7 035.7	7 344.6	6 364.4	7 520.1	13 033.5	5 496.4	4 279.2	4 919.0	6 173.3
	医药费用（元）	5 590.5	5 215.7	4 939.0	6 462.7	12 501.7	4 690.0	2 647.2	3 346.3	4 290.4
	医保报销（元）	2 357.5	2 512.9	1 969.6	2 691.6	4 176.5	2 541.8	1 570.5	1 984.7	1 942.9

在应住院未住院原因统计中，共有13.3%的受调查者给出了原因，这一比例和一年住院率接近，由于答题率较低，所以仅统计了总体情况。从调查结果来看，自感病轻是首要原因，占到总调查者的4.6%；经济困难导致的未能住院治疗，所占总体比例为0.3%。总体来说，患者自身原因为主要原因，医疗卫生水平等为次要原因，而其中因经济困难而应住院未住院的人较少。详见表6-2-7。

表6-2-7　过去一年内住院情况描述统计表Ⅱ

单位：%

应住院未住院原因	频数	占比	应住院未住院原因	频数	占比
自感病轻	55	4.6	路程太远	3	0.3
自感无望	7	0.6	经济困难	3	0.3
医院床位数有限	5	0.4	其他	48	4
医院技术不好	14	1.2	总计	159	13.3
没有时间	24	2.1			

（四）健康体检、健身参与、健康变化、健康自评

总体上看，过去一年内没做过健康体检的和做过1次体检的人基本相近，两者占了被调查者的绝大多数，年内体检次数多于1次的人很少；分人群看，城镇职工的体检次数总体多于城镇居民和农村居民，而农村居民最少进行体检；分地区看，成都居民体检次数最多，而银川居民体检最少。从总体上看,偶尔参加锻炼健身的频率最高(52.6%),其次是经常参加和从不参加(分别为27.8%、19.2%);分人群看,城镇职工和城镇居民的锻炼健身频率接近,农村居民的锻炼健身频率显著低于其他两类人群,从不参加锻炼健身的比例为32.7%;分地区看,镇江地区的居民从不参加锻炼健身的比例为26.8%,为五地最高,银川地区最低(13.4%)。在健康变化的统计中,变好了的比例高于变坏了的比例(分别为25.1%、18.7%);分人群看,三类人群中,变好了的比例同样大于变坏了的比例;分地区看,镇江地区表示健康状况变好的比例为44.2%,显著高于变坏了的比例,而东莞和银川地区的受访者则表示健康状况变坏的比例要大于变好的比例,其中,银川地区表示变坏了的比例为五地最高(25.5%)。在受访者对自己健康状况的评价中,总体为62.36分,处于中等偏高水平;分人群看,城镇职工、城镇居民和农村居民的评价依次递减,分别是66.59分、62.89分和57.33分,城镇地区居民的健康评价高于农村地区;分地区看,镇江地区居民评分最高,为72.98分,神木地区与之接近(72.84分),成都地区居民的健康状况评价得分显著低于其他四地(41.39分),为中等偏下水平。详见表6-2-8、图6-2-1。

表6-2-8　健康体检、健身参与、健康变化、
健康自评描述统计表　　　　单位:%

		总体	城镇职工	城镇居民	农村居民	镇江	东莞	成都	神木	银川
过去一年内体检次数	0次	41.1	31.4	37.2	54.7	54.1	37.3	37.0	37.5	40.3
	1次	42.4	50.1	44.0	32.7	36.8	46.8	43.1	46.2	38.9
	2次	12.6	14.9	13.4	9.4	6.5	10.9	14.5	13.8	16.7
	2次以上	2.7	2.9	4.2	1.2	2.2	1.5	5.1	2.0	1.9
	缺失	1.3	0.7	1.2	1.9	0.4	3.5	0.3	0.4	2.3
体育健身参与	经常参加	27.8	30.7	34.2	19.4	17.7	22.4	30.0	22.9	46.3
	偶尔参加	52.6	57.5	52.4	47.5	55.4	62.2	53.2	52.6	39.8
	从不参加	19.2	11.6	12.8	32.7	26.8	13.9	16.5	24.5	13.4
	缺失	0.4	0.2	0.6	0.5	0	1.5	0.3	0	0.5

		总体	城镇职工	城镇居民	农村居民	镇江	东莞	成都	神木	银川
一年内健康状况变化	没变化	36.1	36.7	38.7	33.2	22.5	40.8	36.4	42.3	38.4
	变好了	25.1	26.9	26.2	22.3	44.2	12.9	19.5	28.9	19.4
	变坏了	18.7	18.3	16.7	20.8	17.3	23.9	14.5	15.0	25.5
	不太好说	19.4	17.4	17.9	23.0	16.0	20.4	29.3	13.8	15.3
	缺失	0.7	0.7	0.6	0.7	0	2.0	0.3	0	1.4
健康状况自评		62.36	66.59	62.89	57.33	72.98	69.86	41.39	72.84	61.36

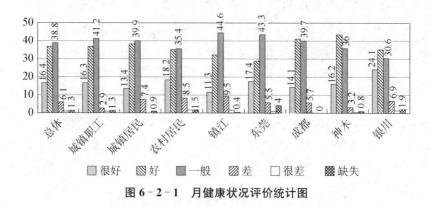

图 6-2-1　月健康状况评价统计图

四、城乡居民健康保障受益状况及满意程度

(一)居民目前享受的医疗保障项目

在个人参加的医疗保障项目的统计中,数据显示,各群体、各地区的参保比例总和均超过了100%,这说明在医疗保险的参保项目上存在普遍的重复参保,其中的参保比例总和为124.3%,重复参保率达到24%以上。分人群看,城镇职工、城镇居民和农村居民三个群体的重复参保率接近;分地区看,成都居民的重复参保率高达40%以上,镇江地区最低(重复率为4.2%)。从项目上看,总体而言城镇职工基本医疗保险、城镇居民基本医疗保险、新型农村合作医疗保险为三大主要医疗

保障项目,其余各项目参加人数较少。详见表6-2-9。

表6-2-9 居民目前享受的医疗保障项目 单位:%

	总体	城镇职工	城镇居民	农村居民	镇江	东莞	成都	神木	银川
城镇职工基本医保	34.5	66.6	23.5	8.5	28.1	46.8	41	25.7	31
城镇居民基本医保	25.7	17.8	65.8	1.7	37.2	14.4	27.6	14.2	34.7
新型农村合作医疗	32	7.2	2.7	82.6	29.4	21.4	31.6	45.9	28.8
城乡居民基本医保	10.5	4.6	11.3	16	1.8	28.4	9.2	3.6	12.9
公费医疗	4.9	9.3	2.4	1.9	2.6	4	2.3	9.1	6.5
医疗救助	0.8	0.6	0.6	0.7	0	0	1.7	0.8	1
商业医疗保险	9.6	14	3.3	3.1	0.4	7.5	19.6	7.1	9.3
大病统筹	3.6	5.1	10.4	1.4	0.4	2	7.8	3.2	2.8
其他	2.7	0.9	6.9	1.4	4.3	2.5	2	1.2	3.7
总计	124.3	126.1	126.6	117.8	104.2	127	142.8	110.8	130.7

(二)基本公共卫生服务满足程度、城乡差异程度以及满意程度

1. 基本公共卫生服务满足程度

在对本地基本公共卫生服务能否满足健康需求的评价上,总体来看,整体满足程度为3.02分,可说是"一般",并无明显的满足或不满足倾向,其中,慢性病管理和重性精神病管理方面的满足程度最低(2.88),预防接种的满足程度最高(3.33);分区域看,东莞地区的整体满足程度最低(2.83),而五地中满足程度最高的为镇江地区(3.15);分人群看,城镇居民对基本公共服务的整体满足程度最高(3.10),而农村居民为最低(2.93)。而关于居民对当地基本公共卫生服务的整体满足程度方面,数据显示,无论是分地域还是分人群来看,几乎都有近半数及以上的人是"一般","完全满足"和"很不满足"的只是极少数,因而可以说整体满足程度总体来看是"一般",也无明显的满足和不满足的倾向。居民对当前基本公共卫生服务的最不满足项的统计方面,总体来

看,老年保健、卫生监督和慢性病管理三方面是最让人不满足的（19.9％、19.4％、12.5％）；分地域来看，镇江居民对老年保健最不满足（22.1％），东莞居民对卫生监督最不满足（24.9％），成都居民对老年保健最不满足（26.9％），神木居民对卫生监督最不满足（18.2％），银川居民对卫生监督最不满足（25.9％）；分人群来看，城镇职工对卫生监督最不满足（19.6％），城镇居民对老年保健最不满足（23.2％），农村居民对卫生监督和老年保健最不满足（皆为20.3％）。详见表6-2-10。

表6-2-10　基本公共卫生服务满足程度
评价描述统计表　　　　　单位：分,％

	总体	城镇职工	城镇居民	农村居民	镇江	东莞	成都	神木	银川
健康档案	3.17	3.17	3.24	3.10	3.56	2.81	3.05	3.21	3.18
健康教育	3.16	3.18	3.26	3.05	3.33	2.92	2.99	3.16	3.42
预防接种	3.33	3.34	3.35	3.31	3.31	3.34	3.14	3.42	3.50
传染病	3.16	3.16	3.20	3.11	3.28	2.93	2.96	3.26	3.38
儿童保健	3.21	3.18	3.31	3.17	3.37	3.06	2.96	3.22	3.53
妇女保健	3.15	3.13	3.22	3.13	3.28	3.16	2.88	3.21	3.33
老年保健	3.00	3.06	3.02	2.93	3.16	3.03	2.72	3.12	3.06
慢性病管理	2.88	2.94	2.94	2.77	3.08	2.77	2.78	2.87	2.92
精神病管理	2.88	2.89	2.94	2.82	3.10	2.76	2.85	2.77	2.92
卫生监督	2.82	2.84	2.88	2.74	3.04	2.55	2.72	2.88	2.88
整体满足	3.02	3.03	3.10	2.93	3.15	2.83	2.94	3.04	3.14
公共卫生服务满足度	总体	城镇职工	城镇居民	农村居民	镇江	东莞	成都	神木	银川
很不满足	5.0	5.3	3.3	6.1	1.7	12.4	3.4	7.5	0.9
不太满足	13.7	11.6	10.1	18.9	9.1	15.4	17.5	14.2	11.1
一般	58.2	59.5	61.9	53.8	63.2	51.2	62.3	48.6	64.8
基本满足	20.7	21.6	22.6	18.2	24.7	18.9	15.8	25.7	19.0
完全满足	2.4	2.0	2.1	3.1	1.3	2.0	1.0	4.0	4.2

最不满足项	总体	城镇职工	城镇居民	农村居民	镇江	东莞	成都	神木	银川
缺失	1.0	2.4	0.3	0	0	0.5	0.3	0	4.6
健康档案	7.8	8.2	7.4	7.7	4.8	18.9	4.4	8.7	4.6
健康教育	8.8	8.7	7.7	9.7	11.3	7.5	4.7	13.4	7.4
预防接种	4.3	5.1	3.0	4.6	10.4	1.0	3.7	4.7	1.4
传染病	7.8	8.7	7.1	7.3	14.3	8.0	5.4	7.5	4.2
儿童保健	5.8	6.2	5.4	5.6	4.8	6.0	10.1	5.1	1.4
妇女保健	7.0	8.5	7.7	4.8	4.8	6.5	11.4	5.1	6.0
老年保健	19.9	16.9	23.2	20.3	22.1	10.0	26.9	14.2	23.6
慢性病管理	12.5	10.9	12.2	14.5	12.6	11.4	8.4	15.8	15.3
精神病管理	5.7	4.7	7.7	5.1	5.2	5.5	5.1	7.1	5.6
卫生监督	19.4	19.6	18.2	20.3	10.0	24.9	19.5	18.2	25.9

2. 基本公共卫生服务城乡差异程度

对于当地基本公共卫生服务的城乡差异程度的评价方面，总体来看，城乡整体差异程度为 2.77，差异大小偏"一般"，其中卫生监督、老年保健、慢性病管理等方面城乡差异较大，而预防接种和传染病防治方面的差异较小。分地域看，成都地区的城乡差异程度最大（2.46），偏"差异较大"，银川地区的城乡差异程度最小（3.00），差异大小为"一般"；分人群看，农村居民认为基本公共卫生服务城乡差异程度最大（2.69），而城镇职工认为城乡差异程度最小（2.83）。对于基本公共卫生服务的城乡整体差异程度的评价方面，数据显示，无论是分地域还是分人群，都有近半数以上的人认为差异不止"一般"，都认为有差异且偏"差异较大"，认为"没有差异"的只是极少数，认为"差异较小"的也较少，因而可以说，在基本公共卫生服务方面，城乡整体差异程度偏"差异较大"。在基本公共卫生服务的城乡差异最大项方面，分地域来看，镇江居民认为卫生监督的城乡差异是最大的，东莞居民认为卫生监督的城乡差异是最大的，成都居民认为老年保健的城乡差异是最大的，神木居民认为卫生监督的城乡差异是最大的,银川居民认为卫生监督的城乡差异是最大的;分人群来看,城镇职工认为卫生监督的城乡差异最大,城镇居民认为老年保健和卫生监督的城乡差异最大,农村居民认为慢性病管理和卫生监督的城乡差异最大。总体来看,老年保健、卫生监督、健康教育和慢性病管理的城乡差异被认为是最大的。详见表6-2-11。

表6-2-11　基本公共卫生服务城乡差异程度评价描述统计表
单位:分,%

	总体	城镇职工	城镇居民	农村居民	镇江	东莞	成都	神木	银川
健康档案	2.90	2.97	2.93	2.79	3.00	2.85	2.51	3.22	2.99
健康教育	2.89	2.92	2.96	2.78	2.84	2.93	2.46	3.02	3.32
预防接种	3.07	3.11	3.12	2.97	2.94	3.15	2.64	3.28	3.46
传染病	2.90	2.95	2.93	2.82	2.90	2.95	2.48	3.09	3.20
儿童保健	2.90	2.96	2.92	2.81	2.88	2.98	2.46	3.04	3.28
妇女保健	2.87	2.92	2.88	2.81	2.86	3.04	2.39	3.07	3.14
老年保健	2.76	2.82	2.76	2.71	2.79	2.92	2.33	2.98	2.94
慢性病管理	2.77	2.82	2.79	2.70	2.82	2.84	2.50	2.87	2.91
精神病管理	2.78	2.82	2.77	2.74	2.82	2.80	2.56	2.91	2.86
卫生监督	2.70	2.79	2.70	2.61	2.78	2.69	2.48	2.86	2.75
整体差异	2.77	2.83	2.80	2.69	2.81	2.71	2.46	2.94	3.00
公共卫生服务城乡差异度	总体	城镇职工	城镇居民	农村居民	镇江	东莞	成都	神木	银川
差异很大	6.9	7.1	6.8	6.8	3.0	14.4	6.7	8.7	2.3
差异较大	26.5	20.9	23.2	35.1	25.5	20.9	47.5	17.4	14.4
一般	50.8	55.2	53.9	43.6	58.9	47.3	39.4	47.4	65.3
差异较小	14.1	15.6	15.5	11.4	12.1	14.4	5.4	23.7	16.7
没有差异	1.7	1.1	0.6	3.1	0.4	3.0	1.0	2.8	1.4
缺失	0	2.4	0.3	7.7	0	0	0	0	0

公共卫生服务 城乡差异度	总体	城镇职工	城镇居民	农村居民	镇江	东莞	成都	神木	银川
健康档案	8.5	9.4	6.8	9.0	5.2	17.4	6.4	4.0	12.0
健康教育	13.1	15.6	12.8	10.7	18.6	12.9	9.8	16.6	7.9
预防接种	6.3	5.8	6.5	6.5	10.8	5.0	3.7	7.9	6.0
传染病	7.3	7.3	7.1	7.3	9.5	5.0	7.1	7.5	6.9
儿童保健	5.6	5.6	5.4	5.8	5.2	6.5	8.8	4.3	2.3
妇女保健	7.8	6.7	9.4	7.3	5.2	5.0	11.8	5.5	6.9
老年保健	17.4	17.4	16.4	18.4	15.6	10.0	26.9	15.8	15.3
慢性病管理	10.8	8.7	12.8	11.4	12.1	7.5	8.8	15.4	9.7
精神病管理	6.8	8.2	6.5	5.3	6.5	8.0	3.4	8.3	8.8
卫生监督	16.5	15.4	15.8	18.4	10.0	22.9	13.5	14.6	24.1

3. 基本公共卫生服务满意程度

对于本地基本公共卫生服务的评价方面，总体来看，整体满意程度为3.00%，即"一般"，其中，卫生监督的满意度最低（2.82），而满意度最高的是预防接种（3.24）；分区域来看，神木地区和银川地区的整体满意程度最高（3.13），而东莞地区的整体满意程度最低（2.73）；分人群来看，城镇职工和城镇居民的整体满意程度（3.03）比农村居民的满意程度更高（2.93）。不过，总的来说，各地域、各类人群对当地基本公共卫生服务的满意程度都"一般"，没有明显的满意和不满意倾向。对于基本公共卫生服务的整体满意程度的评价方面，数据显示，无论是分地域看还是分人群看，有近半数及半数以上的人的满意程度是在"一般"上下徘徊且趋近于"一般"，"很不满意"和"完全满意"的很少，因而可以说整体满意程度"一般"，并无明显满意和不满意的倾向。对于基本公共卫生服务的最不满意项的统计方面，分地域来看，镇江、成都、银川居民对老年保健最不满意，东莞、神木居民对卫生监督最不满意；分人群来看，城镇职工对卫生监督最不满意，城镇居民对老年保健最不满意，农村居民对老年保健最不满意。总体来看，卫生监督、老年保健是令人最不满意的。详见表6-2-12。

表 6-2-12 基本公共卫生服务满意程度
评价描述统计表   单位：分，%

	总体	城镇职工	城镇居民	农村居民	镇江	东莞	成都	神木	银川
健康档案	3.04	3.08	3.07	2.96	3.18	2.82	2.92	3.23	3.02
健康教育	3.11	3.18	3.17	2.98	3.19	2.85	2.92	3.19	3.42
预防接种	3.24	3.29	3.25	3.17	3.26	3.05	3.06	3.32	3.54
传染病	3.06	3.10	3.10	3.00	3.19	2.81	2.86	3.11	3.38
儿童保健	3.10	3.12	3.18	3.02	3.21	2.89	2.94	3.10	3.42
妇女保健	3.07	3.09	3.17	2.97	3.17	2.98	2.89	3.06	3.33
老年保健	2.94	3.02	3.01	2.80	3.10	2.92	2.71	2.97	3.08
慢性病管理	2.89	2.96	2.95	2.78	3.07	2.74	2.83	2.88	2.95
精神病管理	2.90	2.93	2.91	2.85	3.06	2.70	2.87	2.91	2.95
卫生监督	2.82	2.84	2.86	2.77	3.07	2.55	2.70	2.91	2.88
整体满意	3.00	3.03	3.03	2.93	3.09	2.73	2.90	3.13	3.13
公共卫生满意度	总体	城镇职工	城镇居民	农村居民	镇江	东莞	成都	神木	银川
很不满意	3.3	4.0	2.7	3.1	1.3	10.4	2.4	3.6	0.9
不太满意	18.0	14.7	14.6	24.5	13.4	23.4	21.5	15.8	15.7
一般	56.8	58.8	61.0	51.3	61.5	50.2	62.3	49.0	59.7
基本满意	19.3	19.4	20.2	18.4	22.9	14.9	11.8	27.3	20.4
完全满意	2.5	3.1	1.5	2.7	0.9	1.0	2.0	4.3	4.2
最不满意项	总体	城镇职工	城镇居民	农村居民	镇江	东莞	成都	神木	银川
缺失	1.0	2.0	0.9	0	0	0.5	0.3	0	4.6
健康档案	8.8	9.1	8.0	9.0	8.2	17.9	5.4	6.7	7.9
健康教育	7.6	7.1	9.5	6.5	14.3	8.0	4.4	7.9	4.2
预防接种	3.8	4.0	3.0	4.4	7.8	4.0	3.0	3.6	.9

最不满意项	总体	城镇职工	城镇居民	农村居民	镇江	东莞	成都	神木	银川
传染病	6.9	5.6	8.0	7.5	13.9	5.5	5.1	6.3	4.2
儿童保健	6.5	6.5	4.5	8.2	3.9	5.5	11.1	7.5	2.8
妇女保健	7.7	8.5	8.9	5.8	9.5	7.0	10.4	7.1	3.2
老年保健	18.7	15.4	20.2	21.1	18.2	11.4	23.6	13.8	25.0
慢性病管理	13.0	13.1	14.6	11.6	10.8	10.4	8.4	18.6	17.6
精神病管理	6.3	6.9	5.1	6.8	6.5	4.0	5.1	8.7	7.4
卫生监督	19.6	21.8	17.3	19.1	6.9	25.9	23.2	19.8	22.2

（三）基本医疗保险满足程度、城乡差异程度以及满意程度

1. 基本医疗保险满足程度

对于基本医疗保险各方面需求的满足程度，总体来看，整体满足程度为 3.05，可说是"一般"满足，其中，受益条件方面的满足程度相对最低（2.96），相对最高的是保障项目（3.22）；分地域来看，东莞地区居民的满足程度相对最低（2.75），而相对最高的是银川地区居民；分人群来看，农村居民对基本医疗保险是最不满足的，而城镇职工是相对最满足的。对于基本医疗保险各方面的整体满足程度，数据显示，无论是分地域来看，还是分人群来看，都有近半数的人整体满足程度是"一般"的，"很不满足"和"完全满足"的很少。因而可以说，人们对基本医疗保险各方面的整体满足程度总体"一般"，无明显的满足和不满足倾向。对于基本医疗保险各方面的最不满足项的统计，总体来看，基本医疗保险的保障水平是令人最不满足的，其次是受益条件。分地域和人群来看，亦是如此。详见表 6-2-13。

表 6-2-13　基本医疗保险满足程度
评价描述统计表

单位：分，%

	总体	城镇职工	城镇居民	农村居民	镇江	东莞	成都	神木	银川
保障项目	3.22	3.26	3.29	3.11	3.07	2.87	3.08	3.49	3.56

	总体	城镇职工	城镇居民	农村居民	镇江	东莞	成都	神木	银川
保障范围	3.16	3.22	3.22	3.05	3.05	2.91	2.96	3.38	3.54
保障水平	2.97	3.06	2.98	2.86	2.95	2.69	2.71	3.32	3.21
受益条件	2.96	3.04	3.01	2.83	2.89	2.77	2.81	3.11	3.23
整体满足	3.05	3.13	3.11	2.93	2.94	2.75	2.94	3.30	3.33
医疗保险满足度	总体	城镇职工	城镇居民	农村居民	镇江	东莞	成都	神木	银川
很不满足	4.5	6.0	2.4	4.6	2.6	13.9	3.4	3.2	0.9
不太满足	20.4	13.6	19.3	28.6	27.3	22.9	31.3	10.3	7.4
一般	43.6	45.0	45.8	40.2	44.2	40.3	37.7	45.8	51.4
基本满足	28.4	32.5	30.1	22.5	25.5	20.4	23.6	34.4	38.4
完全满足	3.2	2.9	2.4	4.1	0.4	2.5	4.0	6.3	1.9
最不满足项	总体	城镇职工	城镇居民	农村居民	镇江	东莞	成都	神木	银川
缺失	1.5	3.3	0.6	0.2	0	0.5	0	0.4	7.4
保障项目	15.0	13.8	16.7	15.0	19.0	23.9	10.4	13.0	11.1
保障范围	17.7	16.3	19.0	18.2	22.1	12.9	10.1	23.3	21.3
保障水平	42.0	41.2	42.0	42.9	34.2	37.3	56.9	38.3	38.4
受益条件	23.8	25.4	21.7	23.7	24.7	25.4	22.6	24.9	21.8

2. 基本医疗保险城乡差异程度

对于基本医疗保险各方面的城乡差异程度的评价,总体来看,城乡整体差异程度为2.79,"一般"偏"差异较大",其中,保障项目方面的城乡差异程度相对最小,而受益条件方面的城乡差异程度相对最大;分地域看,五地中,成都居民认为城乡整体差异相对最大(2.51),而神木居民认为城乡整体差异相对最小(3.17);分人群看,农村居民认为城乡整体差异相对最大(2.73),而城镇职工认为城乡整体差异相对最小

（2.84）。关于基本医疗保险各方面的城乡整体差异程度的统计，数据显示，五地（成都地区例外）和三种人群（城镇职工、城镇居民、农村居民）都有近半数的人认为城乡整体差异程度"一般"，其次是认为"差异较大"；成都地区有近半数人认为城乡整体差异程度"差异较大"，其次是认为"一般"。可以说，人们对基本医疗保险各方面的城乡整体差异总体上是"一般"偏"差异较大"的。对于基本医疗保险各方面的城乡差异程度最大项的统计，五地区居民和三类人群都认为基本医保的保障水平是城乡差异最大的，其次是受益条件。总体来看，基本医疗保险的保障水平的城乡差异程度被认为是最大的，其次是受益条件。详见表6-2-14。

表6-2-14　基本医疗保险城乡差异程度
评价描述统计表　　　　单位：分，%

	总体	城镇职工	城镇居民	农村居民	镇江	东莞	成都	神木	银川
保障项目	2.95	3.02	2.95	2.87	2.67	2.88	2.72	3.38	3.13
保障范围	2.93	3.00	2.90	2.87	2.77	2.94	2.63	3.30	3.08
保障水平	2.78	2.84	2.79	2.71	2.68	2.80	2.42	3.22	2.85
受益条件	2.75	2.81	2.74	2.71	2.62	2.79	2.41	3.15	2.87
整体差异	2.79	2.84	2.80	2.73	2.60	2.79	2.51	3.17	2.95
医疗保险差异度	总体	城镇职工	城镇居民	农村居民	镇江	东莞	成都	神木	银川
差异很大	5.4	6.2	3.3	6.3	3.0	10.9	6.1	5.9	1.4
差异较大	30.9	27.6	29.2	35.8	42.4	19.9	48.1	14.6	24.1
一般	44.2	43.4	50.9	39.7	45.5	51.2	34.0	41.5	53.7
差异较小	15.8	18.5	13.7	14.5	8.7	13.9	8.4	31.2	17.1
没有差异	2.8	3.1	1.2	3.6	0	3.5	1.7	6.3	2.3
缺失	0.9	1.1	1.8	0	0.4	0.5	1.7	0.4	1.4

差异最大项	总体	城镇职工	城镇居民	农村居民	镇江	东莞	成都	神木	银川
缺失	1.5	3.3	0.6	0.2	0	0.5	0	0.4	7.4
保障项目	15.0	13.8	16.7	15.0	19.0	23.9	10.4	13.0	11.1
保障范围	17.7	16.3	19.0	18.2	22.1	12.9	10.1	23.3	21.3
保障水平	42.0	41.2	42.0	42.9	34.2	37.3	56.9	38.3	38.4
受益条件	23.8	25.4	21.7	23.7	24.7	25.4	22.6	24.9	21.8

3. 基本医疗保险满意程度

对于基本医疗保险各方面的满意程度评价,总体来看,整体满意程度为2.97,可说是"一般"偏"不太满意",其中,受益条件的满意程度相对最低(2.89),保障项目方面的满意程度相对最高(3.11);分地域看,东莞居民对基本医保的整体满意程度相对最低(2.71),而神木居民对基本医保的整体满意程度相对最高(3.28);分人群看,农村居民对基本医保的整体满意程度相对最低(2.89),而城镇居民的整体满意程度相对最高(3.04)。总的说来,人们对基本医疗保险各方面的满意程度为"一般"偏"不太满意"。对于基本医疗保险各方面的整体满意程度的评价,数据显示,分地域看,镇江地区、东莞地区和成都地区有近半数的人整体满意程度"一般",其次是"不太满意",神木地区和银川地区有近半数或超过半数的人整体满意程度"一般",其次是"比较满意";分人群看,城镇职工和城镇居民有近半数或超半数的整体满意程度"一般",其次是"比较满意",而农村居民近半数的整体满意程度为"一般",其次是"不太满意"。总体来看,对基本医疗保险整体"很不满意"和"完全满意"的很少,有近半数的人"一般"满意,因而可以说人们对基本医疗保险的整体"一般"满意。基本医疗保险各方面中最不满意项的统计,总体说来,人们对基本医疗保险的保障水平方面最不满意,其次就是受益条件和保障范围。分地域和人群来看,亦是如此,详见表6-2-15。

表 6-2-15　基本医疗保险满意程度评价
描述统计表　　　　　　单位：分，%

	总体	城镇职工	城镇居民	农村居民	镇江	东莞	成都	神木	银川
保障项目	3.11	3.10	3.16	3.09	2.95	2.75	2.98	3.48	3.39
保障范围	3.07	3.08	3.10	3.02	2.95	2.79	2.92	3.33	3.33
保障水平	2.90	2.92	2.99	2.81	2.83	2.65	2.73	3.21	3.07
受益条件	2.89	2.95	3.00	2.74	2.83	2.66	2.72	3.19	3.07
整体满意	2.97	3.00	3.04	2.89	2.83	2.71	2.83	3.28	3.20
医疗保险满意度	总体	城镇职工	城镇居民	农村居民	镇江	东莞	成都	神木	银川
很不满意	4.0	5.3	1.8	4.4	1.7	13.4	1.7	4.3	0.5
不太满意	22.0	18.5	18.2	28.8	32.5	20.9	31.6	11.1	11.1
一般	49.2	49.7	55.1	43.8	45.9	49.3	49.8	43.1	58.8
比较满意	22.0	23.8	22.6	19.4	19.5	13.9	14.8	34.8	26.9
完全满意	2.7	2.7	1.8	3.4	0	2.5	1.7	6.3	2.8
缺失	0.3	0	0.6	0.2	0.4	0	0.3	0.4	0
合计	100.0	100.0	100.0	100.0	100.0	100.0	100.0	100.0	100.0
最不满意项	总体	城镇职工	城镇居民	农村居民	镇江	东莞	成都	神木	银川
缺失	2.1	4.0	1.5	0.5	0.4	0.5	0.3	0.8	9.3
保障项目	12.9	13.8	14.6	10.7	16.0	18.9	6.1	17.4	8.3
保障范围	19.4	21.8	21.1	15.5	25.1	17.9	15.2	22.1	17.6
保障水平	41.7	38.1	41.1	46.2	33.3	41.3	51.5	33.2	47.7
受益条件	23.8	22.3	21.7	27.1	25.1	21.4	26.9	26.5	17.1
合计	100.0	100.0	100.0	100.0	100.0	100.0	100.0	100.0	100.0

（四）医保经办服务方便程度以及满意程度

1. 医保经办服务方便程度

对于医保经办服务方便程度评价，总体上看，处于 2.82～3.41 之间,即认为医保经办服务方便程度一般,其中参保手续方便程度最高,而异地结算的方便程度最低;分区域看,神木地区对医保经办服务方便程度均值评价最高,而成都地区对医保经办服务方便程度均值评价最低;分人群看,城镇职工、城镇居民和农村居民对医保经办服务方便程度均值评价基本相当,城镇职工略高于城镇居民和农村居民。医保经办服务整体方便程度评价方面,数据显示,无论是分地域还是分人群来看,几乎有近半数的人是"一般","非常不方便"和"非常方便"都只是极少数,因而可以说从整体方便程度来看是"一般"。对于当前医保经办服务最不方便项的选择,总体上看,人们认为报销手续最不方便(31.3%),而参保手续相对是最方便的(6.7%);分区域和人群看,可发现报销手续和异地结算被认为相对最不方便。详见表6-2-16。

表6-2-16 医保经办服务方便程度评价
描述统计表 单位:分,%

	总体	城镇职工	城镇居民	农村居民	镇江	东莞	成都	神木	银川
参保手续	3.41	3.47	3.37	3.37	3.36	3.36	3.22	3.52	3.58
信息查询	3.10	3.15	3.14	3.03	3.13	3.06	2.90	3.20	3.26
报销手续	2.89	2.96	2.82	2.87	2.86	2.95	2.49	3.17	2.98
异地结算	2.82	2.82	2.79	2.83	2.89	2.75	2.55	2.93	3.07
转移接续	2.89	2.87	2.90	2.89	2.82	2.73	2.69	3.05	3.17
整体方便	2.99	3.06	2.97	2.95	2.91	2.91	2.80	3.17	3.14
医保经办方便度	总体	城镇职工	城镇居民	农村居民	镇江	东莞	成都	神木	银川
非常不方便	3.3	3.1	2.4	4.1	1.7	1.7	3	4.3	0.5
不太方便	16.3	12.2	15.8	21.1	15.6	15.6	20.2	11.9	14.8
一般	41.7	39.6	44.3	41.9	24.7	24.7	46.5	48.2	38
比较方便	18.4	19.8	15.8	19.1	13.9	13.9	8.1	29.6	22.2
非常方便	1.8	1.6	1.2	2.7	0	0	1.3	4	2.3
缺失	18.4	23.6	20.5	11.1	44.2	44.2	20.9	2	22.2

最不方便项	总体	城镇职工	城镇居民	农村居民	镇江	东莞	成都	神木	银川
缺失	18.7	23.4	21.7	11.1	43.3	2	21.2	2	24.1
参保手续	6.7	6	5.7	8.2	4.3	14.9	3.7	6.3	6
信息查询	11.4	12.5	7.7	13.3	6.5	16.9	6.1	14.2	15.7
报销手续	31.3	28.7	33.9	32	23.4	22.9	42.4	27.7	36.6
异地结算	19.1	16.9	20.5	20.3	11.7	20.9	20.5	29.2	11.6
转移接续	12.8	12.5	10.4	15	10.8	22.4	6.1	20.6	6

2. 医保经办服务满意程度

对于医保经办服务满意程度评价,总体上,处于 2.86~3.35 之间,即认为医保经办服务满意程度一般,其中参保手续满意程度最高,而异地结算的满意程度最低;分区域看,神木地区对医保经办服务满意程度评价最高,而东莞地区对医保经办服务满意程度均值评价最低;分人群看,城镇职工、城镇居民和农村居民对医保经办服务满意程度均值评价基本相当,城镇职工略高于城镇居民和农村居民。医保经办服务整体满意程度评价方面,数据显示,无论是分地域还是分人群来看,几乎都有近半数及以上的人是"一般","非常满意"和"很不满意"的只是极少数,因而可以说从整体方便程度来看是"一般"。对于当前医保经办服务最不满意项的选择,总体上看,居民认为报销手续最不满意(32.4%),而参保手续相对最让人满意(6.9%);分区域和人群看,居民都对报销手续和异地结算最不满意。详见表 6-2-17。

表 6-2-17　医保经办服务满意程度评价
描述统计表　　　　　　单位:分,%

	总体	城镇职工	城镇居民	农村居民	镇江	东莞	成都	神木	银川
参保手续	3.35	3.42	3.32	3.3	3.29	3.18	3.24	3.48	3.55
信息查询	3.11	3.15	3.12	3.06	3.09	3.1	2.94	3.25	3.16

	总体	城镇职工	城镇居民	农村居民	镇江	东莞	成都	神木	银川
报销手续	2.89	2.94	2.86	2.86	2.88	2.9	2.58	3.09	3.02
异地结算	2.86	2.89	2.77	2.89	2.87	2.77	2.69	3.02	2.96
转移接续	2.89	2.91	2.88	2.87	2.8	2.81	2.77	2.98	3.09
整体满意	3	3.06	3	2.95	2.99	2.84	2.87	3.19	3.09
医保经办满意度	总体	城镇职工	城镇居民	农村居民	镇江	东莞	成都	神木	银川
很不满意	3.1	2.9	2.4	3.9	0.9	9	2	4	0.5
不太满意	15.3	11.8	13.4	20.6	13.9	17.9	18.5	13	12.5
一般	43.7	42.1	46.1	43.3	25.1	52.7	48.1	45.8	46.3
比较满意	17.2	18	15.5	17.7	14.3	17.4	7.7	30.4	17.6
非常满意	2.2	2	1.5	2.9	0.4	1.5	2.4	4.7	1.4
缺失	18.6	23.2	21.1	11.6	45.5	1.5	21.1	2	21.8
最不满意项	总体	城镇职工	城镇居民	农村居民	镇江	东莞	成都	神木	银川
缺失	19.2	23.6	22.6	11.6	44.2	1.5	21.9	2	25.5
参保手续	6.9	5.6	6.8	8.5	5.6	13.4	4	5.9	7.4
信息查询	11.5	11.4	8.3	14.3	8.2	20.4	8.1	10.3	13
报销手续	32.4	33	33.9	30.5	25.1	23.9	41.4	30.4	38
异地结算	17	14	19	18.6	9.1	23.4	15.2	26.1	11.6
转移接续	12.9	12.5	9.2	16.5	7.8	17.4	9.4	25.3	4.6

（五）医疗服务价格承受程度、满足程度、城乡差异程度以及满意程度

1. 医疗服务价格承受程度

对医疗服务价格承受程度的评价，总体上，处于 2.97～3.33 之间，即认为医疗服务价格承受程度基本能承受，其中对于一般医疗服务承受程度最高（承受程度一般），而其他服务价格承受程度最低；分区域看,镇江地区对医疗服务价格承受程度评价最高,而东莞地区处于最低承受状态;分人群看,城镇职工、城镇居民对医疗服务价格承受程度评价相当(分别为 3.09、3.04),农村居民对医疗服务价格承受程度评价较低(2.79)。在医疗服务价格整体承受程度的评价方面,数据显示,无论是分地域还是分人群来看,几乎都有 40% 的人是"一般","不能承受"和"完全能承受"的只是极少数,因此可以说医疗服务价格整体承受程度"一般"。对于医疗服务价格最不能承受项选择,总体上看,人们认为一般检查治疗价格、社区保健价格最不能承受(分别为 36.1%、27.3%);分区域看,镇江、东莞、成都和银川地区居民认为一般检查医疗价格最不能承受(40% 左右),而神木居民认为社区保健价格最不能承受;分人群看,城镇职工、城镇居民和农村居民均认为一般检查医疗价格和社区保健价格最不能承受。详见表 6-2-18。

表 6-2-18　医疗服务价格承受程度评价描述统计表

单位:分,%

	总体	城镇职工	城镇居民	农村居民	镇江	东莞	成都	神木	银川
一般医疗服务	3.33	3.43	3.35	3.19	3.65	2.77	3.12	3.44	3.66
一般检查治疗	3.01	3.16	3.07	2.8	3.25	2.54	2.85	3.23	3.15
社区保健	3.03	3.12	3.11	2.87	3.36	2.66	2.83	3.09	3.23
其他服务	2.97	3.07	3.04	2.81	3.32	2.57	2.85	3.02	3.05
整体承受	2.97	3.09	3.04	2.79	3.25	2.56	2.85	3.06	3.14
医疗服务价格承受度	总体	城镇职工	城镇居民	农村居民	镇江	东莞	成都	神木	银川
不能承受	6.8	7.6	6.5	6.1	0.9	18.4	4.4	9.5	2.3
不太能承受	20.7	14.5	15.8	31.5	16.5	22.4	28.3	15.8	19
一般	43.6	42.3	47	42.1	41.6	45.3	47.1	39.5	44
基本能承受	25.4	31.6	26.5	17.7	39.4	12.4	16.5	30	29.2
完全能承受	3.2	3.6	3.3	2.7	1.7	1.5	3	5.1	4.2
缺失	0.4	0.4				0.7			1.4

最不能承受项	总体	城镇职工	城镇居民	农村居民	镇江	东莞	成都	神木	银川
一般医疗服务	18.4	16.9	16.1	21.8	11.3	30.8	17.8	25.7	6.5
一般检查治疗	36.1	33.2	39.6	36.3	44.6	36.8	41.1	21.7	36.1
社区保健	27.3	27.4	29.5	25.4	31.6	15.4	24.6	31.2	32.9
其他服务	16.6	18.9	13.7	16.5	12.6	16.9	15.8	21.3	16.2
缺失	1.7	0	1.2	0	0	0	0.7	8.3	0

2. 医疗服务满足程度

对于本地医疗服务需求满足程度评价，总体上看，处于 3.17～3.3 之间，即认为本地医疗服务需求比较令人满足，其中对于医院床位数满足程度最高（3.3），而医疗技术满足程度最低（3.17）；分区域看，银川地区对本地医疗服务需求满足程度最高，而东莞地区对本地医疗服务需求满足程度最低；分人群看，城镇职工、城镇居民和农村居民对本地医疗服务需求满足程度基本相当，城镇职工、城镇居民略高于农村居民。在当地医疗服务整体满足程度的评价方面，数据显示，无论是分地域还是分人群来看，几乎有 80% 的人是"一般"及"基本满足"，"完全满足"和"很不满足"的只是极少数，因而可以说整体满足程度总体来看是"一般"及"基本满足"。对于本地医疗服务需求最不满足项的选择，总体上看，人们对医疗技术最不满足（33.3%），而医院床位数和药品供给则相对令人满足（分别是14.9%、16.3%）；分区域看，镇江和成都地区对医疗技术和医护人员最不满足（超过 50%），银川地区对医疗技术最不满足（50.5%），神木和东莞地区对各项不满足程度相当；分人群看，城镇职工、城镇居民和农村居民均对医疗技术最不满足（分别为 32.1%、36.9%、31.7%）。详见表6-2-19。

表6-2-19　医疗服务满足程度评价
描述统计表　　　　　　单位：分，%

	总体	城镇职工	城镇居民	农村居民	镇江	东莞	成都	神木	银川
医院床位数	3.3	3.3	3.32	3.27	3.39	2.76	3.44	3.16	3.65

	总体	城镇职工	城镇居民	农村居民	镇江	东莞	成都	神木	银川
医护人员	3.26	3.26	3.33	3.2	3.37	2.74	3.28	3.23	3.65
医疗设备	3.26	3.34	3.27	3.16	3.35	2.81	3.31	3.25	3.53
医疗技术	3.17	3.19	3.17	3.15	3.29	2.78	3.18	3.24	3.34
药品供给	3.25	3.23	3.32	3.21	3.39	2.89	3.24	3.24	3.46
整体满足	3.2	3.21	3.21	3.17	3.29	2.69	3.28	3.2	3.46
医疗服务满足度	总体	城镇职工	城镇居民	农村居民	镇江	东莞	成都	神木	银川
很不满足	3.7	4.2	3.9	2.9	0.9	12.9	2	3.2	0.9
不太满足	11.4	10.7	8.6	14.5	3.9	21.9	13.5	12.3	6
一般	49.7	49.9	51.8	47.7	60.6	49.3	44.8	49.8	44.9
基本满足	30.4	28.3	31	32.2	32.5	14.9	31.6	31.2	39.8
完全满足	3.9	5.6	3.3	2.7	0.9	1	6.7	3.6	6.5
缺失	0.9	1.3	1.5	0	1.3	0	1.3	0	1.9
缺失	2	4.7	0.9	0	0	0	1.3	0	9.3
医院床位数	14.9	15.1	16.4	13.3	10.4	20.9	10.1	26.5	6.9
医护人员	16.7	17.6	15.2	16.9	19.5	21.4	18.2	17.4	6.5
医疗设备	16.9	10.9	17.6	22.8	14.7	20.4	15.5	19.8	14.4
医疗技术	33.3	32.1	36.9	31.7	32.9	23.9	37.7	21.3	50.5
药品供给	16.3	19.6	13.1	15.3	22.5	13.4	17.2	15	12.5

3. 医疗服务城乡差异程度

对于医疗服务城乡差异程度评价,总体上看,处于 2.55～2.82 之间,即认为医疗服务城乡差异程度一般,其中对于医院床位数差异最小,而医疗技术方面的差异最大;分区域看,神木居民认为医疗服务城乡差异程度最低,而成都居民认为医疗服务城乡差异程度最高;分人群看,城镇职工、城镇居民和农村居民对医疗服务城乡差异程度评价基本相当,城镇职工认为城乡差异略低。在医疗服务整体城乡差异程度的评价方面,数据显示,无论是分地域还是分人群来看,几乎有80％的人是"一般"及"差异较大","差异很大"和"没有差异"的只是极少数,因而可以说医疗服务整体城乡差异程度是"一般"及"差异较大"。对于医疗服务城乡差异最大项的选择,总体上看,人们认为医疗技术和医疗设备的城乡差异最大(分别占35.3％、28.7％),药品供给和医院床位数差异最小(分别是10.8％、11.3％);分区域看,镇江、成都和神木地区的居民认为医疗技术和医疗设备的城乡差异程度最大,银川居民认为医疗设备差异程度最大,东莞居民认为各项医疗服务差异程度基本相当;分人群看,城镇职工、城镇居民和农村居民均认为医疗技术和医疗设备的城乡差异程度最大。详见表6-2-20。

表6-2-20 医疗服务城乡差异程度评价
描述统计表 单位:分,%

	总体	城镇职工	城镇居民	农村居民	镇江	东莞	成都	神木	银川
医院床位数	2.82	2.87	2.85	2.75	2.91	2.84	2.55	3.09	2.78
医护人员	2.72	2.8	2.69	2.66	2.87	2.82	2.35	3	2.64
医疗设备	2.58	2.67	2.55	2.51	2.74	2.77	2.21	2.89	2.37
医疗技术	2.55	2.62	2.54	2.48	2.72	2.76	2.18	2.86	2.32
药品供给	2.72	2.81	2.71	2.63	2.72	2.79	2.47	3.06	2.62
整体差异	2.65	2.7	2.64	2.59	2.73	2.76	2.33	2.92	2.56
医疗服务城乡差异度	总体	城镇职工	城镇居民	农村居民	镇江	东莞	成都	神木	银川
差异很大	7.3	6.5	6.8	8.5	3	8.5	8.4	7.5	8.8
差异较大	37.6	35	35.1	42.6	30.7	28.4	58.9	25.3	38.9
一般	38.7	40.5	44	32.4	55.8	43.8	22.9	38.3	38
差异较小	13.9	15.4	11.3	14.3	10	17.4	6.4	24.9	12
没有差异	1.7	1.6	1.2	2.2	0	2	1.7	4	0.5
缺失	0.8	1.1	1.5	0	0.4	0	1.7	0	1.9

差异最大项	总体	城镇职工	城镇居民	农村居民	镇江	东莞	成都	神木	银川
缺失	1	2	0.9	0	0.4	1	0	0	4.2
医院床位数	11.3	13.4	9.2	10.7	12.6	24.4	6.7	12.3	2.8
医护人员	12.9	14.3	12.5	11.9	10.4	14.4	16.5	15.8	6
医疗设备	28.7	25.4	31.3	30.3	28.1	21.9	28.3	22.9	43.1
医疗技术	35.3	35	36.3	34.9	32.5	25.4	40.4	40.3	34.7
药品供给	10.8	10	9.8	12.3	16	12.9	8.1	8.7	9.3

4. 医疗服务满意程度均值评价

对医疗服务满意程度评价方面，总体上看，处于2.58～3.11之间，即认为目前享受医疗服务满意程度一般，其中对环境设施和医生水平满意程度最高（分别为3.11、3.07），而对收费价格的满意程度最低（2.58）；分区域看，银川居民对医疗服务满意程度最高，而东莞居民对医疗服务满意程度最低；分人群看，城镇职工和城镇居民对医疗服务满意程度基本相当，并略高于农村居民。在医疗服务整体满意程度的评价方面，数据显示，无论是分地域还是分人群来看，超过半数的人对医疗服务整体满意程度"一般"，"很不满意"和"非常满意"的只是极少数，因而可见居民对医疗服务整体满意程度"一般"。对医疗服务最不满意项的选择，总体上看，人们对收费价格最不满意（36.6%），对药品种类满意程度较高（4%）；分区域看，镇江、东莞、成都和银川地区居民对收费价格最不满意，而神木地区对医生态度最不满意（31.6%）；分人群看，城镇职工、城镇居民和农村居民比率相当，均对收费价格最不满意（分别为37.2%、35.1%和37%）。详见表6-2-21。

表6-2-21 医疗服务满意程度评价描述统计表

单位：分，%

	总体	城镇职工	城镇居民	农村居民	镇江	东莞	成都	神木	银川
排队挂号	2.95	2.96	2.96	2.92	3.15	2.66	2.55	3.25	3.2

	总体	城镇职工	城镇居民	农村居民	镇江	东莞	成都	神木	银川
候诊时间	2.91	2.93	2.93	2.87	3.18	2.57	2.51	3.16	3.22
就医手续	2.91	2.92	2.96	2.88	3.18	2.61	2.61	3.11	3.11
医生态度	2.94	2.98	2.96	2.88	3.23	2.69	2.76	2.85	3.19
医生水平	3.07	3.1	3.09	3.01	3.19	2.76	2.94	3.18	3.26
环境设施	3.11	3.18	3.12	3.02	3.19	2.98	3.02	3.17	3.19
收费价格	2.58	2.63	2.6	2.49	2.9	2.28	2.16	2.85	2.75
药品种类	2.96	2.98	2.97	2.93	2.94	2.72	2.83	3.16	3.15
整体满意	2.89	2.9	2.92	2.86	3.05	2.57	2.7	3.03	3.12
医疗服务满意度	总体	城镇职工	城镇居民	农村居民	镇江	东莞	成都	神木	银川
很不满意	4.8	5.1	3.9	5.1	3	13.4	3.4	4.3	0.9
不太满意	21	19.2	19.3	24.2	11.7	28.4	31.6	17	13.9
一般	54.9	54.3	58	53	61.5	47.3	54.9	52.6	57.9
比较满意	16.2	16.5	17	15.3	22.5	9.5	5.1	23.7	22.2
非常满意	1.8	1.8	0.9	2.4	0	1.5	2	2.4	2.8
缺失	1.4	3.1	0.9	0	1.3	0	3	0	2.3
最不满意项	总体	城镇职工	城镇居民	农村居民	镇江	东莞	成都	神木	银川
缺失	0.9	2.2	0.3	0	0.4	1	0	0	3.7
排队挂号	8.5	10.2	7.4	7.5	11.3	12.4	8.8	5.9	4.6
候诊时间	7.8	7.1	10.4	6.3	11.3	12.9	4.7	5.9	5.6
就医手续	8.7	9.4	7.4	9	12.1	6.5	8.8	7.9	7.9
医生态度	15.8	14	16.7	16.9	6.5	11.4	10.8	31.6	18.1
医生水平	10.1	9.4	8.9	11.9	11.3	9	6.4	15	9.3
环境设施	7.7	6.5	8	8.7	11.3	4	5.1	6.7	12
收费价格	36.6	37.2	35.1	37	28.6	39.3	51.9	25.7	34.3
药品种类	4	4	5.7	2.7	7.4	3.5	3.7	1.2	4.6

（六）生活质量总体评价及健康保障制度

1. 生活质量总体评价

居民对自身生活质量总体的评价，总体上看，处于 3.13～3.41 之间，即对生活质量评价比较满意，其中对自身幸福感评价最高，对居民健康水平最不满意；分区域看，银川居民对生活质量总体评价最高，而东莞居民对生活质量总体评价最低；分人群看，城镇职工、城镇居民和农村居民对生活质量总体评价基本相当，城镇居民略高于城镇职工、农村居民。详见表 6－2－22。

2. 健康保障制度满意程度

对健康保障制度满意程度评价，总体上看，处于 2.77～2.97 之间，即对健康保障制度比较满意；分区域看，银川居民对健康保障制度最满意（3.31），而东莞地区居民对健康保障制度最不满意（2.79）；分人群看，城镇职工、城镇居民和农村居民对健康保障制度满意程度基本相当，城镇职工略高于城镇居民、农村居民。对健康保障制度整体满意程度的统计，数据显示，无论是分地区还是分人群来看，居民对健康保障制度整体满意程度都"一般"偏"比较满意"。对健康保障制度中最不满意项的选择，总体上看，人们对看病负担和药品价格及安全最不满意（分别占 30.1％、23.9％），而健康保障制度公平性和健康服务方便性相对令人比较满意（分别是 11.5％、11.1％）；分区域看，镇江居民对医疗服务质量最不满意，而东莞、成都、神木、银川地区居民对看病负担最不满意；分人群看，城镇职工、城镇居民和农村居民都对看病负担和药品价格及安全最不满意。详见表 6－2－22。

表 6－2－22　健康保障制度满意程度及生活质量
总体评价描述统计表　　　　　　　单位：分，％

	总体	城镇职工	城镇居民	农村居民	镇江	东莞	成都	神木	银川
自身生活质量	3.31	3.35	3.35	3.24	3.15	2.97	3.25	3.42	3.75
自身幸福感	3.41	3.43	3.47	3.35	3.22	3.07	3.33	3.52	3.92
居民健康水平	3.13	3.13	3.16	3.11	3.21	2.88	3.05	3.15	3.37

	总体	城镇职工	城镇居民	农村居民	镇江	东莞	成都	神木	银川
健康保障制度公平性	2.97	3.01	3.04	2.88	2.86	2.74	3.26	3.17	3.17
健康服务方便性	2.94	2.97	3	2.86	2.99	2.8	2.68	3.13	3.15
看病个人负担	2.77	2.81	2.82	2.69	2.83	2.59	2.51	3.08	2.87
医疗服务质量	2.87	2.93	2.9	2.79	2.93	2.73	2.64	3.07	3.04
药品价格及安全	2.78	2.84	2.83	2.68	2.84	2.57	2.55	3.01	2.95
健康保障制度整体	3.08	3.11	3.07	3.07	3.1	2.79	2.95	3.27	3.31
健康保障制度满意度	总体	城镇职工	城镇居民	农村居民	镇江	东莞	成都	神木	银川
很不满意	4.0	4.2	3.3	4.4	4.8	9.0	2.7	4.3	0
不太满意	14.6	12.2	14.3	17.4	14.3	25.9	15.8	8.7	9.7
一般	53.4	55.7	56.3	48.7	48.1	46.3	67.0	47.0	54.6
比较满意	24.7	23.6	24.1	26.4	31.2	15.4	12.5	35.6	30.6
非常满意	3.1	4.0	1.8	3.1	1.3	3.5	1.7	4.3	5.1
缺失	0.2	0.2	0.3	0	0.4	0	0.3	0	0
最不满意项	总体	城镇职工	城镇居民	农村居民	镇江	东莞	成都	神木	银川
缺失	1.6	3.6	0.9	0	0.4	1	0	0	7.4
健康保障制度公平性	11.5	12.9	10.1	11.1	16.5	18.4	9.8	8.3	6
健康服务方便性	11.1	12.5	10.1	10.4	12.1	10.4	10.8	13.4	8.3
看病个人负担	30.1	27.8	35.7	28.1	23.4	25.9	39.1	29.6	29.6
医疗服务质量	21.8	20	21.4	24	28.1	21.9	16.2	23.7	20.4
药品价格及安全	23.9	23.2	21.7	26.4	19.5	22.4	24.2	24.9	28.2

（七）城乡居民健康保障受益满足度、城乡差异度、满意度等

城乡居民健康保障受益满足度、城乡差异度、满意度等方面，取前文各表中对公共卫生、医疗保障、医保经办、医疗服务及健康保障制度

的"整体"均值评价分,整合成表6-2-23。由此表可看出,居民健康保障受益中,对公共卫生的满足度最低(3.02),对医疗服务的满足度最高(3.2);认为医疗服务的城乡差异度最大(评分2.65),而医疗保障方面的城乡差异度最小(2.79);居民对健康保障制度整体满意度最高(3.08),而对医疗服务的满意度最低(2.89)。详见表6-2-23。

表6-2-23 城乡居民健康保障受益满足度、城乡差异度、满意度等评价描述统计表 单位:分

		总体	城镇职工	城镇居民	农村居民	镇江	东莞	成都	神木	银川
公共卫生	满足度	3.02	3.03	3.10	2.93	3.15	2.83	2.94	3.04	3.14
	差异度	2.77	2.83	2.80	2.69	2.81	2.71	2.46	2.94	3.00
	满意度	3.00	3.03	3.03	2.93	3.09	2.73	2.90	3.13	3.13
医疗保障	满足度	3.05	3.13	3.11	2.93	2.94	2.75	2.94	3.30	3.33
	差异度	2.79	2.84	2.80	2.73	2.60	2.79	2.51	3.17	2.95
	满意度	2.97	3.00	3.04	2.89	2.83	2.71	2.83	3.28	3.20
医保经办	方便度	2.99	3.06	2.97	2.95	2.91	2.91	2.80	3.17	3.14
	满意度	3	3.06	3	2.95	2.99	2.84	2.87	3.19	3.09
	承受度	2.97	3.09	3.04	2.79	3.25	2.56	2.85	3.06	3.14
医疗服务	满足度	3.2	3.21	3.21	3.17	3.29	2.69	3.28	3.2	3.46
	差异度	2.65	2.7	2.64	2.59	2.73	2.76	2.33	2.92	2.56
	满意度	2.89	2.9	2.92	2.86	3.05	2.57	2.7	3.03	3.12
健康保障制度	满意度	3.08	3.11	3.07	3.07	3.1	2.79	2.95	3.27	3.31

五、城乡居民健康保障受益均等化的期望

(一)基本公共卫生服务急需改进之处

居民对基本公共卫生服务各方面重要性的评价,总体上看,处于3.74~4.05之间,即认为基本公共卫生服务各方面的改进比较重要,

其中对于提高公共卫生服务水平和加大政府对公共卫生服务投入的期望值最高，相对而言，认为普及健康教育和实施健康档案及居民健康卡制度的重要性一般；分区域看，银川居民对基本公共卫生服务的改进期望最高，而神木处于最低期望状态；分人群看，城镇职工、城镇居民和农村居民对基本公共卫生服务的期望值基本相当，城镇职工、城镇居民略高于农村居民。对于当前基本公共卫生服务各方面最重要项的选择，总体上看，人们认为政府加大对公共卫生服务的投入以及开展健康体检最为重要（分别占 24.2%、18%），促进城乡公共卫生服务均等化和普及健康教育最不重要（分别是 8.8%和 7.8%）；分区域看，镇江地区和成都地区的人们认为政府投入尤为重要（占近三分之一），而神木和银川地区认为开展健康体检更为重要，同时对于加大疾病防御，神木地区最重视，对于开展健康教育，镇江地区最重视，对于提高公共卫生服务水平，成都地区最重视；分人群看，城镇职工更重视政府投入和开展健康体检（分别是 22.9%、16.9%），城镇居民更重视加大政府投入和提高公共卫生服务水平（分别是 25.0%、19.9%），农村居民则重视政府投入和健康体检（分别是 24.9%、18.9%）。详见表 6-2-24。

表 6-2-24　基本公共卫生服务急需改进之处描述统计表

单位：分，%

	总体	城镇职工	城镇居民	农村居民	镇江	东莞	成都	神木	银川
加大疾病预防	3.90	3.91	3.84	3.94	3.82	3.99	3.75	3.91	4.10
实施健康档案	3.74	3.71	3.78	3.73	3.84	3.89	3.47	3.79	3.77
开展健康体检	3.92	3.94	3.97	3.85	3.92	3.92	3.67	3.93	4.26
普及健康教育	3.80	3.81	3.91	3.70	3.96	3.81	3.65	3.73	3.90
政府加大投入	4.02	4.04	4.00	4.01	4.04	4.06	4.06	3.75	4.21
提高服务水平	4.05	4.08	4.01	4.05	3.95	4.10	4.09	3.91	4.21
促进城乡均等化	3.89	3.92	3.84	3.91	3.96	3.97	3.78	3.83	3.98
最重要项	总体	城镇职工	城镇居民	农村居民	镇江	东莞	成都	神木	银川
缺失	0.8	2.0	0.3	0	0.4	1.0	0.3	0	2.8

最重要项	总体	城镇职工	城镇居民	农村居民	镇江	东莞	成都	神木	银川
加大疾病预防	14.2	15.4	10.4	16.0	14.7	17.4	10.4	21.3	7.4
实施健康档案	9.1	11.1	10.7	5.6	9.1	14.9	4.0	10.7	8.8
开展健康体检	18.0	16.9	18.5	18.9	13.0	14.4	12.5	25.7	25.5
普及健康教育	7.8	6.7	8.3	8.5	14.3	4.5	4.7	7.9	7.9
政府加大投入	24.2	22.9	25.0	24.9	30.3	23.4	31.0	12.6	22.7
提高服务水平	16.5	16.0	19.9	14.3	10.4	13.9	26.6	10.3	19.0
促进城乡均等化	8.8	8.5	6.0	11.4	6.9	10.0	9.8	11.1	5.6
其他	0.6	0.4	0.9	0.5	0.5	0.7	0.5	0.4	0.5

（二）医疗保障制度急需改进之处

对于医疗保障制度各方面重要性的评价,总体上看,处于 3.74～4.06 之间,即评价为"比较重要",其中人们认为提高报销比例、扩大保障范围尤为重要,相对而言,方便医保信息查询和简化医疗保险关系转移接续手续的重要性一般;分区域看,镇江和东莞居民对医疗保障制度的改进期望更为强烈,基本在 4 左右,而神木地区明显较低,徘徊在 3.63～3.86 之间;分人群看,城镇职工、城镇居民和农村居民对医疗保障制度方面的改革期望程度相当,城镇略高于农村。对于改进医疗保障制度最重要方面的评价,整体上看,提高报销比例和扩大保障范围所占比率最大(分别是 21.4％、14.7％),简化转移手续和方便医保信息查询占 4.2％和 4.1％,处于最低位置;分区域看,镇江、神木和银川地区人们认为提高报销比例、扩大保障范围更重要,东莞地区认为增加保障项目和提高报销比例更重要,成都地区认为提高报销比例和降低起付线更重要,同时在保障项目方面,东莞地区更重视,比例达到四分之一,在提高报销比例上银川地区更重视,在降低起付线上成都地区更重视;分人群看,城镇居民对提高报销比例的期望更高,比例达到25.9％,三种人群对医疗保障制度的改进期望相差无几,城镇居民和农村居民略高于城镇职工。详见表6-2-25。

表6-2-25 医疗保障制度急需改进之处
描述统计表　　　单位：分，%

	总体	城镇职工	城镇居民	农村居民	镇江	东莞	成都	神木	银川
保障项目	3.95	3.98	3.94	3.92	3.89	4.08	3.90	3.85	4.08
保障范围	4.02	4.07	4.03	3.96	4.03	4.09	4.01	3.86	4.14
降低起付线	3.95	3.99	4.00	3.89	4.00	4.03	4.08	3.74	3.92
提高封顶线	3.86	3.92	3.86	3.79	3.96	3.94	3.98	3.72	3.68
提高报销比例	4.06	4.07	4.11	4.00	4.10	4.18	4.15	3.81	4.05
参保手续	3.93	3.95	4.01	3.84	4.05	3.99	4.03	3.70	3.89
报销手续	3.96	4.00	3.99	3.90	4.01	4.08	3.98	3.78	3.97
异地结算	3.82	3.94	3.82	3.69	3.94	4.06	3.79	3.67	3.68
转移接续	3.79	3.87	3.76	3.71	3.93	4.01	3.74	3.63	3.67
信息查询	3.74	3.84	3.74	3.65	3.88	3.97	3.67	3.68	3.57
最重要项	总体	城镇职工	城镇居民	农村居民	镇江	东莞	成都	神木	银川
缺失	0.9	2.2	0.3	0	0.4	1.0	0.3	0	3.2
保障项目	11.9	12.7	10.1	12.6	9.5	24.9	8.8	11.9	6.9
保障范围	14.7	14.9	11.9	16.7	13.4	9.0	15.8	17.8	16.2
降低起付线	12.9	12.2	14.6	12.3	10.8	12.4	18.2	10.3	11.6
提高封顶线	5.9	6.5	5.7	5.6	9.1	7.0	4.0	6.3	3.7
提高报销比例	21.4	18.0	25.9	21.3	20.3	16.9	23.9	17.8	27.3
参保手续	6.6	6.5	7.7	5.8	11.7	3.0	4.4	7.1	6.9
报销手续	11.7	13.6	11.9	9.4	12.1	8.5	12.1	13.4	11.6
异地结算	5.3	4.5	4.2	7.3	7.8	6.5	5.1	4.3	3.2
转移接续	4.2	3.8	2.7	5.8	1.7	7.5	3.0	7.1	1.9
信息查询	4.1	4.7	4.8	2.9	3.0	3.5	3.7	3.2	7.4
其他	0.3	0.4	0.3	0.2	0	0	0.7	0.8	0

(三)医疗服务机构急需改进之处

对于改进医疗服务机构各方面重要性的评价,总体上看,处于3.74～4.12之间,即评价为"比较重要",其中城镇居民最重视改进收费价格和提高医生医术水平,而相对不怎么重视排队挂号和候诊时间的改进;分区域看,银川居民尤为重视改进医疗服务机构各方面,而神木居民相对不太重视医疗机构服务各方面的改进;分人群看,三种人群对医疗服务机构的改进期望相当,农村居民略低于城镇职工和城镇居民。关于医疗服务机构急需改进的最重要方面,从总体上看,改进收费水平明显重要,比例为31.4%,改进医生的服务态度和医术水平也相对重要(分别为14.7%、18.9%),而药品种类和候诊时间的改进,则相对被忽视。分区域看,成都、东莞、镇江和银川均认为收费价格急需改进,特别是成都地区比率高达47.5%,唯独神木居民更重视医生态度的改进(28.5%);对于改进挂号排队,东莞和神木更为重视;对于简化就医手续和时间,镇江和东莞更为重视;对于改进医生态度和服务水平,神木和银川地区较为重视。分人群看,农村居民明显认为改进收费价格更重要(35.4%),其余情况相差无几。详见表6-2-26。

表6-2-26　医疗服务机构急需改进之处
描述统计表　　　　　　　　单位:分,%

	总体	城镇职工	城镇居民	农村居民	镇江	东莞	成都	神木	银川
排队挂号	3.74	3.77	3.81	3.67	3.71	3.90	3.86	3.64	3.60
候诊时间	3.80	3.88	3.86	3.66	3.79	3.95	3.86	3.64	3.78
就医手续	3.84	3.87	3.94	3.72	3.83	3.95	3.87	3.57	4.01
服务态度	4.01	4.05	4.07	3.92	3.87	4.02	3.97	3.98	4.25
医生水平	4.06	4.14	4.10	3.94	3.86	4.15	4.01	3.99	4.35
环境设施	3.93	3.99	4.01	3.79	3.82	3.90	3.86	3.83	4.28
收费价格	4.12	4.18	4.18	4.00	4.04	4.23	4.13	3.92	4.32
药品种类	3.86	3.91	3.90	3.78	3.95	3.98	3.69	3.77	4.00

最重要项	总体	城镇职工	城镇居民	农村居民	镇江	东莞	成都	神木	银川
缺失	0.8	2.0	0.3	0	0.4	1.0	0	0	3.2
排队挂号	8.0	9.8	6.3	7.5	9.1	13.4	5.1	10.7	2.8
候诊时间	5.9	6.5	6.0	5.3	7.8	9.0	5.7	4.7	2.8
就医手续	8.8	9.1	8.9	8.2	13.4	11.9	6.7	6.7	6.0
服务态度	14.7	14.7	15.2	14.3	12.6	9.5	9.4	28.5	13.0
医生水平	18.9	18.3	21.4	17.7	9.5	14.9	17.5	26.5	25.9
环境设施	8.3	7.3	8.9	8.7	8.7	7.5	4.7	6.7	15.3
收费价格	31.4	29.6	28.9	35.4	32.5	31.8	47.5	14.6	27.3
药品种类	3.2	2.7	4.2	2.9	6.1	1.0	3.4	1.6	3.7

（四）阻碍城乡居民均等享受健康保障的因素

对于阻碍城乡居民均等享受健康保障制度的因素的主次性评价，总体上看，处于3.81～4.0之间，即评价为"一般"，其中认为医疗卫生资源配置城乡失衡是影响城乡居民均等享受健康保障的主要因素，其他各因素之间差别不大；分区域看，成都和银川居民认为这四种因素比较影响城乡居民享受健康保障的均等化，而神木地区人们相对轻视这四种因素的影响性；分人群看，城镇居民和城镇职工更重视这四种因素阻碍城乡居民享受健康保障的均等化。对于阻碍城乡居民均等享受健康保障因素最主要项的评价，总体上看，人们认为医疗卫生资源配置城乡失衡、医疗服务水平地区差距大是阻碍城乡居民均等享受健康保障的主要因素（分别为32.4％和30.6％），而医疗保障制度分割运行对其影响相对较弱（12.2％）；分区域看，东莞和银川居民认为医疗卫生资源配置城乡失衡对城乡居民享受健康保障均等化的影响很大（分别为38.3％、38.4％），在群体之间待遇水平方面，镇江和神木还认为其更是阻碍城乡健康保障均等化的因素，在地区之间医疗水平差距较大的因素上，神木和银川居民更加重视；分人群看，城镇居民、城镇职工和农村居民的判断情况相差无几。详见表6-2-27。

表 6-2-27 阻碍城乡居民均等享受健康保障的
因素描述统计表 单位:分,%

	总体	城镇职工	城镇居民	农村居民	镇江	东莞	成都	神木	银川
医疗卫生资源配置城乡失衡	4.00	4.29	4.01	3.93	3.98	3.88	4.04	3.83	4.29
医保待遇水平群体悬殊	3.98	4.20	4.01	3.95	3.97	3.89	4.10	3.73	4.20
医疗服务水平地区差距	3.98	4.19	4.04	3.87	4.04	3.89	4.05	3.73	4.19
医保制度分割运行	3.81	3.80	3.81	3.75	3.92	3.80	4.01	3.51	3.80
最主要因素	总体	城镇职工	城镇居民	农村居民	镇江	东莞	成都	神木	银川
缺失	1.3	2.4	1.2	0.2	0.9	1.0	0.7	0.4	4.2
医疗卫生资源配置城乡失衡	32.4	31.6	29.5	35.6	26.0	38.3	33.7	26.9	38.4
医保待遇水平群体悬殊	22.5	21.2	23.2	23.5	30.7	24.9	18.9	25.3	13.4
医疗服务水平地区差距	30.6	31.0	32.4	28.8	28.1	24.9	31.6	34.0	33.3
医保制度分割运行	12.2	13.1	11.9	11.4	13.4	10.9	13.5	12.6	9.7
其他	0.9	0.7	1.8	0.5	0.9	0	1.7	0.8	0.9

(五)健康保障制度急需改进之处

对于健康保障制度急需改进之处的重要性评价,总体上看,处于 3.84~4.18 之间,即评价为"比较重要",但各方面差距不大,证明该六项措施都获得老百姓的认可,其中全面实施国家基本药物制度、降低药品费用和大力推动公立医院改革、降低医疗费用成为居民最迫切的期望,而对于加大全科医生培训的期望值比较低;分区域看,银川居民最支持这六项政策,而神木居民认为该六项政策的重要性一般;分人群看,城镇职工和城镇居民对政策的支持度明显高于农村居民,三种人群对于全面实施国家基本药物制度、降低药品费用以及大力推动公立医院改革、降低医疗费用都予以更强的支持。对于健康保障制度最急需改进之处的选择评价,总体上看,全面实施国家基本药物制度、降低药品费用,大力推动公立医院改革、降低医疗费用所占比例最大(分别是26.2%、26.1%),而加大全科医生的培养所占比例最小(5.1%);分区域看,对于促进城乡居民基本公共卫生服务均等化的措施和促进城乡医疗保障服务均等化的政策,神木地区尤为支持,对于全面实施国家基本药物制度、降低药品费用和大力推动公立医院改革、降低医疗费用,除神木地区外都达到20%以上,特别是银川达到30%以上;分人群看,比例分布大致相当,没有明显差异。(详见表6-2-28)

表6-2-28　健康保障制度急需改进之处
描述统计表　　　　　　　　　单位:分,%

	总体	城镇职工	城镇居民	农村居民	镇江	东莞	成都	神木	银川
公共卫生均等化	3.99	4.04	4.02	3.93	3.94	4.00	3.94	4.01	4.11
医疗保障均等化	3.92	3.81	4.10	3.89	3.66	4.01	3.87	3.88	4.21
医疗服务均等化	3.99	4.00	4.11	3.88	4.09	3.97	3.95	3.83	4.16
基本药物制度	4.12	4.03	4.22	4.12	3.82	4.28	4.22	3.84	4.46
公立医院改革	4.18	4.21	4.22	4.12	4.13	4.31	4.23	3.84	4.46
全科医生培养	3.84	3.81	3.93	3.81	3.71	4.03	3.79	3.80	3.93
最重要项	总体	城镇职工	城镇居民	农村居民	镇江	东莞	成都	神木	银川
缺失	1.1	2.2	0.6	0.2	0.9	1.0	0.3	0.4	3.2
公共卫生均等化	14.4	15.8	11.6	15.0	14.3	18.4	10.4	20.9	8.3
医疗保障均等化	12.3	12.7	11.0	12.8	13.9	13.9	9.1	19.0	5.6
医疗服务均等化	14.5	14.9	15.8	13.1	12.6	13.4	13.8	21.3	10.6
基本药物制度	26.2	22.7	27.4	29.1	27.7	23.4	29.6	17.0	33.3

最重要项	总体	城镇职工	城镇居民	农村居民	镇江	东莞	成都	神木	银川
公立医院改革	26.1	26.7	26.2	25.4	23.4	27.4	34.0	13.4	31.9
全科医生培养	5.1	4.7	6.8	4.1	7.4	2.5	1.7	7.5	6.9
其他	0.3	0.2	0.6	0.2	0	0	1.0	0.4	0

第三节　五地区城乡居民健康保障状况及满意度调查分析之二：数据模型统计[①]

一、城乡居民健康保障差异程度评价及影响因素

（一）评价指标体系及量表信度

问卷采用李克特量表的方式，分别对基本公共卫生服务差异度、基本医疗保险差异度和医疗服务差异度进行了考量。三个领域的差异度又分别从若干具体项目进行了考量，（详见表6-3-1）。在李克特量表中，常用的信度检验方法为克朗巴哈α信度系数法和拆半信度法。克朗巴哈α信度系数是目前最常用的信度系数，其得分是量表中各项目得分的一致性，属于内在一致性系数，这种方法适用于态度、意见式问卷的信度分析。信度系数用来表示信度的大小，信度系数越大，表明测量结果的可信度越大。一般认为，一份比较好的量表或者问卷，信度系数最好在0.80以上，分量表的一致性系数最好在0.70以上。课题组采用克朗巴哈α信度系数法对设计的问卷量表进行信度检验，在剔除个别缺失值较多的补充项目（"其他"或"不了解"）后，对剩余项目进行了信度测试，结果显示信度系数为0.974，表示本量表有着很高的信度，问卷反映态度可靠，具有参考价值。

---

① 本部分相关成果已发表在 *Globalization and Health*、*International Journal for Equity in Health*、《保险研究》、《经济管理》等相关 SSCI 和 CSSCI 期刊上。

表 6-3-1　健康保障差异度评价指标体系及变量定义

考量项目	一级指标	二级指标	选项及赋值规则
健康保障差异度	基本公共卫生服务差异度	居民健康档案 健康教育 预防接种 传染病及突发公共卫生事件报告和处理服务 儿童保健 妇女保健 老年人保健 慢性病管理服务 重性精神疾病管理 卫生监督协管服务	没有差异＝5 差异较小＝4 一般＝3 差异较大＝2 差异很大＝1
	基本医疗保险制度差异度	保障项目 保障范围 保障水平 受益条件	
	医疗服务差异度	医院床位数 医护人员 医疗设备 医疗技术 药品供给	

注：健康保障差异度＝(基本公共卫生服务差异度＋基本医疗保险制度差异度＋医疗服务差异度)/3。

(二) 研究方法

为了分析城乡居民健康保障差异程度的影响因素,课题组在人群和地域健康保障差异交叉分析基础上,采用了相关分析、因子分析等,最终通过线性回归分析,得出中国城乡居民健康保障差异程度的影响因素,并有针对性地提出改善路径建议。线性回归分析是基于最小二乘法原理产生古典统计假设下的最优线性无偏差估计,是研究一个或多个自变量与一个因变量之间是否存在某种线性关系的统计学方法。表现多个变量的线性关系的数学公式称为多元线性回归模型。设因变量 y 受到 n 个自变量 x_1, x_2, x_3, …, x_n 的影响,其多元线性样本回归函数的一般形式为：$y=a+b_1x_1+b_2x_2+b_3x_3+\cdots+b_nx_n$。对已确定的多元线性回归方程，可以利用可决系数 R_2 来衡量估计模型对观测量的拟合程度。

（三）城乡居民健康保障差异的均值评价

1. 健康保障总体差异均值评价

对于健康保障制度城乡差异的评价，分人群看，三类人群对于健康保障制度城乡差异的评分逐渐降低，城镇职工为 2.79，城镇居民为 2.75，农村居民为 2.67，由此可见农村居民对于健康保障制度的城乡差异感受最深，认为差异最大。分地域看，实行全民免费医疗的神木地区居民认为城乡差异一般，评分为 3.02；而成都地区的评分为 2.43，即认为城乡间的健康保障制度差异较大。总体来看，五地总体均值为 2.74，比理论平均分 3 分低了 0.26 分，差异程度比较显著。详见表 6 - 3 - 2。

表 6 - 3 - 2　健康保障总体差异评分均值统计（总体、人群与地域）

	总体均值	城镇职工	城镇居民	农村居民	镇江	东莞	成都	神木	银川
健康保障差异度	2.74	2.79	2.75	2.67	2.71	2.76	2.43	3.02	2.84

通过地区和人群差异评分的比较可以发现，地域因素差异对健康保障差异程度的影响大于人群因素的差异。城镇职工和农村居民两类人群间对健康保障差异的评价差值最大，为 0.12；从地域方面考虑，评分最高的神木地区和评分最低的成都地区评分差值为 0.59。由此也可以看出地域差异是影响健康保障差异程度的重要因素，这一结论在其后的数据结论中也可以被证明。

在了解了健康保障总体差异度调查结果后，可以从基本公共卫生服务、基本医疗保险、医疗服务三个方面进一步探究健康保障制度城乡差异的评价状况。

2. 基本公共卫生服务差异均值评价

在当地基本公共卫生服务的城乡差异程度的评价方面,分人群看,农村居民认为城乡差异程度最大,为2.69,而城镇职工认为城乡差异程度最小,为2.83。分地域看,成都地区的城乡差异程度最大,为2.46,偏"差异较大";银川地区的城乡差异程度最小,为3.00,差异大小为"一般"。总体来看,城乡整体差异程度为2.77,差异程度"一般"偏"差异较大",其中卫生监督方面城乡差异最大,而预防接种方面的差异最小。详见表6-3-3。

表6-3-3 基本公共卫生服务差异评分均值统计(总体、人群与地域)

	总体	城镇职工	城镇居民	农村居民	镇江	东莞	成都	神木	银川
健康档案	2.90	2.97	2.93	2.79	3.00	2.85	2.51	3.22	2.99
健康教育	2.89	2.92	2.96	2.78	2.84	2.93	2.46	3.02	3.32
预防接种	3.07	3.11	3.12	2.97	2.94	3.15	2.64	3.28	3.46
传染病	2.90	2.95	2.93	2.82	2.90	2.95	2.48	3.09	3.20
儿童保健	2.90	2.96	2.92	2.81	2.88	2.98	2.46	3.04	3.28
妇女保健	2.87	2.92	2.88	2.81	2.86	3.04	2.39	3.07	3.14
老年保健	2.76	2.82	2.76	2.71	2.79	2.92	2.33	2.98	2.94
慢性病管理	2.77	2.82	2.79	2.70	2.82	2.84	2.50	2.87	2.91
精神病管理	2.78	2.82	2.77	2.74	2.82	2.80	2.56	2.91	2.86
卫生监督	2.70	2.79	2.70	2.61	2.78	2.69	2.48	2.86	2.75
整体差异	2.77	2.83	2.80	2.69	2.81	2.71	2.46	2.94	3.00

3. 基本医疗保险差异均值评价

对于基本医疗保险城乡差异程度的评价方面,分人群看,农村居民认为城乡整体差异相对最大,为2.73,而城镇职工认为城乡整体差异相对最小,为2.84。分地域看,成都地区的城乡整体差异被认为是相对最大,为2.51,偏"差异较大";而神木地区的城乡整体差异被认为是相对最小,为3.17,"一般"偏"差异较小"。总体来看,城乡整体差异程度为2.79,差异程度"一般"偏"差异较大",其中,保障项目方面的城乡差异程度相对最小,而受益条件方面的城乡差异程度相对最大。详见表6-3-4。

表6-3-4 基本医疗保险差异评分均值统计(总体、人群与地域)

	总体	城镇职工	城镇居民	农村居民	镇江	东莞	成都	神木	银川
保障项目	2.95	3.02	2.95	2.87	2.67	2.88	2.72	3.38	3.13
保障范围	2.93	3.00	2.90	2.87	2.77	2.94	2.63	3.30	3.08
保障水平	2.78	2.84	2.79	2.71	2.68	2.80	2.42	3.22	2.85
受益条件	2.75	2.81	2.74	2.71	2.62	2.79	2.41	3.15	2.87
整体差异	2.79	2.84	2.80	2.73	2.60	2.79	2.51	3.17	2.95

4. 医疗服务差异均值评价

对于本地城市居民和农村居民享受医疗服务差异程度的评价,分人群看,城镇职工认为医疗服务城乡差异程度较小,而农村居民认为医疗服务城乡差异程度较大。分区域看,神木地区认为本地城市居民和农村居民享受医疗服务差异程度最小,各个方面的差异程度都略低于其他四个地区和总体水平,而成都地区认为本地城市居民和农村居民享受医疗服务差异程度最大。总体上看,处于2.55～2.82之间,整体差异程度为2.65,偏"差异较大",且比公共卫生服务、基本医疗保险差异大。其中医疗技术方面的差异最大,相对而言认为医护人员和药品供给差异程度一般,而医院床位数差异最小。详见表6-3-5。

表6-3-5 医疗服务差异评分均值统计(总体、人群与地域)

	总体	城镇职工	城镇居民	农村居民	镇江	东莞	成都	神木	银川
医院床位数	2.82	2.87	2.85	2.75	2.91	2.84	2.55	3.09	2.78

	总体	城镇职工	城镇居民	农村居民	镇江	东莞	成都	神木	银川
医护人员	2.72	2.8	2.69	2.66	2.87	2.82	2.35	3	2.64
医疗设备	2.58	2.67	2.55	2.51	2.74	2.77	2.21	2.89	2.37
医疗技术	2.55	2.62	2.54	2.48	2.72	2.76	2.18	2.86	2.32
药品供给	2.72	2.81	2.71	2.63	2.72	2.79	2.47	3.06	2.62
整体差异	2.65	2.7	2.64	2.59	2.73	2.76	2.33	2.92	2.56

（四）城乡居民健康保障差异的因子分析

1. 相关性检验

通过筛选，导入受访者对健康档案 X_1、健康教育 X_2、预防接种 X_3、传染病 X_4、儿童保健 X_5、妇女保健 X_6、老年保健 X_7、慢性病管理 X_8、重性精神疾病管理 X_9、卫生监督 X_{10}、保障项目 X_{11}、保障范围 X_{12}、保障水平 X_{13}、受益条件 X_{14}、医院床位数 X_{15}、医护人员 X_{16}、医疗设备 X_{17}、医疗技术 X_{18}、药品供给 X_{19} 等内容差异度的评价，与健康保障城乡差异度进行相关性检验，全部通过检验。详见表 6-3-6。

在相关分析中，可以发现影响健康保障差异度的因素很多，并且这些变量之间也存在一定的相关性，这不利于构建健康保障差异度的影响因素模型。因此，有必要通过因子分析，将原有的多个变量综合成少数几个影响因子。

2. 参与因子分析的变量筛选

由于因子分析仅用于分析间距测度及以上等级的变量，因此需要对前述变量进行处理。第一，要将无法转换为定距离变量的定类变量删除；第二，通过赋值将定序变量转变为定距变量；第三，观察变量的相关系数矩阵，如果某一变量与其他大部分变量之间的相关系数都比较小（小于 0.3），那么这个变量不适合进行因子分析，应予以删除；第四，通过 KMO（Kaiser-Meyer-Olkin）检验，判定所选变量是否适合做因子分析；第五，将缺失值较多的变量删去。

表 6-3-6　健康保障差异度与相关变量的 Spearman 系数

变量	Spearman 系数	Sig. (2-tailed)	N
健康档案	0.588**	0.000	1 182
健康教育	0.533**	0.000	1 182
预防接种	0.482**	0.000	1 182
妇女保健	0.562**	0.000	1 182
老年保健	0.568**	0.000	1 182
慢性病管理	0.539**	0.000	1 182
保障项目	0.633**	0.000	1 182
保障范围	0.653**	0.000	1 182
保障水平	0.621**	0.000	1 182
医护人员	0.624**	0.000	1 182
医疗设备	0.607**	0.000	1 182
医疗技术	0.603**	0.000	1 182

传染病	Spearman系数	0.538**	重性精神病管理	Spearman系数	0.520**	受益条件	Spearman系数	0.660**	药品供给	Spearman系数	0.632**
	Sig.(2-tailed)	0.000		Sig.(2-tailed)	0.000		Sig.(2-tailed)	0.000		Sig.(2-tailed)	0.000
	N	1182		N	1182		N	1182		N	1180
儿童保健	Spearman系数	0.512**	卫生监督	Spearman系数	0.537**	医院床位数	Spearman系数	0.599**			
	Sig.(2-tailed)	0.000		Sig.(2-tailed)	0.000		Sig.(2-tailed)	0.000			
	N	1182		N	1182		N	1182			

3. 因子分析的适合性检验

从表 6-3-7 可知，这些变量的 KMO 值为 0.939>0.7，说明原有变量比较适合做因子分析。另外，巴特利球度检验(Bartlett's Test of Sphericity)的 P 值为 0.000<0.001，说明因子的相关系数矩阵不是单位矩阵，原有变量适合做因子分析。

表 6-3-7　KMO 值和 Bartlett's 球度检验

KMO 抽样适度测定值		0.939
Bartlett's 球度测验	Approx. Chi-Square	14 598.224
	df	171
	Sig.	0.000

4. 变量共同度

经过以上筛选，我们将原有 19 个变量依旧纳入分析框架，即健康档案 X_1、健康教育 X_2、预防接种 X_3、传染病 X_4、儿童保健 X_5、妇女保健 X_6、老年保健 X_7、慢性病管理 X_8、重性精神疾病管理 X_9、卫生监督 X_{10}、保障项目 X_{11}、保障范围 X_{12}、保障水平 X_{13}、受益条件 X_{14}、医院床位数 X_{15}、医护人员 X_{16}、医疗设备 X_{17}、医疗技术 X_{18}、药品供给 X_{19}。根据多次分析，最终取特征根大于 0.5 时共得到的 6 个因子，它们共同解释了健康保障差异度的 76.766%。

5. 因子的累积方差贡献率

六个因子中，第一个因子的特征根值为 8.829，解释原有 19 个变量总方差的 46.470%；第二个特征根值为 2.258，解释原有变量总方差的 11.883%；第三个特征根值为 1.462，解释原有变量总方差的 7.695%；第四个特征根值为 0.822，解释原有变量总方差的 4.325%；第五个特征根值为 0.642，解释原有变量总方差的 3.381%；第六个特征根值为 0.572，解释原有变量总方差的 3.012%。可以看到，所提取的 6 个因子共解释了原有变量总方差的 76.766%。总体上看，原有变量的信息丢失较少，因子分析的效果比较理想。

6. 因子的解释

表 6-3-8 是旋转后的因子载荷表。可以看出，医院床位数、医护

人员、医疗设备、医疗技术、药品供给在第一个因子上有较高的载荷,第一个因子主要解释了这几个变量,可以解释为城乡医疗服务差异度因子;保障项目、保障范围、保障水平、受益条件在第二个因子上有较高的载荷,第二个因子主要解释了这几个变量,可以解释为城乡医疗保险差异度评价因子;慢性病管理、重性精神疾病管理、卫生监督在第三个因子上有较高的载荷,第三个因子主要解释了这几个变量,可以解释为城乡患病管理差异度评价因子;儿童保健、妇女保健、老年保健在第四个因子上有较高的载荷,第四个因子主要解释了这三个变量,可以解释为城乡人群保健差异度评价因子;健康教育、预防接种、传染病在第五个因子上有较高载荷,第五个因子可以解释为城乡疾病防控差异度的评价因子;健康档案在第六个因子上有较高载荷,第六个因子可以解释为城乡健康档案差异度的评价因子。

表 6-3-8　旋转后的因子载荷矩阵

	F_1	F_2	F_3	F_4	F_5	F_6
健康档案(X_1)	0.248	0.242	0.285	0.265	0.182	0.753
健康教育(X_2)	0.120	0.172	0.335	0.272	0.556	0.464
预防接种(X_3)	0.171	0.185	0.201	0.254	0.821	0.032
传染病(X_4)	0.148	0.207	0.304	0.339	0.655	0.166
儿童保健(X_5)	0.126	0.198	0.253	0.733	0.379	0.100
妇女保健(X_6)	0.198	0.175	0.266	0.777	0.237	0.140
老年保健(X_7)	0.200	0.191	0.419	0.627	0.175	0.178
慢性病管理(X_8)	0.193	0.170	0.711	0.341	0.225	0.090
重性精神疾病管理(X_9)	0.157	0.151	0.817	0.208	0.188	0.100
卫生监督(X_{10})	0.181	0.171	0.752	0.171	0.159	0.152
保障项目(X_{11})	0.236	0.752	0.141	0.026	0.213	0.279
保障范围(X_{12})	0.233	0.803	0.110	0.091	0.188	0.167
保障水平(X_{13})	0.229	0.799	0.155	0.211	0.092	-0.022

	F_1	F_2	F_3	F_4	F_5	F_6
受益条件（X_{14}）	0.232	0.808	0.169	0.205	0.044	0.005
医院床位数（X_{15}）	0.741	0.190	0.091	0.201	0.030	0.261
医护人员（X_{16}）	0.819	0.194	0.121	0.106	0.104	0.120
医疗设备（X_{17}）	0.847	0.147	0.166	0.089	0.108	0.018
医疗技术（X_{18}）	0.820	0.160	0.169	0.104	0.049	0.034
药品供给（X_{19}）	0.758	0.296	0.089	0.065	0.188	0.001

（五）城乡居民健康保障差异的回归分析

1. 回归方程

通过因子得分模型，每一个案例都有六个因子值。以这六个因子值作为自变量，以健康保障差异度为因变量，采用逐步筛选策略，可以得到多元线性回归方程：

$$Y = 2.738 + 0.351F_1 + 0.349F_2 + 0.223F_3 +$$
$$0.186F_4 + 0.157F_5 + 0.118F_6$$

通过表6-3-9可见，模型的调整可决系数 $R^2 = 0.777$，大于普遍认同的 0.6，说明模型的拟合度较高。

表6-3-9　模型摘要

模型	R	R^2	调整的 R^2	标准误估计值
1	0.882[a]	0.778	0.777	0.325 24

从方差分析表得知，回归方程在显著性检验中的 P 值为 0.000，小于显著性水平 0.05，因此回归方程因变量和多个自变量之间的线性关系是显著的。

从偏回归系数表来看，方程中的各个偏回归系数都通过了显著性检验，因此每个自变量与因变量的线性关系都是显著的。详见表6-3-10。

表 6-3-10　偏回归系数

模型	非标化系数		标化系数	t	Sig.
	B	Std. Error	Beta		
常数项	2.738	0.009		289.123	0.000
回归因子得分 1	0.351	0.009	0.510	37.105	0.000
回归因子得分 2	0.349	0.009	0.507	36.855	0.000
回归因子得分 3	0.223	0.009	0.323	23.508	0.000
回归因子得分 4	0.186	0.009	0.269	19.576	0.000
回归因子得分 5	0.157	0.009	0.228	16.564	0.000
回归因子得分 6	0.118	0.009	0.170	12.390	0.000

2. 回归方程的意义

$$Y = 2.738 + 0.351F_1 + 0.349F_2 + 0.223F_3 + 0.186F_4 +$$
$$0.157F_5 + 0.118F_6$$

F_1 解释为城乡医疗服务差异度因子；F_2 解释为城乡医疗保险差异度评价因子；F_3 解释为城乡患病管理差异度评价因子；F_4 解释为城乡人群保健差异度评价因子；F_5 解释为城乡疾病防控差异度的评价因子；F_6 解释为城乡健康档案差异度的评价因子。

回归方程显示，健康保障差异度取决于 6 个因子，这些因子均与城乡健康保障差异度呈正比。六个因子的作用大小不同，从 F_1 到 F_6 依次递减，方差贡献率依次为 46.470%、11.883%、7.695%、4.325%、3.381%、3.012%，共同解释了城乡健康保障差异度的 76.766%。每一方面的差异度都会增加城乡健康保障差异程度，并且城乡医疗服务和基本医疗保险两个方面的差异度是造成整体差异的重要方面。基本医疗服务和基本医疗保险作为健康保障体系的重要组成部分，对满足居民健康需求起着重要作用，因此需要首先加大这两方面的投入，来缓解城乡健康保障之间的不平等。

二、城乡居民健康保障满意程度评价及影响因素

（一）满意度评价指标

问卷设计参考李克特量表，分别对基本公共卫生服务满意度、基本医疗保险满意度、医保经办服务满意度和医疗服务满意度进行了考量，四个方面的满意度又分别从若干具体项目进行了考量，再对以上四方面的满意度评分进行加权计算，得出城乡居民对我国健康保障制度满意度的评分。问卷采取五等级打分制，从"很不满意"到"非常满意"分别赋值 1 到 5 分，最终将加权求得的健康保障制度满意度作为因变量，将四项制度的满足度、差异度综合评分作为自变量，来探究健康保障制度整体满意度的影响因素，并且得出影响程度和相互关系。详细变量指标见表 6-3-11。

表 6-3-11　健康保障制度满意度评价指标

因变量	二级指标	自变量	赋值规则
健康保障满意度	基本公共卫生服务满意度	居民健康档案 健康教育 预防接种 传染病及突发公共卫生事件报告和处理服务 儿童保健 妇女保健 老年人保健 慢性病管理服务 重性精神疾病管理 卫生监督协管服务	非常满意＝5 比较满意＝4 一般＝3 不太满意＝2 很不满意＝1
	基本医疗保险满意度	保障项目 保障范围 保障水平 受益条件	

因变量	二级指标	自变量	赋值规则
健康保障满意度	医保经办服务满意度	参保办理手续 医疗保障信息查询 报销手续办理 异地就医结算手续办理 医疗保险关系转移接续手续办理	非常满意＝5 比较满意＝4 一般＝3 不太满意＝2 很不满意＝1
	医疗服务满意度	医院床位数 医护人员 医疗设备 医疗技术 药品供给	

（二）满意度加权规则

在原有李克特量表调查数据基础上，将公共卫生满意度、医疗保险满意度、医保经办服务满意度及医疗服务满意度的各子项目进行算术平均，作为所衡量项目的平均得分。然后对所得四个项目的整体满意度评分根据其重要性进行加权计算，从而最终得出健康保障制度满意度评分。四个项目的加权情况如式：健康保障满意度＝0.3×公共卫生满意度＋0.25×医疗保险满意度＋0.15×经办服务满意度＋0.3×医疗服务满意度[1]。

（三）量表信度

在李克特量表中，常用的信度检验方法为克朗巴哈 α 信度系数法和折半信度法。克朗巴哈 α 信度系数是目前最常用的信度系数，属于内在一致性系数，这种方法适用关于态度、意见式问卷的信度分析。信度系数用来表示信度的大小，信度系数越大，表明测量结果的可信度越大。一般认为，一份比较好的量表或者问卷，信度系数最好在 0.80 以

---

[1] 健康保障满意度加权规则是根据公共卫生、医疗保险、经办服务及医疗服务四项内容在健康保障制度中的重要性大小，经过专家学者反复讨论确定的。

上，分量表的一致性系数最好在 0.70 以上。课题组采用克朗巴哈α信度系数法对设计的问卷量表进行信度检验，在剔除个别缺失值较多的补充项目（"其他"或"不了解"）后，对剩余项目进行了信度测试，结果显示信度系数为 0.974，表示本量表有着很高的信度，问卷反映态度可靠，具有参考价值。

（四）研究方法

首先通过描述性统计，了解被调查者对于健康保障制度的整体满意情况，并了解各人群、各地区间的评分情况。在此基础上运用相关分析、因子分析和回归分析等方法，得出影响健康保障制度总体满意度的各个因素，并探析自变量与因变量的关系，得出回归公式，以此解释健康保障制度的各个方面对整体制度满意度的贡献率和影响权重。

（五）满意程度均值评分

从调查结果看，受调查者对于健康保障制度整体满意度一般，为 2.99 分，低于理论平均分 3 分，相差 0.01 分。分人群看，城镇职工和城镇居民的健康保障满意度分别为 3 分和 2.99 分，农村居民相对较低，为 2.97 分。由此看来城镇居民和农村居民对于健康保障满意度分别低于理论平均分 0.01 分和 0.03 分，农村地区居民满意度低于城镇地区居民。

分地区看，东莞地区受调查者对于健康保障的满意度最低，为 2.76 分，而且对于健康保障的四个二级模块满意度均显著低于其他地区，为五地中评分最低地区，这可能和东莞地区外来务工人员较多有关。受到我国当前地域间户籍政策的制约，外来务工人员在当地的医疗保险制度参与、异地就医报销问题等多有不便，因此可能影响到受调查者对当地健康保障制度的满意度评价。值得注意的是，神木和银川两地的制度整体评分和四个二级模块的评分均高于理论平均分，神木地区的大部分评分均略高于银川地区，这可能受到两地经济发展状况的影响。神木地区得益于当地经济发展水平较高，其在县域内实施的全民免费医疗制度在国内首屈一指，对当地居民的健康保障制度满意度有着显著正向影响;银川地区在社会保障服务社会化提供方面比较成熟,可能在一定程度上提高了受调查者对当地健康保障制度的满意度。详细评分见表6-3-12。

表6-3-12 健康保障制度满意度评分均值表

	总体	城镇职工	城镇居民	农村居民	镇江	东莞	成都	神木	银川
健康保障满意度	2.99	3.00	2.99	2.97	3.08	2.76	2.83	3.15	3.15
公共卫生整体满意	3.02	3.06	3.07	2.93	3.15	2.83	2.87	3.07	3.20
医保整体满意	2.99	3.01	3.06	2.92	2.89	2.71	2.84	3.31	3.22
经办整体满意	3.02	3.06	2.99	3.00	2.98	2.95	2.84	3.17	3.14
医疗服务整体满意	2.93	2.96	2.95	2.87	3.12	2.66	2.67	3.09	3.13

(六) 满意程度回归分析

1. 相关分析

通过反复筛选,最终选定以基本公共卫生、医疗保险、经办服务、医疗服务等四方面的满足度和差异度评分对整体健康保障制度满意度进行解释,各变量与健康保障制度满意度相关系数均通过检验,见表6-3-13。

表6-3-13 健康保障满意度与相关变量的 Spearman 系数

公共卫生满足度	Spearman 系数	0.649**	医保经办方便度	Spearman 系数	0.699**
	Sig. (2 - tailed)	0.000		Sig. (2 - tailed)	0.000
	N	937		N	926
公共卫生差异度	Spearman 系数	0.574**	医疗服务承受程度	Spearman 系数	0.637**
	Sig. (2 - tailed)	0.000		Sig. (2 - tailed)	0.000
	N	937		N	931

医保满足度	Spearman 系数	0.725**	医疗服务满足程度	Spearman 系数	0.608**
	Sig. (2-tailed)	0.000		Sig. (2-tailed)	0.000
	N	937		N	934
医保差异度	Spearman 系数	0.561**	医疗服务差异程度	Spearman 系数	0.476**
	Sig. (2-tailed)	0.000		Sig. (2-tailed)	0.000
	N	937		N	935

因子分析的一个重要目的在于对原始变量进行综合评价。利用因子提取方法得到的结果保证了因子之间的正交性,也就是因子之间不相关。在相关分析中,可以发现影响健康保障满意度的因素很多,并且这些变量之间也存在一定的关系,这些都不利于构建健康保障满意度的影响因素模型。因此,有必要通过因子分析,将原有的多个变量综合成少数几个影响因子。

2. 因子分析的适合性检验

从表 6-3-14 可知,这些变量的 KMO 值为 0.876＞0.7,说明原有变量比较适合做因子分析。另外,巴特利球度检验(Bartlett's Test of Sphericity)的 P 值为 0.000＜0.001,说明因子的相关系数矩阵不是单位矩阵,原有变量适合做因子分析。

表 6-3-14　KMO 和 Bartlett's 检测

KMO抽样适度测定值		0.876
Bartlett's 球度测验	Approx. Chi-Square	3 224.973
	df	28
	Sig.	0.000

3. 变量共同度

经过以上筛选,我们将原有 8 个变量进行因子分析,根据多次分析,最终取特征根大于 0.5 时,得到因子分析表。详见表 6-3-15。

表 6-3-15　因子分析的初始解(特征根取 0.5)

项目	初始	提取	项目	初始	提取
公共卫生满足度	1.000	0.917	医保经办方便度	1.000	0.647
公共卫生差异度	1.000	0.795	医疗服务承受程度	1.000	0.673
医保满足度	1.000	0.845	医疗服务满足程度	1.000	0.784
医保差异度	1.000	0.883	医疗服务差异程度	1.000	0.893

4. 因子的累积方差贡献率

通过分析得知,第一个因子的特征根值为 4.284,解释原有 8 个变量总方差的 53.551%;第二个特征根值为 0.956,解释原有变量总方差的 11.946%;第三个特征根值为 0.668,解释原有变量总方差的 8.354%;第四个特征根值为 0.529,解释原有变量总方差的 6.613%。可以看到,所提取的 4 个因子共解释了原有变量总方差的 80.464%。总体上看,原有变量的信息丢失较少,因子分析的效果比较理想。

5. 因子的解释

为了方便公共因子对变量的解释和命名,我们对因子的载荷矩阵进行了旋转变换,使公共因子的载荷系数更接近 1 或者更接近 0,通过这种方法得到的公共因子对变量的命名和解释将变得更加容易。

表 6-3-16 是旋转后的因子载荷。从表中可以看出,F_1 主要解释了医疗保险经办服务方便程度、医疗服务价格合理程度、医疗服务满足程度三项指标,可以表示为医疗服务易获取程度;F_2 主要解释了医疗服务差异程度,即表示了医疗服务的公平性;F_3 主要解释了基本公共卫生服务的满足程度和城乡差异程度制度,可以理解为基本公共卫生服务的发展水平;F_4 主要解释了医疗保险的满足程度和城乡间差异程度,可以解释为医疗保险制度的发展程度。

表 6-3-16　旋转后的因子载荷矩阵

	F_1	F_2	F_3	F_4
公共卫生满足度(X_1)	0.322	0.086	0.886	0.145
公共卫生差异度(X_2)	0.105	0.534	0.593	0.384

	F_1	F_2	F_3	F_4
医保满足度(X_3)	0.552	−0.029	0.298	0.671
医保差异度(X_4)	0.160	0.475	0.149	0.781
医保经办方便度(X_5)	0.642	0.316	0.333	0.155
医疗服务承受程度(X_6)	0.712	0.212	0.188	0.293
医疗服务满足程度(X_7)	0.865	0.111	0.120	0.092
医疗服务差异程度(X_8)	0.264	0.886	0.108	0.161

6. 因子得分模型

表 6 - 3 - 17 是因子得分系数矩阵。根据矩阵，可以得出 4 个因子的因子得分计算公式，即

$$F_1 = -0.095X_1 - 0.299X_2 + 0.124X_3 - 0.233X_4 + 0.324X_5 +$$
$$0.393X_6 + 0.619X_7 + 0.031X_8$$

其余各式同理可得，在此不再赘述。

表 6 - 3 - 17　因子的分系数矩阵

	F_1	F_2	F_3	F_4
公共卫生满足度(X_1)	−0.095	−0.195	0.935	−0.256
公共卫生差异度(X_2)	−0.299	0.277	0.458	0.063
医保满足度(X_3)	0.124	−0.472	−0.048	0.712
医保差异度(X_4)	−0.233	0.111	−0.250	0.821
医保经办方便度(X_5)	0.324	0.141	0.079	−0.258
医疗服务承受程度(X_6)	0.393	−0.017	−0.154	0.024
医疗服务满足程度(X_7)	0.619	−0.035	−0.197	−0.253
医疗服务差异程度(X_8)	0.031	0.864	−0.201	−0.312

7. 线性回归分析

通过因子得分模型，每一个个案都有 4 个因子值。以这 4 个因子值作为自变量，以健康保障制度满意度为因变量，采用逐步筛选策略，

可以得到多元线性回归方程：

$$Y = 2.985 + 0.371F_1 + 0.151F_2 + 0.264F_3 + 0.229F_4$$

通过表 6-3-18 可见，模型的调整可决系数 $R^2 = 0.808$，大于普遍认同的 0.6，说明模型的拟合度较高。

表 6-3-18　模型摘要

Model	R	R Square	Adjusted R Square	Std. Error of the Estimate
1	0.899a	0.809	0.808	0.260 83

从方差分析表得知，回归方程在显著性检验中的 P 值为 0.000，小于显著性水平 0.05，因此回归方程因变量和多个自变量之间的线性关系是显著的。详见表 6-3-19。

表 6-3-19　方差分析表

Model	Sum of Squares	df	Mean Square	F	Sig.
Regression	262.340	4	65.585	964.011	0.000
Residual	62.046	912	0.068		
Total	324.386	916			

从偏回归系数表来看，方程中的各项偏回归系数均通过了显著性检验，详见表 6-3-20。

表 6-3-20　偏回归系数

Model	Unstandardized Coefficients		Standardized Coefficients	t	Sig.
	B	Std. Error	Beta		
(Constant)	2.985	0.009		346.456	0.000
REGRfactorscore1foranalysis4	0.371	0.009	0.626	43.230	0.000

Model	Unstandardized Coefficients		Standardized Coefficients	t	Sig.
	B	Std. Error	Beta		
REGRfactorscore2foranalysis4	0.151	0.009	0.254	17.544	0.000
REGRfactorscore3foranalysis4	0.264	0.009	0.446	30.761	0.000
REGRfactorscore4foranalysis4	0.229	0.009	0.382	26.409	0.000

8. 回归方程的意义

$$Y = 2.985 + 0.371F_1 + 0.151F_2 + 0.264F_3 + 0.229F_4$$

回归方程显示，健康保障满意度取决于4个因子。F_1表示医疗服务易获取程度；F_2表示医疗服务的公平性；F_3表示基本公共卫生服务的发展水平；F_4表示医疗保险制度的发展程度。

这些因子均与健康保障满意度呈正比。4个因子的作用大小不同，从F_1到F_4依次递减，共同解释了城乡健康保障差异度的80.464%。从回归分析结果可以发现，健康保障制度的满意度与各个组成项目联系紧密，任何一项制度的发展，都可在一定程度上增强城乡居民对于健康保障制度的整体满意度。而从各项系数大小来看，医疗服务易获取程度系数最大，意味着在此领域每一单位的投入所带来的产出最大，所以应当进一步加强在医疗服务方面的投入，发挥市场机制在健康保障制度中的重要作用；其次，公共卫生服务的发展水平对城乡居民的满意程度起到了次重要的作用，这提示基本公共卫生服务应从城乡居民最基本的健康需求出发，发挥其普适性和公益性作用，政府应当进一步重视基本公共卫生服务体系的建设，增加相关公共卫生投入，致力于推进公共卫生服务均等化，促进城乡居民基本公共卫生服务均等受益。

三、城乡居民健康保障均等受益综合评价及影响因素

现有研究主要说明了城乡间、地域间、经济因素对人群健康保障的差异,并且卫生资源的人群间不平等、初级卫生保健的水平对人口的健康存在影响。总的来说,当前对健康保障制度的整体评估较少,并且主要通过政府投入、制度设计等方面的评估来展开,少有通过居民自评的角度展开的研究,更缺乏对其评价结果的影响因素分析。

(一) 分析方法

本研究使用 spss17.0 软件,通过相关分析、方差分析以及二元 logistic 回归等分析方法,从健康保障制度满意度、差异度、满足度三个方面,分析了影响居民对健康保障制度均等受益程度评价的影响因素。

首先,分别对二分变量健康保障制度的满意度、满足度、差异度和四分变量综合评价与主要的影响变量进行 Spearman 等级相关分析,具有显著相关性的变量将进行单因素方差分析,观察四个评价得分在不同的影响变量水平上是否有显著差异。

对四个评价得分具有影响的变量将进入二元 logistic 回归分析,因变量分别为制度满意度、满足度和差异度,通过向后删除的方法,探索对因变量有显著影响的变量。通过对多个回归结果的比较,探讨健康保障制度评价得分的影响因素。

(二) 因变量解释及综合评价指标

从满意度和满足度两个维度衡量健康保障的受益程度,由基本公共卫生、医疗保险、医保经办服务、医疗服务四部分的满意度和满足度评分得来,其中四大部分的加权比例相应的是 0.3、0.25、0.15、0.3,评分在 1~5 分之间,评分越高,表明受访者所感知到的满意度或满足度越高。

差异度衡量了制度在城乡之间的均等度,由基本公共卫生、医疗保

险、医疗服务三部分的城乡差异度评分得来,总评分为三部分差异度评分的平均值,均等度评分在 1～5 分之间,评分越高,说明受访者认为城乡之间的健康保障均等化水平较高,公平度较好。

由于满意度和满足度均是制度受益维度的衡量指标,所以将两者合并取均值作为制度的受益程度得分,制度最终评价由受益度和均等度评分共同组成。在得出健康保障均等度和受益度后,我们以 3 分为临界值,将低于 3 分的变量赋值为 1,表示不满意或者差异大;高于 3 分的变量赋值为 2,表示满意或者差异小,最终对结果进行处理。受益度和均等度均为"不满意"的归为"低均等低受益"评价,将受益度评价为"满意"、均等度评价为"不满意"的归为"高受益低均等"评价,将受益度评价为"不满意"、均等度评价为"满意"的归为"低受益高均等"评价,将受益度和均等度均为"满意"的归为"高均等高受益"评价。

差异度、满意度、满足度和综合评分详见表 6-3-21,城乡居民健康保障均等受益综合评价指标及类型见表 6-3-22 和图 6-3-1。

表 6-3-21　因变量说明表

		比例(%)			比例(%)
二分差异度(1 196)	低均等	66.1	综合评分(922)	低均等低受益	43
	高均等	33.9		低均等高受益	22.0
	总计	100.0		高均等低受益	4.6
二分满意度(937)	不满意	53.8		高均等高受益	30.4
	满意	46.2		总计	100.0
	总计	100.0			
二分满足度(944)	不满足	43.4			
	满足	56.6			
	总计	100.0			

表 6‑3‑22　健康保障均等受益综合评价指标说明

评价维度	综合评价	
	受益度	均等度
低均等低受益型	不满意	不满意
高均等低受益型	不满意	满意
低均等高受益型	满意	不满意
高均等高受益型	满意	满意

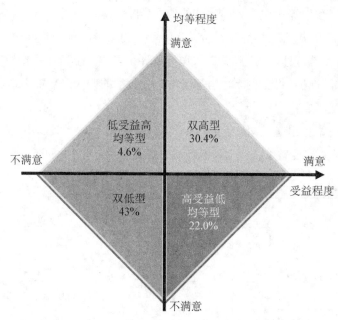

图 6‑3‑1　健康保障均等受益综合评价类型图

(三) 综合评价结果

1. 总体评价结果

从图 6‑3‑1 可知,调查地区城乡居民健康保障均等受益的状况基本有以上四种类型,其中健康保障高均等高受益型为 30.4%,此类人群对健康保障制度的满意度和满足度最高。健康保障低均等低受益型为 43%,此类人群对健康保障制度的满意度和满足度最低,他们可能是当前健康保障制度体系中的最少受益人群,应当给予更多关注;比例上此类人群居于四种评价类型之首,也说明当前健康保障体系虽然有了显著进步,但是民众对整体制度还是不太满意,仍需投入更多努力。介于低均等低受益型和高均等高受益型之间,还存在着两种类型的人群:一种是高均等低受益型,比例为 4.6%;另一种是低均等高受益型,比例达到 22.0%。值得关注的是,持有高均等低受益评价的人群仅占到总样本的 4.6%,这也说明当受访者对制度的公平性需求得到保障时,一般对制度的受益水平也比较在意。从以上四种类型的分布看,课题组认为,对于我国当前的健康保障制度,必须从个体的实际受益水平和人群、地域的横向公平两方面着手改善,两者必须兼顾,不可偏废,这样才能更加有效地提高国民对于健康保障制度的满意度和满足度。

2. 分地域评价结果

分地区看,在低均等低受益型人群中,东莞和成都两地人群所占比例较多,分别达到本地区人口的 59.90% 和 58.17%;在高均等低受益型人群中,四地比例均较低,其中成都地区比例最低,为本地区人口的 2.40%;在低均等高受益型人群中,镇江和银川比例最高,达到本地区人口的 37.30% 和 37.41%,显示在此两个地区虽然受益水平较高,但是城乡之间的均等化水平较低;在高均等高受益型评价中,仅神木一地的比例在当地人群中最高,这种评价与神木县高调实行免费医疗保险制度不无关系。详见表 6-3-23。

表 6-3-23　地域与评分表　　　　　　单位:%

区域	低均等低受益型	低均等高受益型	高均等低受益型	高均等高受益型	合计
镇江	32.54	37.30	5.56	24.60	100
东莞	59.90	7.61	5.58	26.90	100
成都	58.17	22.60	2.40	16.83	100
神木	30.74	15.98	5.33	47.95	100
银川	28.57	37.41	4.08	29.93	100

3. 分人群评价结果

分人群看,在低均等低受益型评价中,与我们的传统认识相一致,农村居民中占本人群的比例最高,为 45.95%,城镇职工和城镇居民人群中,持此评价的比例接近,三类人群在低均等低受益型评价中差别不大;高均等低受益型人群中,农村居民所占比例最低,为 2.89%,而城镇居民中持此评价的人最高,占到本人群的 6.98%;低均等高受益型人群中,三类人群态度差异不明显;而在高均等高受益型人群中,城镇职工占本人群比例最高,这也和他们受到的较好的保障水平有关。总的来说,人群差异在整个制度评价中,表现得不太明显,可以说,三类人群对于健康保障制度的评价分歧不大。详见表 6-3-24。

表 6-3-24　人口类型与评分表　　　　　　单位:%

人群	低均等 低受益型	低均等 高受益型	高均等 低受益型	高均等 高受益型	合计
城镇职工	41.19	20.75	4.40	33.65	100
城镇居民	41.47	22.87	6.98	28.68	100
农村居民	45.95	22.54	2.89	28.61	100

4. 分年龄结构评价结果

从年龄结构的维度看,低受益低均等型评价的人群在各年龄段均比较高,相比之下,青年群体比例最高,达到 44.84%,老年群体和中年群体分列二、三位,比例分别为 42.31%、38.91%;高受益低均等型在青、中、老三类人群中的比例呈逐渐上升趋势;高均等高受益型人群比例青年和中年比较接近,青年人群中比例最高,老年人群中,此类评价的比例相对来说比另外两个群体显著降低。详见表 6-3-25。

表 6-3-25　年龄结构与评分图　　　　　　单位:%

年龄分类	低均等 低受益型	低均等 高受益型	高均等 低受益型	高均等 高受益型	总计
青年(40 岁以下)	44.84	18.20	4.69	32.27	100.00
中年(40~60 岁)	38.91	26.55	4.00	30.55	100.00
老年(60 岁以上)	42.31	31.73	5.77	20.19	100.00

5. 分户籍评价结果

从是否为外地户口的维度看,两类人群对于健康保障制度均等受益的评价均以低均等低受益型为主,相比之下外地户口人群对于制度的双低型评价比例较高,而本地人口相应在双高型评价上比例较高,这可能和外来人口的异地健康保障福利障碍有关,应当在健康保障制度特别在医疗保险领域的转移接续方面投入更多关注,保障外来人口的健康保障权益,促进人口的跨地区流动,进而利于经济建设发展。详见表 6-3-26。

表 6-3-26　本地户籍与外地户籍评分表　　　单位：%

	低均等 低受益型	低均等 高受益型	高均等 低受益型	高均等 高受益型	合计
本地户口	45.42	25.57	4.58	24.43	100
外地户口	55.64	20.30	3.01	21.05	100

从户籍类型维度来看,其调查结果和之前人群维度的分析结果比较一致,均表现为农村居民对于健康保障制度的感知主要为受益水平高于公平水平,城镇人群认为受益水平低于均等水平,农村居民对于健康保障制度均等受益程度评价低于城镇人群。这和我国城乡之间不同的健康保障制度设计有关,特别是在医疗保险方面的城乡差别较为明显。详见表 6-3-27。

表 6-3-27　户籍类型与评分表　　　单位：%

户籍类型	低均等 低受益型	高均等 低受益型	低均等 高受益型	高均等 高受益型	合计
城镇户口	44.27	23.53	5.26	26.93	100
农村户口	50.56	28.65	1.69	19.10	100

(四)相关分析及方差分析

由于此前研究少有从居民角度对当前健康保障体系进行整体性评价,也没有将评价类型进行分类的研究,所以尚无与本研究相接近的成果进行借鉴,因此我们将根据以往类似研究结果,综合考虑地域因素、城乡因素、个人经济因素、人均医疗卫生资源占有量等对居民的健康保障体系评价的影响作用。采用 Spearman 等级相关分析,对各个变量与制度满足度、满意度、差异度和综合评价进行相关分析(结果未呈现),具有显著相关的变量将进入方差分析,具有显著性差异的因素将会进入进一步的回归分析中,探索其对因变量的影响作用强弱。方差分析结果见表 6-3-28。

表 6-3-28 方差分析结果

		综合评分	二分满意度	二分满足度	二分差异度
医疗保险类型	F	5.088	6.176	5.690	2.160
	Sig.	<0.01	<0.01	<0.01	>0.05
个人健康评价	F	8.526	7.079	10.657	8.163
	Sig.	<0.01	<0.01	<0.01	<0.01
健康变化	F	19.302	11.174	14.648	18.058
	Sig.	<0.01	<0.01	<0.01	<0.01
锻炼健身状况	F	4.013	3.793	6.595	4.844
	Sig.	<0.05	<0.05	<0.01	<0.01
月健康状况	F	10.184	5.703	10.803	4.761
	Sig.	<0.01	<0.01	<0.01	<0.01
两周患病率	F	7.514	11.324	14.755	2.116
	Sig.	<0.01	<0.01	<0.01	>0.05
性别	F	12.463	5.392	5.073	2.177
	Sig.	<0.01	<0.05	<0.05	>0.05
区域	F	18.050	15.605	16.873	22.522
	Sig.	<0.01	<0.01	<0.01	<0.01
工作性质	F	6.614	5.286	3.697	6.378
	Sig.	<0.01	<0.01	<0.01	<0.01
婚姻状况	F	5.447	2.662	3.429	5.545
	Sig.	<0.01	>0.05	<0.05	<0.01
受教育程度	F	7.523	3.290	1.964	10.085
	Sig.	<0.01	<0.05	>0.05	<0.01

通过方差分析，对制度综合评分得分、满意度、满足度、差异度都有显著性差异的变量主要有性别、区域、工作性质、婚姻状况、受教育程度、医疗保险类型、个人健康评价、健康变化、锻炼健身状况、月健康状况、两周患病率等 11 个变量。这些变量的基本分布情况见表 6-3-29。

表 6-3-29　自变量说明表

		比例（%）			比例（%）			比例（%）
月健康状况（1 183）	很好	16.6	个人健康状况评价（1 163）	很差	16.5	区域（1 198）	镇江	19.3
	好	37.1		差	4.6		东莞	16.8
	一般	39.3		一般	15.7		成都	24.8
	差	6.2		好	42.0		神木	21.1
	很差	0.8		很好	21.2		银川	18.0
	总计	100.0		总计	100.0		总计	100.0
锻炼健身状况（1 193）	经常参加	27.9	受教育程度（1 198）	初中及以下	39.5	性质（1 198）	城镇职工	37.5
	偶尔参加	52.8		高中或大专	22.7		城镇居民	28.0
	从不参加	19.3		大学专科及以上	37.8		农村居民	34.5
	总计	100.0		总计	100.0		总计	100.0
健康变化（1 190）	没变化	36.3	医疗保险类型（1 179）	城镇职工基本医保	34.9	两周患病（1 162）	是	8.8
	变好了	25.3		城乡居民基本医保	58.3		否	91.2
	变坏了	18.8		公费医疗	2.5		总计	100.0
	不太好说	19.6		其他	4.2			
	总计	100.0		总计	100.0			

表 6 - 3 - 30　二元 logistic 回归结果

	满意度					满意度					差异度				
	B	S.E.	Exp(B)	95% C.I.		B	S.E.	Exp(B)	95% C.I.		B	S.E.	Exp(B)	95% C.I.	
				Lower	Upper				Lower	Upper				Lower	Upper
医疗保险类型(参照类别：其他)															
城镇职工基本医疗保险	1.221**	0.415	3.392	1.504	7.649	2.021**	0.523	7.544	2.707	21.02	1.310**	0.439	3.705	1.568	8.757
城乡居民基本医疗保险	1.406**	0.410	4.079	1.826	9.112	2.211**	0.522	9.121	3.281	25.36	1.188**	0.432	3.280	1.407	7.648
公费医疗	1.399*	0.668	4.049	1.093	14.99	1.999**	0.707	7.381	1.846	29.51	1.057	0.595	2.879	0.897	9.235
受教育程度(参照类别：大学专科及以上)															
初中及以下	−0.550*	0.204	0.577	0.387	0.861	−0.524**	0.203	0.592	0.398	0.881	−0.354	0.200	0.702	0.474	1.039
高中或中专	−0.081	0.212	0.922	0.608	1.397	0.043	0.208	1.044	0.695	1.570	0.214	0.193	1.239	0.849	1.808
婚姻状况(参照类别：现无配偶)															
未婚											0.888*	0.404	2.431	1.100	5.370
有配偶											0.447	0.370	1.564	0.758	3.226

	满足度			95% C.I.		满意度			95% C.I.		差异度			95% C.I.	
	B	S.E.	Exp(B)	Lower	Upper	B	S.E.	Exp(B)	Lower	Upper	B	S.E.	Exp(B)	Lower	Upper
工作性质（参照类别：其他人员）															
公务员及国有企事业	0.550*	0.241	1.733	1.080	2.782	0.775**	0.241	2.170	1.353	3.480	0.342	0.221	1.407	0.913	2.169
外企、私企业	0.134	0.261	1.143	0.685	1.907	−0.184	0.264	0.832	0.496	1.395	−0.347	0.251	0.707	0.433	1.156
无固定单位的就业者	0.466*	0.223	1.593	1.029	2.467	0.295	0.219	1.343	0.874	2.065	0.569**	0.211	1.767	1.169	2.670
离退休者	0.860*	0.349	2.364	1.193	4.686	0.417	0.329	1.517	0.796	2.893	0.244	0.331	1.277	0.667	2.445
区域（参照类别：银川）															
镇江	−0.101	0.297	0.904	0.506	1.616	0.007	0.279	1.007	0.583	1.740	−0.022	0.234	0.978	0.619	1.546
东莞	−1.503**	0.290	0.223	0.126	0.393	−1.189**	0.280	0.304	0.176	0.527	−0.246	0.248	0.782	0.481	1.271
成都	−1.219**	0.267	0.295	0.175	0.499	−1.129**	0.257	0.323	0.195	0.534	−1.364	0.241	0.256	0.160	0.410
神木	−0.509	0.269	0.601	0.355	1.019	−0.192	0.251	0.825	0.505	1.348	0.609**	0.222	1.838	1.188	2.842
两周患病（无）	−0.592*	0.275	0.553	0.322	0.949	−0.712*	0.291	0.491	0.277	0.868					

	满足度			95% C.I.		满意度			95% C.I.		差异度			95% C.I.	
	B	S.E.	Exp(B)	Lower	Upper	B	S.E.	Exp(B)	Lower	Upper	B	S.E.	Exp(B)	Lower	Upper
月健康状况（参照类别：很好）															
很差	1.585*	0.783	4.880	1.052	22.65	1.685	0.873	5.395	0.974	29.89					
差	1.610*	0.768	5.001	1.110	22.54	1.558	0.861	4.747	0.878	25.65					
一般	0.985	0.762	2.677	0.601	11.928	1.256	0.858	3.512	0.654	18.86					
好	1.139	0.802	3.124	0.648	15.05	1.718	0.896	5.573	0.963	32.25					
锻炼健身状况（参照类别：从不参加）															
经常参加											0.324	0.237	1.382	0.869	2.198
偶尔参加											0.451*	0.205	1.570	1.050	2.345
近一年的健康变化状况（参照类别：不好说）															
没变化	0.537*	0.212	1.710	1.128	2.593	0.584**	0.218	1.793	1.169	2.750	0.455*	0.210	1.576	1.045	2.378
变好了	0.802**	0.236	2.230	1.404	3.542	0.827**	0.238	2.287	1.433	3.650	0.919**	0.229	2.507	1.599	3.930
变坏了	0.177	0.252	1.194	0.728	1.956	0.354	0.260	1.425	0.857	2.372	-0.194	0.253	0.823	0.502	1.351
Constant	-2.023*	0.918	0.132			-3.653**	1.04	0.026			-3.044**	0.655	0.048		

	满足度					满意度					差异度				
	B	S.E.	Exp(B)	95% C.I. Lower	Upper	B	S.E.	Exp(B)	95% C.I. Lower	Upper	B	S.E.	Exp(B)	95% C.I. Lower	Upper
reference category			不满足					不满意					差异大		
Selected Cases			869					863					1 109		
−2LL	1 041.756					1 051.049					1 224.590				
Preudo R2 (Cox & Snell)	0.153					0.152					0.158				
Predicted Percentage Correct	68.0%					66.3%					72.0%				

（五）回归分析

我们将在方差分析阶段通过显著性检验的 11 个变量分别对满意度（二分变量）、满足度（二分变量）和差异度（二分变量）做回归,利用二元 logistic 回归模型,采用逐步删除的方法,探究各自变量对因变量的影响因素强弱。通过多次分析,最终回归模型见表 6-3-30。

通过对三个模型结果的比较,我们发现,医疗保险的类型、受教育程度、工作性质、区域、近一年的健康变化状况对综合评分的三个维度均有影响,婚姻状况和锻炼健身状况仅对差异程度有影响,月健康状况对于满意度和满足度有影响。通过进入模型自变量的比较,也支持了我们认为满足度和满意度共同衡量了制度受益程度、差异度衡量了制度均等程度的看法。三个回归模型自变量的比较见表 6-3-31。

表 6-3-31　自变量比较表

	满足度	满意度	差异度
医疗保险类型	√	√	√
受教育程度	√	√	√
婚姻状况			√
工作性质	√	√	√
区域	√	√	√
月健康状况	√	√	
锻炼健身情况			√
近一年的健康变化状况	√	√	√

（六）结果说明

1. 满足度、满意度、差异度公共因子

医疗保险因素对于满意度、满足度和差异度均有显著影响,结果显示,相比于参加医疗救助、商业保险以及大病统筹等"其他"类人群,城镇职工基本医疗保险、城镇居民医疗保险以及公费医疗参保者在满意度和满足度上均有正向促进作用。比如,城镇职工医疗保险的参保者对健康保障制度满足度持"满足"态度的概率是"其他"类人群的 3.39 倍;对差异度持"没有差异"态度的概率是"其他"类人群的 3.7 倍。值得注意的是,参加公费医疗的人群在健康保健差异度上,和参照组相比,并没有显著性差异。

在受教育程度维度,相比于"大学专科及以上"人群,"初中及以下"人群对制度的满足度和满意度持肯定态度的概率均有所降低,分别是参照组的 0.577 倍和 0.592 倍,在差异程度上统计结果并不具有显著性;而"高中或中专"组相比于对照组,在三个评价上的态度并没有显著性差异,这说明受教育程度的提高有助于人们对健康保障制度均等受益程度的满意度,"初中及以下"人群在满足度和满意度评价上有显著性差异。

工作性质因素作为对三个评价均有影响的重要因素,通过统计结果发现,相比于"其他人员"(农民、学生、下岗失业人员等无就业人员),公务员及国有企事业单位的职工更倾向于对制度的满意度和满足度投赞成票,其与"其他人员"类相比,满足和满意的概率分别是参照组的 1.73 倍和 2.17 倍。无固定就业者则在满足度和差异度方面,比参照组有更高概率持肯定态度。离退休者对制度的满足要显著高于参照组,是其持肯定态度概率的 2.36 倍。外私企业则在三项评价中没有表现出与参照组有显著性的不同。

区域因素中,相比于银川地区,东莞和成都两地的受访者在满足度和满意度上更可能持否定态度,满足度肯定的概率仅为参照组的 0.22 倍和 0.29 倍,满意度肯定的概率为参照组的 0.30 倍和 0.32 倍;神木地区在差异度维度上,是银川地区持肯定概率的 1.83 倍,暗示神木地区在制度的均等化程度上可能比银川地区做得更好。镇江地区与参照组相比,在三个评价中都没有显著性差异。就我们以往研究所知,以上五个地区在各自健康保障事业发展的过程中,分别有一些特殊之处,各具特点,关于这种地域间的不同,需要我们进行更多的考察。

近一年的健康变化状况方面,相比于参照组"不好说",及没有明确态度的人群,近一年健康状况没变化的人与参照组相比,更有可能对制度持肯定态度,这种肯定态度在三个评价中均有显著性表现,这种肯定或许可以归因于他们的健康状况并没有出现下降;而显著性更明显的人群则是"变好了"的人群,这种身体上的进步在他们对制度的态度上表现突出,与参照组相比,他们在对制度的满足度、满意度、差异度评价中持肯定态度的概率分别是参照组的 2.23 倍、2.28 倍和 2.50 倍。健康状况"变坏了"的人群在态度上与参照组没有显著性差异。

2. 满足度、满意度公共因子

月健康状况仅作为满意度和满足度的影响因素,没有对差异度产生影响,而分析回归结果发现,月健康状况对于满意度和满足度的这种影响作用并不稳定,并且与健康状况好的人相比,健康状况差的人反而满意度和满足度较高,对于这种反常,鉴于其回归结果的不稳定,我们持谨慎态度,需要进行更多的考量。

3. 差异度特有因子

婚姻状况和锻炼健身状况作为差异度的共同影响因素,其中部分人群对于差异度评价有显著的影响:婚姻状况中,相比于现在无配偶者,未婚者对于健康保障制度的均等程度持更大可能的满意态度,而相比于从不参加锻炼身体的人群,偶尔参加的人群在差异度上有更多可能持正向态度。这些结果都对我们在相关问题的思考上提供了一些帮助,对于这种影响作用的稳定性,可能需要更多的研究来探讨。

(七) 健康保障均等受益综合评价小结

通过对构成健康保障均等受益程度衡量体系的三大评价(满足度评价、满意度评价、差异度评价)的影响因素分析,我们对影响相关评价的因素做了探究。通过分析发现,医疗保险类型、受教育程度、工作性质、区域、近一年的健康变化状况等因素,会对居民健康保障均等受益程度产生显著影响。提高居民的受教育程度、加大对公共卫生服务的投入力度,切实提高居民的健康水平,加强医疗保险制度间的公平性和部分制度的待遇水平都是值得考虑的建议,而对不同地域间健康保障制度特色的进一步研究,会为我们探索基于均等受益的健康保障实现路径提供更多借鉴。

第四节 五地区城乡居民健康保障体系运行现状与问题——基于访谈资料

一、五地区城乡居民健康保障体系运行现状案例分析

在对神木、银川、东莞、成都、镇江五地进行的实地调查访谈中,我们发现大多数的城市和农村都建立了以基本医疗保险制度为主的健康保障体系,其中城镇职工基本医疗保险制度运行状况更为良好并获得了较大的认可度,而新型农村合作医疗制度与之相比略显薄弱。从城市来看,在基本医疗保险制度运行之余还开展着一些疾病预防、接种疫苗、健康教育、公共卫生监督等方面的居民健康保障措施,另外大多数城镇居民对于医疗服务水平、医生医疗素质、医院医疗条件等方面持比较满意的态度;相应地,在农村,居民的健康保健需求少,上述的医疗水平各个方面与城镇均存在较大差距。总体来看,城镇职工、居民基本医疗保险和新农合三项支柱性医疗保障制度的运行比较顺利,为城乡居民健康保障体系的完善及国民健康保障制度的建立奠定了实用性基础。

(一) 城镇医疗保障满意度

随着医疗保障制度的不断完善,城镇医疗保障水平不断提高,城镇居民对于医疗服务水平、医疗卫生条件和医疗保障相关政策的满意度得以提升。我们在对事业单位退休职工张先生的访谈中体会到了这点。

张先生,59岁,邮局退休职工,汉族,本科学历。年收入大概36 000元,现和同为邮局退休职工的老伴一起生活,两位老人育有一子目前在上海工作,因繁忙而很少回家看望老人。两位老人身体较康健,经常组织并参与社区老年人的集体活动。我们从老人的叙述中得知在社区医疗点买药十分方便,住所距离市中心医院很近,因此老人对现阶段的医疗服务条件比较满意,老人讲道:"现在看病好多了,比我们父辈那个年

代强了不知多少倍。国家的政策又好,医院的设施又健全,医务人员的服务又到位。另外,我个人觉得对社会医疗(保险)这一块,我是举双手欢迎的。"老人特别提到所在城市医疗水平的提升和政府对公共卫生的重视程度加大标志着城镇医疗卫生体系的进一步完善,对此他非常满意。

——案例1 事业单位退休职工张先生的访谈

张先生是城市老年人中非常典型的一例,绝大多数城市老年受访者对于现阶段老年生活状况特别是医疗卫生保健条件比较满意,对于医疗保健政策和措施都比较认可并非常看好城市医院的医疗服务发展。

(二)农村医疗保障水平

新型农村合作医疗制度逐渐普及,农村医疗保障水平走在向前发展与进步的道路上。农村陆续建立起来的医疗卫生服务站、服务点等对农民就医提供了帮助。农民对于近几年来的农村医疗保障状况的改善持比较认可的态度。我们从农村高龄夫妇孙大爷和王大娘的访谈中可以体会到。

孙大爷,75岁,农民,汉族,小学文化程度;王大娘,68岁,农民,汉族,小学文化程度。两位老人与一个孙子、一个孙女生活在一起,儿女常年在深圳工作。两位老人均患有高血压、轻微冠心病。谈起新农合政策时,两位老人十分欣慰,而对于农村医疗卫生条件方面,他们也认为较十年前有很大进步。孙大爷说道:"现在年景好了,十年前,那是另一番景象呢,我们现在对生活很满意,买药到服务站就可以,再大点的病就去镇上,现在'村村通'了,去哪儿都方便。"从二位老人神采奕奕的表情中,我们不难觉到老人们对医保政策的满足感以及对农村医疗保障水平的提高和医疗卫生体系的发展充满希望。

——案例2 农村高龄夫妇的访谈

农村老人的医疗保健需求小,相应的满意度比较高,在社会发展水平进一步提升时期,应当逐步提高农村医疗保健需求,注入更多医疗资源。特别是对于农村老年人来说,应当在满足现阶段需求的同时,扩大供给种类和供给量,以刺激更多医疗保健方面的需求。

(三)国民健康保障状况

随着医疗保障制度的不断推广,国民健康保障状况逐渐得到改善。随着我国医疗保险覆盖面的不断扩大、待遇支付水平的逐渐提高、保险项目的不断丰富,国民从医疗保障体系中享受的好处越来越多,"看病难、看病贵"的问题正逐渐得到缓解,国民看病就医的负担得到一定的减轻,国民健康保障权益得到进一步保障,国民素质得到不断的提升。我们在对城镇中年妇女杨女士的访谈中体会到了这点。

杨女士,46岁,事业单位工勤人员,汉族,高中学历,目前与丈夫、公婆生活在一起,一个女儿在外地读书。家庭年收入100 000元左右,属于小康家庭。杨女士在接受访问的过程中特别对医疗保健方面有浓厚的兴趣,她讲道:"我们是很注重保健的家庭,公婆都80岁了,身体依然很好,现在看病虽然没有国外那么公平,但我们中国人口这么多,现在能做到去北京协和医院一上午看完病就不错了。"据杨女士介绍,去年她带着家中老人去北京看病,虽然挂号也需要收取额外费用,但医院办手续的流程很快,医生的医疗素质也很好,特别是医疗设备非常先进。另外从费用上看,杨女士认为就小康家庭而言,费用完全可以负担。另外,城镇职工医疗保险和城镇居民医疗保险对她的家庭很有帮助。

——案例3　城镇职工杨女士的访谈

通过杨女士的访谈,我们能够感受到现阶段我国医疗保障体系对于普通家庭而言是比较能满足需求的。对于小康及以上经济条件的家庭和个人,现阶段的医疗费用已不再是负担,但对于农村、城镇低收入家庭来说,费用及医疗服务水平各方面的满意度是否也能像杨女士家庭一样,还要拭目以待。

二、五地城乡居民健康保障体系问题案例分析

由于城乡之间、地区之间、具体的家庭与个人之间存在的原始基础

和后续发展方面的差距,导致国民在健康保障受益方面仍存在不均等现象。医疗保障制度、公共卫生、医疗服务、药品供应、医保经办等方面与环节也由于诸多原因或限制而仍有诸多待改进之处。在分别对城镇和农村的老年人、中年妇女及青年人的访谈中反映的具体问题与不足包括以下几种情况。

其一,基本医疗保障制度不足以缓解身患慢性病或重特大疾病居民及其家庭的看病负担,有些重特大疾病未被纳入报销范围内。

王大叔,70岁,农民,汉族,小学文化程度,当前和老伴(67岁)生活在一起。老两口现在每个月可以获得儿子和女儿的生活补助金700元和500元。加之国家政策给予的补助支持,两人平均一个月可以享受1 500元到1 700元的生活费。老人患有慢性疾病多年,今年已经住院3次,总共花销约15 000元。对于王大叔这样的农村家庭,负担如此巨大的医疗费用,无疑是一个严峻的挑战。王大叔谈道:"看病花了很多钱,但是自己的病并没有太大起色,国家的政策是好的,可是一实施到地方就马上变了花样。'看病难、看病贵'的难题没有从根本上解决。新农合那点钱不够花,许多药品也不能报销。我们希望政府能够再关注一下像我们这样一群社会弱势群体。另外,为啥同样是医院,在梦溪医院的收费就比我们大港村那边的乡村医院收费高出那么多呢?最可气的是这个报销比例不公平。比如说在大港村几乎可以报销百分之七八十,到了那边就可能只有百分之五六十。"不光如此,我们还了解到,在农村,乡镇医院的配套设施根本不健全,仅提供基本药品和打点滴等基本医疗帮助,大病仍然需要到市里就诊。另外必须有复杂的转院手续,否则市医院不予以费用报销。

——案例4 农民王大叔的访谈

农民王大叔是许多患有疾病的农村老年人之一,他们面临的共同问题就是在面对重大疾病时,无法承担高额的就医费用。新农保的作用在其中仅是九牛一毛,因此如何完善农村大病医保体系是推动国民医疗保障体系发展的关键。

其二,不同地方或不同级别医疗机构的就医费用报销比例不一;报销手续、转院手续、异地报销等手续纷乱繁杂;小病治疗或买药费用要么因手续麻烦而一般不去报销,要么因不在报销范围内而不予报销,即药品费用报销目录不齐全。

罗良军大爷,65 岁,企业单位退休职工,汉族,初中学历。现与儿子、儿媳生活在一起,个人年收入约 30 000 元。身体状况一般,曾患有脑血栓,现患有高血压。在访谈中,他特别强调了在县医院就医后转院至市医院的手续之烦琐让他倍感失望。他讲道:"手续非常繁杂,报销的限制也很大,必须要住院什么的,而且达到报销标准,各种手续也很多,应该简化一些,还有异地报销的限制也很多,不能切实解决老百姓的问题。"另外他对于当前的医疗保障服务不是很满意,比如医疗保障的标准应该降低一些、服务项目丰富一些、医疗水平再提高一些、报销药品种类再增加一些、是否能够报销再明确一些。

——案例 5 企业退休职工罗大爷的访谈

罗大爷的访谈让我们发现目前医疗保障体系中费用报销环节的弱点,复杂的手续让体系更加混乱,因此应当统一报销比例、报销依据、报销药品目录等,让居民真正能够方便看病就医。

其三,城乡之间、地区之间在公共卫生、医疗服务、药品供应等方面仍存在较大差距,农村的乡镇医疗机构的设施设备、医疗技术、药品供应等普遍差于城市医院。

孙女士,49 岁,农民,汉族,小学文化。家中五口人,丈夫是出租车司机,三个孩子正处于读书阶段。她是一个有经济头脑的农民,办了养殖场,因此家庭经济负担较轻。孙女士和丈夫两人身体康健,因此很少去医院,但她提到她年轻的时候在农村老家和镇上分别居住过一段时间,对于医疗保障方面的城乡差距她颇有感触。她讲道:"资源不一样啊,农村的医疗器材几乎是常年不太用,况且有的也不好用。所以农村居民一有病就要考虑是否直接进城里医院。农民本来卫生意识就差,再加上乡镇医院和卫生组织不太重视,增加了农民患病的概率。"另外孙女士特别提到了女儿疫苗接种的情况,称镇上的医生不负责任,没有弄清情况就给女儿打了疫苗。

——案例 6 养殖场个体户孙女士的访谈

孙女士在整个访谈中言辞激烈,对于城乡之间在医疗方面的巨大差距十分愤慨。城乡一体化、城乡医疗均衡化、统筹城乡医疗卫生体系等政策已经号召了很久，但城乡医疗条件的差距仍然存在，特别是资源分配不公，资源向城市高度集中的情况愈加严重，在拉平城乡医疗资源方面，政府应当起到决定性作用。

其四，相关部门在健康保障制度政策的知识宣传与普及方面做得远远不够，居民尤其是农村居民对自己能够享受的待遇、条件、程序等不了解。特别是健康教育、疫苗接种、公共环境卫生等方面，城乡差距大。

马花女士，26岁，城市酒店员工，满族，高中学历。家有五口人，父母在家务农，弟弟在外打工，妹妹上学。个人在医疗方面支出一年一两百。进城务工这两年跟随所在企业做过体检，身体健康。由于家里人身体都还好而对于医疗健康方面知之甚少，对于目前的医保政策和制度也并不知情。她说道："我来城里才知道还有这么高级的体检。"她所在企业为其投保健康险种，父母在农村也有新农合。"我家那边大家都有新农合、新农保的，村里有过宣传，但我们也是跟风。城里有妇女儿童疾病预防活动啥的，在我们村哪里听过。"她向我们介绍了她参加的城市妇女疾病预防活动，而在她的老家却从未有过类似的宣传。

——案例7 城市务工女孩马花的访谈

马花从农村走到城里，目睹了城乡在健康教育、医疗卫生防治等健康保健方面的巨大差距。公共卫生资源在城乡分配比例不均衡的同时，公共卫生措施也在农村做不到位，使得原本医疗卫生需求度较低的农村在这一方面更加单一、更加简陋，因此做足健康宣传、健康教育以及相应地扩大需求性的措施亟待在广大农村地区实施。

其五，医疗护理人员的医疗素质有待进一步提高，全科医生制度需极力推广，医疗服务条件也急需进一步改善。

刘奶奶，79岁，机关单位退休人员，汉族，大学本科学历，现与80岁老伴居住在一起。两人年收入约80 000元，经济条件好。但两位老人患有慢性病，经常出入医院、门诊等。刘奶奶对于市医院的医护人员的服务及医疗素质非常不满。她讲道："现在的年轻人啊，对待老人非常没耐心，我这耳朵本来不太灵，他们年纪轻轻的脾气大着呢。而且主治医师的水平也不行,去了就让我们做核磁、CT,拿着片子问问他吧,他又说不出啥,还不如我有个老中医朋友看得好。瞎了我们给主治医师的好多钱了。"刘奶奶还提到她以前在县医院看病的情况,医院卫生条件差、医护人员态度差等问题也很多。

——案例8 机关单位退休职员刘奶奶的访谈

刘奶奶向我们陈述了医生医疗素质低下、有不少"灰色收入"的恶劣情况。医护人员是医疗服务乃至医疗保障系统的中枢,他们的个人素质以及个人医疗服务水平关系着整个体系的运行。因此,整顿医护人员队伍、提高他们的医疗素质刻不容缓。

总体来看,城乡居民健康保障体系目前还处在初级发展阶段,单凭基本医疗保险制度承担起整个体系,力量远远不足,政府和社会相关部门应该从健康管理的角度出发,对于普通疾病、特大疾病以及突发性和传染性疾病的预防、治疗、健康教育的宣传,医疗卫生防治体系的完善等进行全面系统地管理和监控。从全民医保到健康保障,进而从人人享受健康保障到人人均等享受健康保障的这一过程,我国还有很长的路要走。

三、五地城乡居民健康保障体系问题原因分析

因不同地区(东部、中部与西部)、城乡、社会经济身份人群(贫富阶层、受教育程度、职业、性别等)之间存在的历史基础、自然条件、国家政策、个人禀赋等方面的差异,导致不同人获取健康保障资源能力不均等,健康保障资源分布或分配上不均等,不同人最终获取或享受到的健康保障资源的数量和质量不均等。医疗保险因其三维分立的制度体系而在城乡之间造成巨大差异;公共卫生事业因经费投入方面的缺陷而在城乡之间产生发展差距,结果是城市和农村的妇幼健康保障方面的不公平;医疗服务方面,因医疗卫生机构、医疗卫生人员、医疗卫生设施等分配的不均等,导致东中西之间、城乡之间的国民享受到的医疗服务资源的不公平;此外,药品供应方面,也因收入、市场秩序、物流网络等方面的发展差距而存在着不公平。在此既有差异性基础上,不同人在获取健康保障

资源的过程中,因其社会经济身份各异而会有途径、方法或便利性方面的差异,即不均等的可及性,结果是不同人因既有资源和途径方法或便利性方面的差异而无法公正平等地满足自身的健康保障需求。

剖析个中原因,可以说包含以下几个方面:

(一) 地区间、城乡间经济发展差距下,不同居民获取健康服务的能力存在差距

从卫生费用负担比例来看,虽然政府支出在增加,居民卫生支出责任在下降,但仍占较大比重,"人们在医疗方面的自付费用越高,他们就越少看医生,对医疗的使用就越少"[①]。当费用主要由政府或社会承担时,即使最穷的人也可以享受或部分享受最基本的服务,而当费用主要由个人承担时,收入和财富的分配就直接决定了谁可以获得必要的卫生保健。[②] 缺乏公共资金的支持,意味着一部分人无法享受基本的健康权利。因为居民个人自付卫生费用的提高,不同地区之间的居民或城乡居民之间,仍然容易因经济实力差距而在获取健康服务能力上产生差距。

姚老师,男,35岁,硕士研究生毕业,目前在成都某高校工作。收入在成都算中等水平,目前在成都有住房两套。家里有一个女儿在上小学,其爱人的工资基本用作家庭的生活支出,而其自己的收入主要用作一些投资储蓄。和妻子都在事业单位工作,参加了城镇职工医疗保险,就没有办理其他补充医疗保险。在谈及目前城乡之间医保制度差距上,他说:"农村的医疗设施和医疗水平肯定没法和城市比,西部和东部地域差距也很大。农村人民收入水平还不够高,国家更应该加大对农村的投入,防止农民因病致贫。因病致贫的例子电视上看了很多。"

——案例 9 姚老师的访谈

据姚老师的反映,我们可以知道,因为历史发展差距,城乡居民的收入方面仍存在较大差距,农村居民收入水平大部分仍然不算太高,不敢

---

① 转引自[美]詹姆斯·亨德森. 健康经济学[M]. 第 2 版. 北京:人民邮电出版社,2008:22.

② 王绍光,何焕荣,乐园. 政策导向、汲取能力与卫生公平[J]. 中国社会科学,2005(6):101—120.

生病,生不起病,更生不起大病,小病撑过去,大病很多都只能苦挨着,加上城乡间医疗设施设备、制度机制、队伍人员等方面的差距,农村居民获取医疗服务、满足自身医疗需求的能力仍在很大程度上受到限制。

(二) 医疗保险体系碎片化,医保基金统筹层次低

"碎片化"医保体系下,城乡居民在筹资标准、保障范围、偿付待遇、经办服务等方面都存在较大的差异和差距。由于历史遗留至今的城乡二元分割问题,导致局面受户籍限制,在此身份差异影响下,城乡居民享受的医疗保险待遇不一,在获得医疗保险服务的公平性和可及性方面仍存在较大差异。加上医保基金统筹层次低(多局限于县级),医保资金可携性较差,大量流动人口的医保关系转移接续不便,造成个人医保基金的流失,更加剧了不同居民之间医疗保险差距。

赵老先生,银川华西村农民,63 岁,家有五口人,和老伴两人身体较好,每天早上起来都会参加锻炼,平时至多感冒买点药,一年下来的医药开支也就几百元。关于医疗报销程序方面,他说道:"我感觉手续繁杂。像我们报销的限制也很大,要必须住院什么的,而且即使达到报销标准,手续也很多,应该简化一些,还有那个异地报销的限制也很多,异地报销的比例比当地报销的比例要低一些,不能切实解决老百姓的实际问题。"

——案例 10 农村居民赵老先生的访谈

可见,由于我国医疗保险体系的碎片化,医保基金统筹层次低,医疗卫生服务资源未能得到有效整合,在二元户籍制度影响下,城乡居民享受的医保待遇不一,获取医疗服务的公平性、可及性不均等。医疗保险体系的碎片化,更直接给流动就业人口的异地就医报销、医保关系转移接续带来巨大麻烦和阻碍,这仍未得到有效解决。

(三) 卫生资源配置不合理,有损效率与公平

当前,医疗卫生资源集中于城市大医院,基层(社区或村落)的医疗卫生资源仍配给不足,医疗卫生机构、卫生技术人员、医疗卫生机构床位数等在地区间、城乡间配给仍存在较大差异、差距,可以说卫生资源

配置的不合理直接导致医疗服务对不同人在公平性、可及性上的不均等。

根据以上案例,我们能够感受到现阶段我国城乡医疗保障领域的发展差距。城乡居民在获取医疗服务的公平性、可及性方面仍存在较大差距。对于城乡间、地区间的医疗卫生资源配置方面的差距,亟待寻求有效措施尽快缩小,必须更大程度地加大对农村落后地区的政策倾斜。

(四) 医疗模式未实现现代化转变

当前,国际盛行的健康保障模式未在我国得到有效推广,学术界和政策决策者对此甚至认识模糊。我国仍然走在传统的"重病轻人""重治疗、轻预防保健"的生物学基础的医疗模式中,没有从重治疗的"疾病医学"向重预防的"健康医学"转变。其结果是,居民医疗卫生支出不能得到有效省减,居民不能得到有效的健康管理,居民的健康状况其实没能得到真正改观。

孙先生,45 岁,是神木县孙家岔镇一位农村居民,家中有四口人,俩孩子,一个上大学,一个上中学。家中收入主要靠夫妻打工,一年收入在 5 万~6 万元之间,一般一年收入只够当年用。孙先生身体健康,一年除了感冒一两次再没有什么病,感冒了自己买点感冒药或者扛几天就好了。孙先生对公共卫生服务状况不太清楚,因为每天都忙着干活,也没有见过有任何宣传,偶尔公共墙上会贴一些宣传内容,但也没有在意。孙先生参加了新农合,没有就医与报销经历,但他认为这是非常好的政策。说起体检问题时,孙先生希望政府能为他们提供免费的全身的体检服务,因为常年打工,身体体质在不断下降,担心有没有什么隐疾。

——案例 12 农村居民孙先生的访谈

我国现行的医疗保险体系仍仅仅是疾病保险机制,只是对生病后产生的经济损失进行补偿,是事后以降低疾病带来的经济损失风险为目的的补偿,而不是以居民的健康维护为目的。所以我国的医疗模式应学习国际现在流行的健康保障模式,更加注重病前的健康管理,要能涵盖病前预防保健的报销内容，努力让城乡居民保持健康，而不仅仅是局限于病后的经济补偿。

我国当前的医疗保障体系尚不完善，不具有足够的可持续性。从统计结果可以看出，地区间、城乡间在拥有健康保障资源、获取健康保障资源的途径方法及其发展能力等方面都存在或大或小的差距，并且差距总体呈现扩大化趋势。省际、省内、城乡之间，农村与城市区域内的社会不平等，自改革开放以来大幅增加。[①] 这是自然条件、国家政策、个人能力等综合因素作用的结果，但因非不可改变因素导致的差距是不容易为人所接受的。"作为公民，我们也是政府所提供的各种好处和服务的受益者，而这些好处和服务是我们在这样一些场合中有权利得到的，如保护健康所提供的公共好处（在经济学家的意义上），以及保护公共健康的标准（清洁的空气和没有受到污染的水源等）。所有这些项目都能够（如果必要的话）包含在基本善的指标之中。"[②] 罗尔斯平等自由的正义原则和正义的差别原则告诉我们，居民个人的健康权利必须平等，健康保障必须适合"最少受惠者"群体的最大利益；从阿玛蒂亚·森"以自由看待发展"的思想来看，健康保障作为"实质性自由"是发展的首要目的，疾病造成的贫困不仅仅是收入贫困，更重要的是可行能力被剥夺，即便对收入而言的相对剥夺，也会产生对可行能力而言的绝对剥夺。因此，健康保障不能仅仅定位于降低疾病带来的经济负担，而更应着重发展人们的可行能力。[③] 公平和人权原则要求必须为那些被边缘化或歧视的人群争取平等的健康机会。[④] 几乎没有人对医疗保健可获得性的公平分配的重要性持有异议，但是医疗与人们渴望拥有的其他商品一样，它依赖于公平与效率之间的权衡。[⑤] 卫生系统事关不同利益相关者之间的复杂关系，所以，政府、市场、社会、家庭与

① Zhang X, Kanbur R. Spatial Inequality in Education and Health Care in China [J]. *China Economic Review*, 2005, 16(2): 189-204.

② 罗尔斯. 作为公平的正义：正义新论[M]. 上海：上海三联书店, 2002: 282—283.

③ 朱俊生. 全民健康保障制度的建构理念[J]. 中国医疗前沿, 2008(5): 33—36.

④ Braveman P, Gruskin S. Poverty, Equity, Human Rights and Health [J]. *Bulletin of the World Health Organization*, 2003, 81(7): 539-545.

⑤ [美]詹姆斯·亨德森. 健康经济学[M]. 第2版. 北京：人民邮电出版社, 2008: 63.

个人都必须为当前的健康保障不均等化趋势做出积极性应对,力求健康服务的公平可及,这是促进不同居民都能有效满足自身健康需求,促进健康资本保值增值,促进经济可持续发展和社会安定的必需之策。

第五节 发现与结论

通过五个地区的实地调研,本课题组对五地的医疗卫生制度安排、城乡居民就医和健康状况、城乡居民健康保障受益状况及满意程度、城乡居民健康保障受益均等化的期望、城乡居民健康保障差异程度评价及其影响因素、城乡居民健康保障满意程度评价及其影响因素、城乡居民健康保障均等受益综合评价及其影响因素等有了一定的了解和把握,现进行总结和分析如下。

一、五地医疗卫生制度安排较为领先,居民健康需求得到较好满足

通过对镇江、东莞、成都、神木和银川五个地区医疗卫生体制改革道路上所出台的医疗卫生制度和政策及其实施效果进行梳理与分析后,可以看出,五地的医疗卫生制度安排在全国处于领先地位,在医疗卫生体制改革上给国内其他地区起了模范带头作用。总的来看,包括以下四个方面:

医疗保障方面,五地逐步改革过去落后的医疗保障体系,通过制度整合,形成了新的适合地区实际的医疗保障体系,实现了社会基本医疗保险的一体化。通过对经办管理资源的整合,提高了城乡医疗保险的统筹层次,从而大大提升了健康保障效益,居民的医保待遇也在逐年提升。

公共卫生领域,五地财政投入逐年加大,给予了公共卫生事业发展的强劲动力。尤其在疾病预防控制体系建设、职业病和慢性病防治体系建设、卫生应急体系建设、急救医疗体系建设、采供血体系建设以及

妇幼卫生体系建设等方面加强了投入力度。在此基础上,五地的医疗卫生福利机构得到较大发展,居民享受到的公共卫生服务项目在逐年增加,居民多元化、多层次的卫生服务需求得到进一步满足。

医疗服务方面,五地各自突出重点,寻找突破口,实现了医疗卫生机构、机构床位数、卫生工作人员数量均呈现增长的良好态势,医疗服务资源基本满足了居民的医疗需求。比如,镇江市大力推行基层医疗卫生机构全科医生团队服务和"3+x"家庭责任医生制度,东莞市以发展社区卫生服务为重点,成都市加强基层医疗卫生服务网络建设,神木县努力构建以县级医院为龙头、片区二级医院为骨干、社区卫生服务机构为基础、民营医疗机构为补充的医疗卫生服务格局。

药品供应方面,为切实解决居民"看病贵"的问题,五地全面推行了医药卫生体制改革,通过推行基本药物制度,不断完善社会保险药品目录,确定定点医疗机构和定点药品经营企业,规范药品采购、补偿、供应监督机制等措施,保障了居民的合理安全用药。

五地非常重视城乡居民的健康保障事业发展,在经济发展的良好势头下,逐年加大医疗卫生事业投入,加快推进医疗卫生体制改革,促进医疗保障体系的城乡统筹发展进程,大力改善城乡公共卫生状况,加强医疗服务资源的供应,保障居民的合理安全用药。在此基础上,五地城乡居民的健康需求得到了较好满足,城乡居民的健康保障受益均等化程度得到了提高。

二、居民健康保障受益状况仍然有待改善

(一)城乡居民基本公共卫生服务满意度一般

数据显示,被调查者对于基本公共卫生服务的整体满意程度为3.0分,可说是"一般"。其中,慢性病管理和重性精神病管理方面的满意程度最低,为2.88分,预防接种的满意程度最高,为3.33分。相关性分析结果显示,公共卫生服务满意度与两周患病、报销区间、月健康状况、年住院、体检次数、锻炼健身、健康变化等因素存在显著相关;基本公共卫生服务10项内容均与满意度存在相关性,公共卫生服务满意度的影

响因素主要是健康档案、预防接种、儿童保健、老年保健、重性精神疾病管理。因此,健康档案的建立越完善,预防接种越及时,儿童妇女老年保健越完善,重性精神疾病管理越完善,公共卫生服务的满意度就越高。

(二) 城乡居民基本医疗保险受益程度有待提高

研究发现城乡居民基本医疗保险受益程度有待提高,具体表现在以下两方面:第一,五地居民对基本医疗保险满足度、满意度评价一般,评分不高。统计表所反映的五地居民评分均值基本分布于理论平均分 3 分周围,同时也没有出现两极分布趋势,说明五地居民对基本医疗保险满足度、满意度评价一般。第二,不同地区、人群(城镇职工、城镇居民、农村居民)对于基本医疗保险满足度、城乡差异度、满意度评价差异大,进一步回归分析表明,区域、婚姻、城乡户籍、锻炼健身、年住院次数几个因素对于基本医疗保险满足度、城乡差异度、满意度评价的影响较大。因此,实施城乡统一的户籍制度,加快推进医保城乡统筹,是提高城乡居民基本医疗保险受益程度的重要方面。

(三) 城乡居民医疗服务总体受益程度与满意程度不高

经由以上分析可知,城乡居民医疗服务受益程度四个部分的得分均在 3 分左右,属一般水平,这意味着我国城乡居民医疗服务满意程度并不高。其中有地区差异和人群差异等因素,但更重要的是反映了现阶段我国城乡居民医疗保障水平不高。之所以如此,其一,发展过程中偏于追求经济增长,在将大量资金投入其中的同时造成了对医疗保障领域的忽视。其二,不同地区和人群经济发展水平差异等因素也影响到了统计结果。其三,政府在对医疗行业的监管和规范方面仍存在诸多不足,造成一些不法企业和个人在医疗产品和服务中牟取不当利益。其四,医疗服务行业从业人员的素质和服务质量还有提高的空间。

医疗服务满意程度存在着城乡、地域之间的差异。对以上四个部分进行的分析对比表明,在大多数的项目中,农村居民的满意程度均值要低于城镇居民及职工。两者间经济水平的差异影响到了这一结果，此外长期的城乡二元体制可能也是造成这一现象的重要原因之一，这种壁垒的影响不仅体现在发展差距和生活水平上，也反映到了医疗服务领域。而通过对我国五个地域医疗服务满意程度的调查可以发现，医疗服务在地域间也存在较大差异，有些项目的级差甚至达 1.5 分（共 5 分）之大。之所以会如此，可能是因为不同地域经济发展水平存在差异，或者是医疗服务政策不同，以及对相关领域的监管和规范程度的差异，且还有不同区域相关行业的从业人员素质的参差不齐等因素。所以在医疗服务改革过程中，要注意到以上差异的存在，增强医疗服务资源在城乡间、地域间的分配公平。

影响城乡居民医疗服务满意程度的主要因子分别是医疗服务项目满意程度（包括排队挂号、候诊时间、就医手续、医生态度等）、医疗服务需求满意程度（包括医院床位数需求、医护人员需求等）、医疗服务价格满意程度（包括一般医疗服务价格等），且这种影响是正相关的。这三个主要因子的组成部分基本包含了医疗服务的主要相关因素，且这些内容与人们日常能够接触到的服务内容相符合。这三个因子中既有硬件设施，也有软环境的部分；既有对于医疗基础设施以及医疗技术和设备等的投入，也有对服务人员素质的考量。考察内容较为全面，基本能够反映出一个区域医疗服务的水平。

（四）城乡居民健康保障受益差异程度比较显著

调查结果显示，城乡居民健康保障差异程度比较显著，地域间差异大于人群间差异。基于调查数据的回归分析发现，城乡医疗服务差异是影响城乡健康保障差异程度的主要因素。城乡间的健康保障差异度较大，其原因与政府财政支出的不平衡以及公共卫生资源的不均等分布都有密切关系。在健康保障制度建设过程中，应注意平衡不同人群间、不同地域间的利益，保障各人群的健康保障需求。调查数据显示，农村居民对于健康保障差异度的评价低于城市居民 0.08 分，低于城镇职工 0.12 分，说明农村居民对城乡间健康保障的差异有着深于城市居民的感受；在进行调查的五地中，神木地区的差异度评分最高，成都地区的差异度评分最低,两者相差 0.59 分,差异大大高于不同人群间差异的评分。由此说明,地域因素造成的健康保障差异度要显著高于人群因素造成的差异。因此,加强不同统筹地区医疗保险的转移接续、平衡不同地区健康保障水平,对于消除城乡健康保障差异有着重要意义。

(五) 城乡居民健康保障满意程度一般

城乡居民对于基本公共卫生、医疗保险、医疗服务及医疗保健的整体满意度一般,地域间、人群间满意度差异依然存在,户籍制度对流动人口健康保障满意度的影响显著;进一步分析表明,医疗服务价格、基本公共卫生制度及医疗保险制度的发展水平均不同程度地影响了城乡居民满意度评价。

一方面,医疗服务易获取程度和医疗服务公平性对于健康保障满意程度作用较大。这意味着在此领域每一单位的投入所带来的产出最大,所以应当进一步加强在医疗服务方面的投入,促进医疗服务的公平性,同时要发挥市场机制在健康保障制度中的重要作用。例如,镇江通过引入商业保险公司实施医疗保险"健康导护"工程,进一步拓展了健康管理与服务内涵,改善了人群医疗服务获取程度,提升了参保人群健康水平,城乡居民健康保障满意程度也较高,为 3.08 分;神木通过实施"免费医疗"制度,减轻了人群医疗负担,从而提升了人群的医疗服务易获取程度和医疗服务公平性,因而在被调查的五地中神木地区城乡居民健康保障满意程度较高,为 3.15 分。访谈中被调查者关于健康保障不满意的最大方面,也集中在医疗服务的可及性和公平性方面。因此,政府应确保城乡居民享受公平、可及、均等的基本医疗服务,这样才能提升城乡居民健康保障满意程度。

另一方面,公共卫生服务和医疗保险制度的发展水平对城乡居民满意程度所起的重要作用也不容忽视。这提示基本公共卫生服务应从城乡居民最基本的健康需求出发,发挥其普适性和公益性作用。政府应当进一步重视基本公共卫生服务体系的建设,增加公共卫生服务投入,致力于推进公共卫生服务均等化,促进城乡居民基本公共卫生服务均等受益。同时,全民医保的实现,也极大提高了城乡居民的健康保障满意程度。调研中,被调查者非常关心所能享受到的基本公共卫生服务数量和质量,同时也很关注自己所能享受到的医疗保险报销水平。例如,五地调研中银川市较早通过实施城乡居民公共卫生服务包,确保了"人人享有基本医疗卫生服务",因而银川城乡居民健康保障满意程度也较高,和神木一样,为 3.15 分;神木地区的"免费医疗"制度所提供的较高额度的报销水平,同样也使得神木地区城乡居民健康保障满意程度较高。

三、居民对健康保障领域急需改进之处仍存诸多期望

对健康保障领域,包括基本公共卫生服务、医疗保障制度、医疗服务机构以及健康保障制度等方面急需改进之处,五地居民仍存诸多期望,在对各方面的重要性评价上各有不同,但大同小异。

对基本公共卫生服务各方面的重要性评价,总体上看,处于3.74~4.05 分之间,即认为基本公共卫生服务各方面的改进比较重要,其中对于提高公共卫生服务水平和加大政府对公共卫生服务投入的期望值最高,相对而言,认为普及健康教育和实施健康档案及居民健康卡制度的重要性一般。由此可见,政府对公共卫生服务投入仍显不够,居民仍然对当前的公共卫生服务水平不甚满意。当然,另一方面,也表明居民对健康教育、健康信息建档没有足够了解和认识,这也从侧面反映出相关部门在这些方面做得不够。

对医疗保障制度各方面重要性的评价,总体上看,处于3.74~4.06分之间,即评价为"比较重要",其中人们认为提高报销比例、扩大保障范围尤为重要,相对而言,方便医保信息查询和简化医疗保险关系转移接续手续的重要性一般。可见,医保报销比例仍应逐步提高。居民的"看病贵"问题仍未得到很好解决,且医保的保障范围仍显狭窄。此外,医保信息查询服务和医保关系的转移接续未能引起居民的足够重视,但从其他方面的信息(如访谈材料)发现,相关部门必须重视改善医保查询服务,并提高医保关系的可携性。

对改进医疗服务机构各方面重要性的评价,总体上看,处于3.74~

4.12 分之间,即评价为"比较重要",其中居民最重视改进收费价格和提高医生医疗水平,而相对不怎么重视排队挂号和候诊时间的改进。结合访谈材料,我们可以发现,居民对药品价格和医疗服务价格仍不甚满意,"看病贵"仍然成为困扰居民就医的重要问题,且(农村地区)医生的医疗技术和医护人员的服务态度有待进一步的提高和改善。不过,可以看出好的一面,那就是居民就医越来越方便,医疗服务机构的管理得到了较大的改善。

对于健康保障制度急需改进之处的重要性评价,总体上看,处于3.84～4.18 分之间,即评价为"比较重要",但各方面差距不大,证明公共卫生均等化、医疗保障均等化、医疗服务均等化、基本药物制度、公立医院改革及全科医生培养等方面都获得老百姓的认可,其中全面实施国家基本药物制度、降低药品费用和大力推动公立医院改革、降低医疗费用成为居民最迫切的期望,而对于加大全科医生培训的期望值比较低。但是,综合各方面资料显示,全科医生的培养在我国已经相当必要且迫切,因而需要继续全面推行全科医生模式,加大全科医生培养力度。

而对于阻碍城乡居民均等享受健康保障制度的因素的主次性评价,总体上看,处于3.81～4.0 分之间,即评价为"一般",其中认为医疗卫生资源配置城乡失衡是影响城乡居民均等享受健康保障的主要因素,其他各因素之间差别不大。这再一次提醒我们,必须不断加大对农村落后地区的医疗卫生资源投入,继续施行政策倾斜,努力促进城乡均衡发展,竭力缩小城乡居民健康保障受益差距。

本章是国民健康保障均等受益的国内实践研究。主要选取了镇江、东莞、成都、神木、银川等具有代表性的地区,通过宏观制度分析、中观数据统计、微观个体访谈的方式,对五地的医疗卫生制度安排、城乡居民就医和健康状况、健康保障受益状况及满意程度、健康保障受益均等化的期望、健康保障差异程度评价及其影响因素、健康保障满意程度评价及其影响因素、健康保障均等受益综合评价及其影响因素等进行了实地调研和数据分析。调研结果显示:五地医疗卫生制度安排较为领先,城乡居民健康需求得到较好满足;但居民健康保障受益状况仍然有待改善,特别体现在城乡居民基本公共卫生服务满意度一般,基本医疗保险受益程度有待提高,医疗服务总体受益程度与满意程度不高,健康保障受益差异程度比较显著,健康保障满意程度一般等方面;同时,城乡居民对健康保障领域急需改进之处仍存诸多期望。

第七章

经验借鉴： 制度架构与保障效应

本部分通过对英国、德国及中国台湾地区健康保障制度的目标选择、制度架构、制度特征与保障效应进行概览比较，提炼健康保障实践的一般规律与经验模式，为我国大陆国民健康保障均等受益的实现提供有益的经验借鉴。

第一节 英国

一、目标选择：国家负责，全民保障

英国是世界上第一个福利国家。当代英国的全民医疗服务体系(National Health Services,简称 NHS)作为福利国家的重要组成部分，正是伴随着福利国家建立一同诞生的。在英国，人们一般习惯上把福利国家的诞生日定于 1948 年 7 月 5 日，即全民医疗服务体系、国民保险法和国民救济计划正式开始运作的日子①。NHS 在创立伊始就确立

---

① N. 巴尔等著. 福利经济学前沿问题[M]. 贺晓波等译. 北京：中国税务出版社，2000：8.

了三项基本原则：满足每一个人的需求；免费提供服务；根据医疗需要而非患者的支付能力提供服务[①]。1946年秋，英国通过了以著名的贝弗里奇报告为基础的《国民医疗服务法》(*the National Health Services Act*)，并于1948年7月正式实施。该法将全民医疗服务体系的基本原则扩大至五个方面：①国家对国民负责的集体原则；②三层医疗提供的综合性原则；③医疗覆盖不以收入而以需要为基础的广泛性原则；④医疗服务标准对所有患者均一致的公共性原则；⑤医疗专业人员可以自由选择加入国家医疗服务体系和私人营运的专业自主原则[②]。

尽管自20世纪60年代末以来英国国家卫生服务体系经历了多次改革，但是均没有完全背离英国全民医疗服务的初衷，始终没有放弃"以税收为基础、政府分配预算，向全体国民提供基本免费医疗服务"的原则，即使在撒切尔、梅杰实施激进的市场化改革时期也是如此。这主要是基于英国国民对国家在卫生保健服务中的责任和其自身公民权利的一种认同，同时也反映出全民体系的福利刚性特征。

二、制度构架：集中管理，分级递送[③]

（一）全民医疗服务体系的管理架构

在英国全民医疗服务体系的管理机构中，卫生部对整个NHS体系向议会负总责并负责制定NHS的各项政策。在卫生部之下，整个英格兰分区设立了十个策略医疗机构(Strategic Health Authorities, SHAs)，主要负责监督辖区内的NHS执行情况，其主要职责是：①负责发展所在地区的医疗保健服务计划；②负责评估本地区医疗保健机构是否达到高水平和良性运转标准；③负责增强本地医疗保健机构的服务能力，使之提供更广泛的服务；④监督本地医疗保健机构是否将诸如改进癌症治疗等国家优先计划落实到实处。在其之下的是152家基

---

① 资料来源：英国国家医疗服务网，www. nhs. uk.

② Allsop J. *Health Policy and the National Health Services* [M]. UK：Longman, 1988：12－16.

③ 资料来源：NHS information center Website，http://www. ic. nhs. uk/.

础保健信托(Primary Care Trusts,PCTs),具体负责评估社区医疗需求并向有关 NHS 或私人医疗服务提供者采购医疗服务(一般采用招标方式,但实践中会更倾向公立的医疗服务提供者)。全科医生、牙医、医院信托、急救信托等则受委托直接向患者提供医疗服务。此外,另设有独立的医疗质量委员会(Care Quality Commission,CQC)监管所有公立和非公立的医疗服务提供者的服务质量。具体管理架构(如图 7 - 1 - 1所示)。

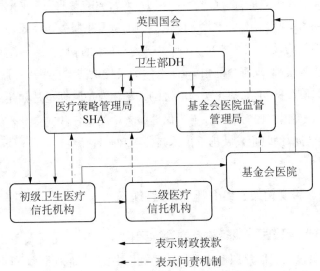

图 7 - 1 - 1　英国全民医疗服务体系的管理架构

(二) 全民医疗体系的实现路径

目前 NHS 医疗服务体系被分成两个部分:初级卫生保健和二级卫生保健。

1. 初级卫生保健

初级卫生保健(Primary Care)是 NHS 医疗体系的主体,主要由全科诊所(General Clinic)和全科医师(General Practitioner)提供。2015年全年全英有超过 3.81 亿人次接受全科医生的治疗和诊断,其中约有59% 为女性。目前英格兰约有 36 000 名全科医生,这意味着每名全科医生每年服务超过 10 000 人次。除了意外事故、急诊、急性心脑血管疾病，患者直接去医院诊治，其余都是先找全科医生就诊。英国初级卫生保健具有以下几个特点：

首先，在医患关系方面，医患关系固定，网络覆盖面广。在英国，全科医生作为最基层的医疗保健提供者，大多以地区为界，提供 24 小时全天候的咨询、诊断、治疗和预防服务。居民一般都去所在地区的医生诊所登记，建立固定的对口服务关系，全科医生则成为其固定的保健医生，因此也称家庭医生（Family Practitioners）。这种长期固定的咨询顾问式关系，无疑有利于医患间的了解和沟通，对诊断治疗病情十分有利。目前，除了流浪汉和暂居者，全英 99％ 的居民都有自己登记注册的全科医生。

其次，在医疗服务机构的相互联系方面，全科医生充当了二级专科和住院治疗的"看门人"。在英国，全科医生不但提供一些最简单的日常初级医疗服务，而且还起着为二级专科、医院服务"守关"的重要作用。除了急诊外，患者要去接受专科和住院治疗，必须经过自己的初级医生的转诊方可。这样，全科医生在一定程度上就起到了控制道德风险、抑制滥用医疗服务和不合理费用支出的控制阀功能。目前，英国 90％ 的患者是经由全科医生与国民医疗服务体系发生联系的①。

再次，在行医模式方面，全科医生大多为签约的自雇、集体行医者。目前，全科医生大多还是私人自雇行医者，如果要在全民医疗服务体系中行医的话，必须经过行业协会和政府部门审批和签约，成为全民医疗服务体系的签约医生。签约条件除医术外，还取决于相关地区的医患人数比例，一般平均每个全科医生负责 2 000 个左右的居民。

最后，在报酬补偿方面，政府通过签约购买全科医生服务，无偿提供给居民。全科医生的服务项目与工资，是依据每年全国全科医生代表、英国医学协会（British Medical Association）下属的医疗服务委员会（General Medical Services Committee）和政府卫生部谈判的结果，按照其负责的居民数和花费的平均费用，由国务秘书和全科医生委员会最

---

① WHO. Regional Office for Europe, health for all databases, 1999：53.

后综合而定。但是,这种依据其所负责的居民数平均定报酬的做法,对医生来讲存在严重的诱导需求的激励机制,患者越多越好,有一定的负面影响,因此也成为改革的目标之一。

初级卫生保健还提供以下服务:①牙医(Dentist)。主要提供常规和专科的牙保健服务。②药剂师(Pharmacist/Chemist)。向患者提供原有处方中的药物,以免去重复看医生的麻烦,对轻微伤害及皮肤过敏等小病给出处理建议,提供实验室检测以控制一些小问题如糖尿病和高血压。③眼科医生(Optician)。负责检查眼睛和视力,配镜。一般有三类眼科医生:眼科开业医生;验光师;配镜师。④随到随诊中心(NHS Walk-in Center)。中心每周七天从早上7时至晚上10时开放,就诊无需预约,富有经验的护士为轻微损伤和小病患者进行诊治,并提供健康咨询和信息服务。⑤热线电话服务(NHS Direct)。富有经验的护士通过热线电话在全天24小时向公众提供电话和电子信息服务,具体可提供:小病小伤的一般处理,提供当地医疗保健服务信息,等等。

2. 二级保健体系

二级卫生保健由六大类机构负责提供服务。2014年,全英格兰地区共有304间NHS医院信托机构,覆盖超过90%的常住地区,同时有118家心理卫生信托机构和37家救护车信托机构。

(1) NHS医院信托机构

NHS医院信托机构(Acute Trust)负责各类大小不等的医院的经营与运作,其提供的服务包括预约住院治疗服务(也就是NHS计划中的专科医疗保健或者手术服务,病人通常来自初级卫生保健或者社区卫生服务的卫生专业人士的转诊)和急救服务,即病人由于事故或者外伤需要急救治疗被医院收治获得的服务。

(2) 救护车信托机构

NHS救护车信托机构只负责接听999电话,运送病人,如今逐渐开始负责提供非工作时的保健服务。拨打999救护车的电话按照优先顺序分为:A类急救——随时有生命危险;B类急救——严重疾病,但不至于立即出现生命危险;C类急救——不危急的疾病。

救护车信托机构的控制室首先确定是否需要向病人派出救护车。

接到急救电话时,他们会派出快速反应车,车上的护士会在现场评估病人状态,并确定是否需要送医院。如病人并不需要入院治疗,他们会现场处理使病人的状态稳定,病人随后可被转移。救护车工作人员接受过良好的培训,他们能够应对交通事故伤害和心脏病发作的院前急救工作。不需入院的病人在现场就会得到治疗,并给予继续治疗的建议。有些C类急救病人会在电话中被给予指导。

（3）保健信托

保健信托机构(Care Trust)将卫生服务和社会照顾服务融为一体。病人不需在两个系统间奔走。保健信托提供的服务考虑了人群较为复杂的服务需要,设计了联合型的服务提供模式。例如,摔伤的老人可能先需要医院紧急治疗,随后还需要一段时间的下地行走康复服务,以及在家的长期护理服务。保健信托的目的是使病人回归健康的旅程尽可能更为便捷,它通过协调整个保健服务包,使不同组织和系统的不同部分的工作不至于发生太大冲突。

（4）心理卫生信托

心理卫生信托为患有心理疾病的人士提供专科服务。提供的服务从心理治疗到非常专业的严重心理疾患病人的照护。其他不算复杂和严重的心理疾患可以由全科医生或其他初级保健服务机构提供。治疗方式包括咨询、心理治疗、社区和家庭支持,或者一般的健康筛查。

（5）儿童医院

儿童医院负责医治各种儿科疾病包括整形和脏器移植等。

（6）基金会医院

基金会医院是一种新型的NHS医院。2004年4月开始,一些业绩良好的NHS医院转制为基金会医院。2011年4月,英格兰地区的基金会医院总数已达到137家,其中41家是心理健康医院。

从图7-1-2可以看到,NHS医疗服务提供的设计完全是围绕患者的需求,为方便患者获得医疗服务而设计的。NHS医疗服务提供的设计既体现了对医疗服务的合理划分、治疗的专业性和科学性,又充分考虑到公民获得服务的便利。事实上,英国政府卫生服务将相当多的资源投入像产前保健和婴儿保健这样的高收益服务,真正明确医疗服

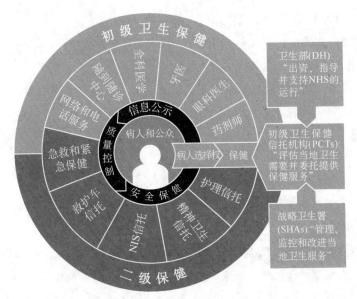

图 7－1－2　英国初级卫生保健体系

务的宗旨是服务公民健康。

三、基本特征：全面覆盖，普遍公正

英国是经济发达的高福利国家，英国医疗保险体系经过长期的发展和不断完善，形成了鲜明的特点，发挥着有效的社会功能，对英国社会保障事业的发展和提高英国人口的身体素质有着重要的作用。英国国家卫生服务体制是典型的全民福利型医疗体制模式，"福利国家"理念渗透其中。英国是国民健康保险制度的创始国，是世界上第一个实行全民医疗的国家。这种体制主要由政府提供医疗保健，公立医疗系统提供的服务覆盖 99％的英国人。私营医疗作为 NHS 的补充，服务对象是收入高、要求高的人群。英国国家卫生服务体系具有如下特征：

（一）医疗体制覆盖面较广

英国主要通过国家税收筹措医疗保险资金，由政府财政承担国民绝大部分医疗费用。国民就医时，基本上不需要支付费用，因而英国的医疗保险体系亦称为全民医疗保险或国家医疗保险。在医疗服务覆盖的广泛性上，保障每个社会成员不以其收入高低为基础，享有普遍的医疗卫生服务的可及性方面，具有很高的微观个体间公正性，卫生保障覆盖率几近 100%。当然这实际上是以宏观社会群体间的低效率和不公正为代价的。

（二）医疗体制在原则上具有非歧视性

英国 1946 年《国民健康服务法》规定，无论劳动者还是非劳动者，无论个人支付能力的大小，都可以同样得到免费的全方位医疗服务。

（三）基本上可以满足国民对医疗服务的巨大的、多层次的需求

英国的国民健康服务体系主要通过公立医院和遍布全国的开业医生即全科医生向公众提供医疗服务，公立医院由国家财政提供经费，其主要服务对象为危重病人；开业医生为自我雇佣者，英国医疗保险体系主要依靠这些在全国城乡开业的全科医生向广大非重症、急症患者提供医疗服务。

（四）成本较低

全民医疗保险体系是国家以税收方式筹资和给付的，每年花费在医疗上的预算数据是财政部和卫生部商榷的结果，受到严格的预算约束，而英国相对羸弱的经济和政府财政作为其外在框架条件，也限制了卫生经费的投入。

四、保障效应：负担较低，效率不足[①]

经过 60 年的发展，NHS 代表了一个雇用了 150 多万医护人员，由英国财政支持、免费为所有英国人提供医护服务的医疗制度。按照社

---

① 数据来源：WHO Website，http://www.who.int/research/zh/；英国统计局，http://www.data.gov.uk/.

会政策学者的分类,资本主义国家的医疗体制主要有三类。第一类是以英国和瑞典为代表的社会民主主义体制,特点就是财政支持的全民免费医疗;第二类则是与之完全相反的自由主义体制,几乎所有医疗服务由市场提供,病人要么从自己口袋埋单,要么就买份个人医疗保险,政府只提供最后安全网(经收入审查后提供医疗救助),代表国家是美国;第三类则是统合主义(corporatist)体制,强制全民购买社会医疗保险代表国家是德国。如果说第一类与第二类是两个极端,一个完全由政府来承担,另一个政府几乎完全不负责,那么第三类便介于两者之间,政府居中进行协调。比较上述三种体制所代表的国家的预期寿命会发现,美国是 79 岁,德国与英国均为 81 岁;与此同时,这几个国家公共医疗支出占 GDP 的比例,美国 17.1%,德国 11.3%,英国 9.1%;年人均支出分别为美国 9 146 美元、德国 4 812 美元、英国 3 311 美元(WHO 2013 年数据)。英国的全民免费医疗不仅总成本远低于美国和德国,效用略胜一筹。

NHS 的另一方面成效可以表现在它的支出上。英国 NHS 建立的理念是公平与卓越,其公平性主要表现在任何一个英国的国民都有权获得 NHS 的服务,NHS 按国民的需求提供服务,国民个人的负担比较轻,整个国家的医疗费用支出只占 GDP 的不到 10%。

从图 7-1-3 中我们看到,虽然英国医疗服务的提供是覆盖全民

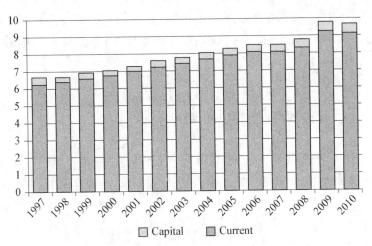

图 7-1-3　英国医疗卫生支出占 GDP 比例(1997—2010 年)

以患者的需求为导向的,但在费用控制方面却取得了不错的成效,卫生服务支出占 GDP 的 9% 左右。

参照图 7-1-4 与图 7-1-5 比较一下个人的费用负担,英国个人卫生服务支出的负担是比较低的,仅仅比北欧福利国家高一点。英国

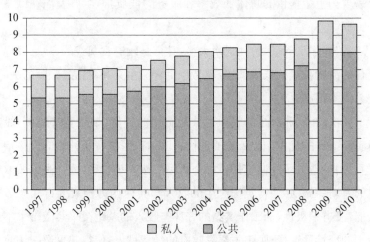

图 7-1-4 英国公共和私人医疗卫生支出占 GDP 比例(1997—2010 年)

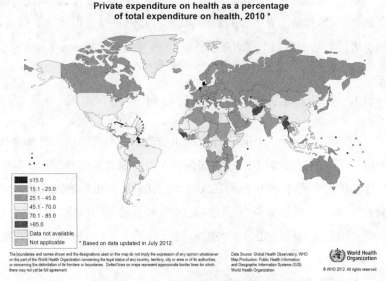

图 7-1-5 全球个人卫生支出占卫生总支出比例(2010 年)

较低的国民医疗费用支出却能为其国民按需提供医疗服务,与其卓越的医疗服务体系是分不开的。

但同时,英国全面覆盖的国民医疗体系也带来了一系列的服务提供的效率和质量问题,这主要来自缺乏市场机制调节的制度缺陷,其结果表现为卫生提供的总体低效率和服务的低质量,主要表现在以下几个方面[①]:

首先,多头管理,管理层次太多,且都是政府官员式的、缺乏目标与责任的激励机制的低效调控,容易产生官僚主义和对信号判断的失真,交易成本很高。

其次,医院和医生的管理尤其是费用的补偿,缺乏竞争机制,没有对实际工作的优劣作出公正的评价,使工资、医院费用补偿的价格信号严重失真,造成了逆向选择。如全科医生按人头收费、医院医生领取固定的月薪等做法,使得英国医生的收入与其他西方国家同行相比显得较低,没有积极性;而工作实绩的好坏与收入的差距微乎其微带来不干少干的理性逆选择;医院主要靠政府的经费投入,使得其更像一场政府有关部门和医院间的博弈,而不是提高服务质量的激励。

第三,英国全民医疗保险体系过于强调了覆盖的广泛性和提供服务的公平性,却缺乏对患者的制约和激励,必然带来道德风险等问题,使患者没有遏制费用上涨的激励机制,加重了财政负担。

五、经验启示:加大投入,保障权利

20世纪90年代英国的医疗保险体制改革主要希望国家财政增加对医疗保险的投入;21世纪的英国医疗保险体制改革非常注重拓宽医疗保险的资金来源,积极鼓励私人资本和私营医疗机构进入大众医疗服务领域。据统计,到2005年底,英国约80%的私营诊疗中心开设了包括从出具便民门诊处方到实施小型外科手术在内的非住院医疗服

---

① 丁纯.世界主要医疗保障制度模式绩效比较[M].上海:复旦大学出版社,2009:
159—160.

务。英国私营医疗保险公司——格兰夏-史密斯-克林公司,则宣布将尽快成立以开展初级医疗服务为宗旨的国民疾病管理中心。

20世纪90年代英国的医疗保险体制改革主要通过对外开放本国药品市场吸引外资,21世纪的英国医疗保险体制改革注重将利用外资、引进国外的先进医疗技术和护理技术有机地结合起来。21世纪初的英国医疗保险行业在对外开放市场的同时,积极引进并利用国外先进的医疗技术、护理技术和管理技术来弥补英国整体医疗资源的不足,实现了英国医疗资源总量的集约型增长。

赋予参保人的自由选择权。参保人的自由选择权是确保服务购买者能够代表患者利益的重要措施。英国的NHS中参保人有选择全科医生的自由。英国NHS全科医生代患者购买专科服务,这种购买制度也有可能为全科医生创造一种激励,诱使他们为了节省转诊费用而千方百计地将病人留在自己的诊所。这种激励对于患者来说是不利的,但是只要民众可以自由选择全科医生,这种激励机制对患者的不利程度可以大幅度降低,而且如果全科医生在需要转诊的时候不及时转诊从而导致病人病情加重,那么最终全科医生所收到的人头费还是会有所损失的。

独立的医疗服务供给主体。一般而言,公立医院的改革有三大模式,即自主化、公司化和民营化。在自主化模式中,公立医院的管理权从行政干部转移到管理者手中。在比较温和的改革中,政府通过各种考核指标明确的合同,对医院进行绩效管理;而在比较激进的改革中,政府则通过建立内部市场,以医疗服务购买者的身份,运用各种市场化的手段,强化公立医院之间的竞争来促使其改善绩效。在公司化模式中,公立医院直接转型为独立的法人实体,以国有企业或国有非营利组织的身份在医疗服务市场中同民营医院竞争,政府只是通过参与其董事会的运作来影响医院的战略性决策。在民营化的模式中,政府则通过各种手段,将已有公立医院的部分存量或者新增服务,以契约化、租赁或者出售的方式,转给民办机构来运营。部分公立医院甚至整体转制为民营机构,一般而言是非营利性组织。

21世纪的英国医疗保险体制改革尽力通过体制创新来实现整体

医疗能力的集约型扩张,具体表现为:高度重视社区初级医保信托的建设;通过用合同管理取代事实上的身份管理,使全科医生成为英国基层医疗保健体系的中坚力量。在英国,全科医生在身份上属于自我雇佣的自由职业者,但同时他们事实上又受雇于政府医疗主管当局,因为全科医生不仅可以在向患者提供医疗服务后从政府主管部门获得津贴,而且还可能掌握、支配部分医保资金,从而代表病人,成为高层次医疗服务的购买者。全科医生以独立签约人身份进入初级医保团,终结了全科医生在事实上受雇于国民健康服务体系,在身份上又游离于这一体系之外的尴尬局面。这既有利于全科医生集中精力发挥其医疗技术专长,又有效地防止了少数全科医生为获取有利可图的医保资金支配权而展开成本高昂的竞争。

第二节　德国

一、目标选择:团结互助,多方参与

团结互助一直是社会保险的核心理念。在德国,团结互助原则很早就得到了法律正式认可,是公认的宪法原则,具有很高的法律地位。这一原则也奠定了社会医疗保险最初的组织框架,即以职业团体为基础的社会自治管理体制。团结互助强调个体通过社会获得自由,它的最终目标在于实现个体自由和个体发展。在物质基础相对薄弱的时期,团结互助的主要目的在于救助弱势群体,缓解被保险人暂时的经济困境。随着社会经济的发展,人们的需求层次也进一步提高,逐渐从追求经济性保障转向追求权利性保障。因此,在当代社会,团结互助原则被赋予了更为丰富的内涵,即通过团结互助性的制度安排促进人的自由发展。在这种思想指导下,社会医疗保险的覆盖范围逐渐扩大,并最终基本覆盖全民。

在团结互助的目标下,德国基于社会市场经济模式和社会自治均衡理念,在医疗保险的管理运行中形成了公私竞争、管办分离和多元参与的社会自治体制。德国重视医疗保险管理的多元参与,从多元分立

到多元开放[①]，形成分工协作、相互制约的体系架构。另外，德国医疗保险管理运行还存在着自治管理、行业监督和政府监督等体系，有利于医疗保险政策的持续性和管理的规范性。总之，德国医疗保险制度遵循团结互助的目标理念，形成了公私竞争、管办分离的社会自治体制，为不同人群提供多种选择，建立了高效、持续的健康保障体系，促进了国民的健康水平。

二、制度架构：公私竞争，管办分离

德国医疗保险实行公私竞争、管办分离的运行体制，发挥保险机构之间的竞争激励作用。德国医疗保险体系是以法定保险（强制）为主、私人保险（自愿）为辅，形成了公私竞争的医疗保险体系。政府以健全的法律制度为基础，以宏观调控和监督检查为主要手段，主要是以宏观管理为主，重点是加强对疾病基金会、医师协会和医院联盟的调控和监督工作。作为经办医疗保险业务的法定保险机构——疾病基金会，在性质定位上为非营利性机构，在自主经营、自我管理和自负盈亏的基础上实施多元竞争；投保人对法定保险机构自由选择，形成了激励机制[②]。在医疗服务购买机制上，疾病基金会将服务提供者作为一个整体，与医师协会、医院联盟形成了集体合同制度（图 7 - 2 - 1）。在门诊服务中，疾病基金会与法定健康保险医师协会协商集体合同，协调的内容包括法定健康保险医师提供医疗服务的内容与范畴、服务价格等。在住院服务中，疾病基金会一般与同级的医院联盟签订医疗服务合同，就服务价格、服务数量和质量保证措施等进行谈判，确定医疗服务的提供数量、效率标准及医务人员数量和质量等保证措施。集体合同签订后，疾病基金会还必须向每个参保人提供具体的基本医疗保险合同，使参保人了解医疗服务和费用使用情况并进行选择；所有的疾病基金会

① 罗纪琼. 健康保险制度——日、德、法、荷的经验与启示[M]. 台北：巨流图书公司，2006：96—99.
② 葛延风. 德国的医疗卫生体制及其对我国的启示[J]. 科技决策月刊，2006(8)：34—37.

也必须与每一家医院签订具体的医疗服务购买合同,确保医疗服务的有效性和及时性。总之,疾病基金会与医师协会、医院联盟之间的集体合同,以及疾病基金会与参保人、医院之间的具体合同,将医疗服务提供方和支付方统一在契约的约束之下,有利于医疗服务提供者之间竞争机制的发挥,促进医疗服务质量的提高。

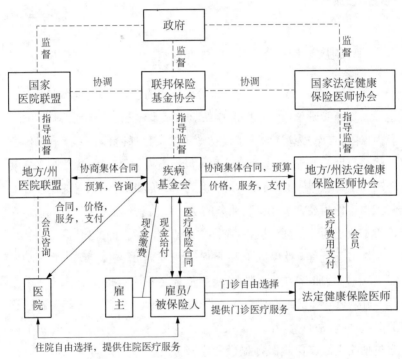

图 7-2-1　德国医疗保险管理运行体系

(一) 参与主体

在德国医疗保险管理运行体系中,存在着保险缴款人、疾病基金会、医疗服务提供者、同业协会、行业监管者、政府监管者等参与主体。①保险缴款人。从 2009 年 7 月 1 日起,年收入低于 48 600 欧元或者月收入低于 4 050 欧元的劳动者强制参加法定医疗保险,缴费率是薪资总额(每月最高限额是 3 675 欧元)的 14.9%,雇员雇主分别承担 7.9%

和 7%①。高收入者可选择参加私人医疗保险或法定医疗保险。②疾病基金会。德国目前有 7 种类型大约 500 个行业或地区疾病基金会,具体类型包括:普通地方疾病基金会、企业疾病基金会、手工业疾病基金会、替代性疾病基金会、渔业疾病基金会、农业疾病基金会和联邦矿工联合会。疾病基金会是独立的自治管理机构,采用垂直式管理模式。③医疗服务提供者。德国医疗服务体系的特点是门诊服务与医院服务相分离、医和药相分离②。医疗服务体系包括四部分:一是开业诊所,负责一般门诊检查、咨询等;二是医院,负责各种形式的住院治疗,包括公立医院、非营利性医院(通常由教会或慈善机构举办)和私营医院三种形式,其中公立医院占主导地位,其次是非营利性医院,私营医院数量不多;三是康复机构,负责经医院治疗后的康复;四是护理机构,负责老年以及残疾者的护理。④同业协会。在德国,成立了包括疾病基金会协会、医师协会、医院联盟等各种非政府机构社团,分别代表各自的利益,加强对本行业的监控。⑤行业监管者。国家层面的行业监管者有联邦保险基金协会、国家法定健康保险医师协会和国家医院联盟,分别负责指导监督行业地区疾病基金会、地方(州)法定健康保险医师协会和地方(州)医院联盟的工作。另外,还有协调协会之间关系的自治管理机构——联邦共同委员会。⑥政府监管者。德国联邦卫生部负责国家医疗保健事业的立法和监督工作;联邦社会保险局协同联邦卫生部监督管理医疗保险和护理保险;州政府负责地区疾病基金会、医师协会和医院联盟的监督。

(二)制度构成及覆盖范围

德国医疗保险体系包括法定医疗保险(SHI)、私人医疗保险(PHI)以及法定长期护理保险(SLCI)三个主要部分。根据法律规定,凡是月收入低于一定标准(2009 年为 4 050 欧元)的雇员都必须参加法定医疗

---

① Health Insurance Options in Germany - 2009,http://www. howtogermany. com/pages/healthinsurance2. html.

② 储振华. 发达国家医疗管理制度[M]. 北京:时事出版社,2001:169.

保险,而高于此收入标准线的雇员则可选择法定医疗保险或私人医疗保险。除了上文提到的高收入者不用参加法定医疗保险外,还有两类群体无需加入法定医疗保险。一是国家公务员,二是自我雇佣人员(包括企业家),他们可以选择购买私人保险或完全自理。自 2009 年 1 月 1 日起,德国所有居民必须参加任何一种医疗保险,即使是医疗费用能够完全自理的富豪阶层也被要求强制加入医疗保险,并最终实现了医疗保险的全民覆盖。此外,1995 年,德国政府设立了专门的法定长期护理保险,并强制规定法定医疗保险以及私人医疗保险的所有参保人都必须加入。

(三) 筹资机制

德国法律明文规定,雇员与其雇主须按所参保基金会规定的缴费率(2008 年的缴费率平均为 13.95%)各自承担一半的保费。但自 2009 年 1 月 1 日开始,各疾病基金会的缴费率统一为 15.5%,同年 7 月 1 日后又降至 14.9%,其中雇主缴纳 7.0%,雇员自己缴纳 7.9%。对于月收入低于一定限度(1999 年为 630 马克)的雇员,其保险费用全部由雇主承担。这体现了以下重要特征:首先,保费不与个人的身体状况有关,保障了公平性;其二,如果成员有配偶或子女,他们按照相同的收入对应的保费以及风险独立原则自动纳入计划,扩大了社会覆盖面;再次,部门保费与国家收入分开,筹资是透明的,运作是独立的,保证了公共预算不受政治因素的影响。同时,为确保公平性和覆盖面,政府对低收入的弱势群体提供补贴,使他们有能力参加法定医疗保险。如对失业人员,健康保险费完全由失业基金支付,缴费以失业前工资的 80% 为基数;对养老金领取者,由退休基金代替雇主缴费;对低收入人群,根据一定标准分别通过提高雇主支付额度、降低收费标准等措施以提高低收入人群的实际支付比例[①]。

---

① Richard B. S, Reinhard B, Figueras J 编. 社会医疗保险体制国际比较[M]. 张晓译. 北京:中国劳动社会保障出版社,2009:47.

（四）支付机制

在德国社会医疗保险体系中，医疗费用的筹集和支付是通过三百余个疾病基金会实现的。与此相适应，德国医疗保险偿付采取的是统一偿付模式。医疗服务提供者与各疾病基金会签订合同，向被保险人提供医疗卫生服务，医疗费用由疾病基金会筹集起来的资金统一偿付。为控制医疗费用上涨幅度，德国在住院医疗、药品、医疗救助、牙医等医疗领域设置了共付比例，对牙科手术等按照协商价格，实行按固定比例补偿。但德国共同支付的费用占卫生保健开支的比例非常小，参加社会医疗保险的人一般也不需要直接缴纳相关费用。德国于 2000 年通过《法定医疗保险的改革法案》，并于 2003 年起在医院逐步推行实施了按病种付费的支付方式。

（五）服务递送体系

德国医疗保险的服务递送体系最明显的特征就是初级和二级门急诊、医院服务以及药事服务严格分开，相对独立。①初级和二级门急诊。在德国，一般门诊服务主要由营利性的执业人员（包括医师、牙医、药剂师、理疗师、足疗师等）或诊所提供；而急性病诊疗及长期护理服务则由非营利性和营利性的机构共同提供。②医院服务。德国医疗机构正趋于私营化，公立医疗机构的床位数不断减少，私营机构在医疗保险服务领域中所起的作用逐渐增强。德国对医疗机构宏观管理是按"区域卫生规划"进行的，医院的等级由政府根据服务的需要，根据医院的规模、设备条件、技术力量统一安排划定。③药事服务。在德国，医药严格分离，所有药品费用都由保险机构与药店直接结算。药品主要通过公共零售药房、药店、超市等渠道对外销售。

（六）组织结构

德国的医保组织机构属于自治管理模式，联邦、州、民间合法协会三方进行协商并共同决策。在国家层面，联邦议会（包括联邦议院和联邦参议院）、联邦卫生部是参与卫生政策制定的主要部门。卫生部负责提出改革议案，其他相关部门派出代表参与立法讨论，并由联邦议会确立法律框架。在州政府层面，各州虽没有独立的卫生部，但大部分州都有一个部门的名称里含有"健康"二字，并多与社会政策与劳动部门组合在一起。各州卫生部门负责各项医保法案的具体实施，并监督疾病基金会、医师协会、医院协会等组织的运作。德国还设有各种民间合法协会，如德国法定医疗保险的经办机构是疾病基金会，主要负责保费的筹集和支付；另外德国法定医疗保险也通过发挥医师协会、牙医协会、医院协会和医药协会等医药行业协会的作用，加强对医疗保险服务提供者的管理，规范医疗服务行为。

三、基本特征：自治管理，分权运营

（一）自治性

德国的医疗保险属于官办民管的自治管理模式。德国《社会法典》第五篇对德国法定医疗保险制度自治管理组织的规定是这样的：国家在实施法定医疗保险制度时并没有委托某一直接的国家行政管理机关，而是设立了独立的具有法人地位的管理机构，并将该机构对医疗保险的管理权委托给相关的雇员和雇主。《社会法典》第四篇也涉及了医疗保险机构自治管理模式的内部组织架构，规定医疗保险管理机构的自治管理组织由代表大会和理事会组成，每个医疗保险公司都必须设置自己的代表大会和理事会。代表大会从被保险人和雇主的代表中选举产生，选举产生的代表从事的工作是名誉性的。代表大会的任务是制定章程和自治的规定，这些规定的作用仅限于该医疗保险经办机构的缴费人或被保险人。专职的理事会由代表大会选举产生，管理保险机构的工作并对外代表本医疗保险公司。它作为管理机构的中心，有权影响公司的决策，负责主要的领导和组织任务。

（二）分权化

以疾病基金会为例，德国的医疗保险管理机构——疾病基金会是从中世纪（公元 500—1450 年）的行会互助性质的救济基金会演变而来的，到 1883 年，俾斯麦首相通过《医疗保险法》实现了全国性的医疗保

险计划,以国家的名义委托各地区政府组织管理疾病基金会并负责监管,逐渐加强了中央集权。因此,从目前德国医保体系的组织结构来看,"委托授权"才是分权化定义的重要组成部分。私营化是德国医疗保险体系分权化的另一个重要内涵。在德国,医疗保险服务经常外包给私营公司却从未引起过舆论争议。事实上,有一些医疗服务完全由私营机构来提供,比如以诊室为主的急诊服务、牙科保健以及药品生产。而在其他的医疗服务领域则是私营的非营利医疗机构、私营的营利医疗机构与公立医院并存。这种并存的结构在 20 世纪 90 年代以后发生了巨大的变化,公立医院的病床数大量减少,私营非营利医疗机构病床数保持稳定,而私营营利医疗机构的床位数占所有医疗机构床位数的比例却大大增加,从 1990 年的 3.7% 上升为 2003 年的 10%。

四、保障效应:绩效较高,均等保障

德国医疗保险在团结互助、社会公平和健康权利的目标下,实行公私竞争、管办分离和多元参与的社会自治体制,采取分类偿付、均等受益的偿付模式,实现卫生服务、疾病保险和护理保险一体化的健康组合,促进医疗保险向健康保障转变,使得国民以较低的经济负担享有均等的医疗保障,平衡群体之间的医疗服务受益状况,增进国民的健康水平。

从德国医疗保健支出的水平和结构来看,政府在医疗保健方面承担了主要责任,个人医疗保健负担较轻。虽然疾病基金会的资金来源主要是参保人的缴费,但当全国医疗保险基金面临财政赤字时,德国政府亦加大了对法定医疗保险的财政投入。2008 年联邦政府给法定医疗保险的资金补贴为 25 亿欧元,2009 年达到 40 亿欧元,之后政府补贴逐年增加 15 亿欧元,直到 140 亿欧元。[①] 世界卫生组织(WHO)《2015

---

① The Mutual Information System on Social Protection (MISSOC), *Financing Social Security—Germany*, MISSOC-Info 2/2007, http://ec. europa. eu/employment_ social/missoc/2007/02/2007_2_de_en. pdf.

年世界卫生统计》的数据显示(表 7－2－1)，2000 年、2012 年，德国医疗保健费用占 GDP 的比例分别为 10.4％和 11.3％，与法国的水平接近，高于英国、韩国和日本；其中政府医疗卫生投入占医疗保健费用的比例分别为 79.5％和 76.7％，高于韩国、美国以及高收入群组的平均水平；个人医疗卫生支出占医疗保健费用的比例分别为 20.5％和 23.3％；自掏腰包占个人医疗卫生支出的比例分别为 55.9％和 56.0％；人均医疗保健费分别为 2 387 美元和 4 717 美元。通过这些数据可以看出，德国在医疗保健方面财政投入较多，政府承担了将近 80％的医疗保健费用。即使与其他经济发达国家相比，德国国民个人承担医疗保健费用的比例也比韩国和美国低，自掏腰包占个人医疗卫生支出的比例也较低，国民在医疗保健方面的经济负担较轻。这与德国医疗保险完整的

表 7－2－1　世界主要经济发达国家医疗保健支出
水平和结构表(2000 年、2012 年)

国家	医疗保健费用占 GDP 的百分比(％)		政府卫生投入占医疗保健费用的百分比(％)		个人医疗卫生支出占医疗保健费用的百分比(％)		自掏腰包占个人医疗卫生支出的百分比(％)		人均医疗保健费用(＄)	
	2000	2012	2000	2012	2000	2012	2000	2012	2000	2012
英国	6.9	9.3	79.1	84.0	20.9	16.0	53.3	56.4	1 761	3 595
美国	13.1	17.0	43.0	47.0	57.0	53.0	26.2	22.4	4 818	8 845
法国	10.1	11.6	79.4	77.4	20.6	22.6	34.4	32.9	2 209	4 644
德国	10.4	11.3	79.5	76.7	20.5	23.3	55.9	56.0	2 387	4 717
韩国	4.4	7.6	49.0	54.5	51.0	45.5	80.6	78.8	504	1 724
日本	7.6	10.3	80.8	82.1	19.2	17.9	80.1	80.2	2 865	4 787
中国	4.6	5.4	38.3	56.0	61.7	44.0	95.6	78.0	43	322
低收入群组	2.9	5.1	37.6	38.8	62.4	61.1	84.7	77.6	10	32
高收入群组	9.6	11.6	59.3	60.6	40.7	39.3	39.5	38.5	2 259	4 632

数据来源：WHO, World Health Statistics 2015，http://www. who. int/whosis/ whostat/2015/en/index. html.

偿付范围和较高的偿付水平分不开。特别是 2004 年之前德国门诊医疗的免费服务，住院服务的较少收费，以及其他医疗服务的较低共付比（额），使得国民在看病就医方面基本上没有经济负担；即使 2004 年之后适当提高了医疗服务的共付比，但每次看病收费 10 欧元对于国民来说经济负担也是很低的。总之，德国医疗保险使得国民以较低的经济负担获得了均等的医疗保障，体现了社会公平的原则。

从国民的健康指标来看，德国国民人均预期寿命较高，婴儿死亡率较低。出生时平均期望寿命及婴儿死亡率等指标能够较好地反映一个国家和地区人口总体健康状况。OECD 发布的世界主要国家 2015 年健康数据显示（表 7-2-2），德国国民出生预期寿命由 2003 年的 78.6 岁提高到 2013 年的 80.9 岁，10 年间男性、女性分别提高了 2.8 岁和 1.9 岁；婴儿死亡率由 2003 年的 4.2‰下降到 2013 年的 3.3‰。在 34 个 OECD 国家和 10 个非 OECD 国家中，2013 年德国国民出生预期寿命（80.9 岁）比最高的日本（83.4 岁）低 2.5 岁，比最低的南非（56.8 岁）高 24.1 岁；2013 年的婴儿死亡率（3.3‰）比平均水平（4.0‰）低 0.7 个千分点。总之，以上指标反映了德国人口的总体健康状况在 OECD 国家中处于较好的水平。德国国民较高的健康水平虽然是由诸多因素共同作用的结果，但国民享有的均等医疗保障在其中起了重要作用。均等的医疗保障使得国民获得预防保健、医疗服务、护理康复和健康促进等服务的公平性和可及性大大提高。相关比较研究也认为，在全民医疗服务、社会医疗保险、商业医疗保险和储蓄医疗保险四种医疗保障模式中，德国医疗保障制度的总绩效最高，尤其是它的公平性、效率、政府责任指标。[1] 2000 年世界卫生组织进行全球卫生体系绩效评估，德国排在第 25 位。

---

① 丁纯.世界主要医疗保障制度模式绩效比较[M].上海：复旦大学出版社，2009：359—365.

表 7 - 2 - 2　世界主要国家国民健康状况对比表(2013 年、2003 年)

| 国家 | 出生预期寿命(岁) | | | | | | 婴儿死亡率(‰) | |
| | 2013 | | | 2003 | | | 2013 | 2003 |
	女性	男性	合计	女性	男性	合计		
澳大利亚	84.3	80.1	82.2	82.8	77.8	80.3	3.6	4.8
奥地利	83.8	78.6	81.2	81.5	75.9	78.7	3.1	4.5
比利时	83.2	78.1	80.7	81.1	75.3	78.2	3.5	4.1
加拿大	83.6	79.3	81.5	82.2	77.2	79.7	4.8	5.3
智利	81.4	76.3	78.8	80.2	74.2	77.2	7.7	7.8
捷克	81.3	75.2	78.3	78.6	72.0	75.3	2.5	3.9
丹麦	82.4	78.3	80.4	79.8	75.0	77.4	3.5	4.4
爱沙尼亚	81.7	72.8	77.3	77.2	66.4	71.8	2.1	7.0
芬兰	84.1	78.0	81.1	81.9	75.1	78.5	1.8	3.1
法国	85.6	79.0	82.3	82.7	75.7	79.2	3.6	4.2
德国	83.2	78.6	80.9	81.5	75.8	78.6	3.3	4.2
希腊	84.0	78.7	81.4	81.8	76.5	79.2	3.7	4.0
匈牙利	79.1	72.2	75.7	76.7	68.4	72.6	5.0	7.3
冰岛	83.7	80.5	82.1	82.5	79.5	81.0	1.8	2.4
爱尔兰	83.1	79.0	81.1	80.7	75.7	78.2	3.5	5.3
以色列	83.9	80.3	82.1	81.8	77.6	79.7	3.1	4.9
意大利	85.2	80.3	82.8	82.8	77.3	80.1	2.9	3.9
日本	86.6	80.2	83.4	85.3	78.4	81.8	2.1	3.0
韩国	85.1	78.5	81.8	80.8	73.9	77.3	3.0	5.3
卢森堡	83.9	79.8	81.9	80.8	74.8	77.8	3.9	4.9
墨西哥	77.4	71.7	74.6	76.5	71.0	73.8	13.0	18.3
荷兰	83.2	79.5	81.4	81.0	76.3	78.7	3.8	4.8
新西兰	83.2	79.5	81.4	81.5	77.0	79.3	5.2	5.4
挪威	83.8	79.8	81.8	82.1	77.1	79.6	2.4	3.3
波兰	81.2	73.0	77.1	78.8	70.5	74.7	4.6	7.0

国家	出生预期寿命（岁）						婴儿死亡率（‰）	
	2013			2003			2013	2003
	女性	男性	合计	女性	男性	合计		
葡萄牙	84.0	77.6	80.8	80.8	74.2	77.5	2.9	4.1
斯洛伐克	80.1	72.9	76.5	77.7	69.8	73.8	5.5	7.9
斯洛文尼亚	83.6	77.2	80.4	80.3	72.5	76.4	2.9	4.0
西班牙	86.1	80.2	83.2	83.0	76.4	79.7	2.7	3.9
瑞典	83.8	80.2	82.0	82.5	78.0	80.3	2.7	3.1
瑞士	85.0	80.7	82.9	83.2	78.0	80.6	3.9	4.3
土耳其	79.4	73.7	76.6	74.4	70.2	72.3	10.8	25.6
英国	82.9	79.2	81.1	80.5	76.2	78.4	3.8	5.3
美国	81.2	76.4	78.8	79.6	74.5	77.1	6.1	6.8
巴西	78.6	71.3	75.0	75.1	67.4	71.3	12.3	23.5
中国	76.7	74.1	75.4	74.8	72.2	73.5	10.9	24.1
哥伦比亚	78.5	72.1	75.3	76.3	69.0	72.7	..	22.1
哥斯达黎加	82.2	77.8	80.0	80.6	75.9	78.2	8.4	9.4
印度	68.3	64.7	66.5	64.8	62.0	63.4	41.4	60.0
印度尼西亚	72.9	68.8	70.9	70.3	66.3	68.3	24.5	36.3
拉脱维亚	78.9	69.3	74.1	75.7	65.3	70.5	4.4	9.4
立陶宛	79.6	68.5	74.1	77.7	66.4	72.1	3.9	6.9
俄罗斯	76.3	65.1	70.7	71.9	58.5	65.2	8.2	12.3
南非	58.8	54.7	56.8	54.1	51.1	52.6	32.8	53.1

数据来源：OECD，OECD Health Data 2015，http://stats.oecd.org/，其中巴西、中国、哥伦比亚、哥斯达黎加、印度、印度尼西亚、拉脱维亚、立陶宛、俄罗斯、南非十国为非 OECD 国家，其余各国为 OECD 国家。

同世界其他发达国家一样，德国医疗保险同样面临着严峻的挑战。首先，医疗费用不断上涨，从卫生支出占 GDP 的比重看，近 50 年翻了一番，人均卫生支出也同样如此。而在反映社会福利支出的社会预算中，投入到医疗保健上的支出在近 50 年间增长了约 30 倍。但是近年来卫生费用增长得到了一定的遏制。其次，医疗费用的快速增长令政府、企业和个人均不堪重负,演变成为经济发展的制约因素。无论是雇主和雇员的保费缴纳也好,还是个人自费付款抑或政府的财政补贴也罢,大量的医疗费用支出必定要靠大量的投入来维持,而作为筹资者的各方均已经到了筹资的极限。最后,法定疾病保险的收支间存在大量缺口。法定疾病保险是自负盈亏的基金机构,在费用支出不断增长的压力下,必定要求保险收费总量能有所增长,但实际情况是,虽然盈余年份不少,但入不敷出的情况也不罕见。

五、经验启示:有序竞争,渐进改革

(一) 充分履行政府职责,加大政府对医疗保障的投入

在筹资方面,德国的社会保障制度开支已占 GDP 的 33.3％以上,而我国 2009 年社会保障制度开支仅占 GDP 的 6.6％。在德国,虽然疾病基金会的资金来源主要是参保人的供款,但当全国医疗基金面临财政赤字时,德国政府亦加大了对法定医疗保险的财政投入。2008 年联邦政府给法定医疗保险的资金补贴达 25 亿欧元,2009 年达 40 亿欧元,之后政府补贴逐年增加 15 亿欧元,直到 140 亿欧元。健康保障是一种风险分担制度,也是政府应尽的义务和责任。没有政府充当"守夜人"的角色,健康保障制度是无法实现保护功能的。我国二十多年来医改并不成功的实例表明,以牺牲民众的正当医疗需求和卫生资源配置严重失衡为代价来解决医疗成本问题是毫无效率的,并极大地损害了制度的公平性。因此,政府应充分发挥公共财政对医疗保险的扶持作用,同时减少对医疗服务管理的行政干涉,加强外部监督。

(二) 统一制度,分散管理,鼓励竞争

德国医疗保险管理实行统一制度、鼓励竞争的体制,投保人自由选择法定医疗保险或私人医疗保险。竞争机制促使每个医疗保险机构把努力为投保人提供一流服务放在首位。德国的自治管理模式充分体现了劳工与雇主的协作,大大减轻了政府管理卫生体系和权力集中的决策负担,使政府能够以一个独立的规制者、监管者的角色来监督医保法

规的有效执行。德国的疾病基金会在 20 世纪 90 年代初有 1 200 个之多，后来政府赋予参保人不受任何限制、自由选择基金会的权利，从而在疾病基金会之间引发了激烈的竞争。目前仅存的近 200 个基金会都是因为不断降低管理成本，提高运营效率才能在竞争中取胜的。因此，只有改变医保机构的部门属性，使其成为一个独立的第三部门，才能激发医保机构服务管理的积极性，也才能促使政府部门对医保机构的运作进行有效的监督。

（三）完善医疗机制，促进支付制度改革

在德国，医院和药房是分开的，药房不设在医院里。患者看病后，持医生开具的处方到街上任何一家药房买药，低收入者还可以申请免费取药。这一做法从法律和道德上规避了"以药养医"问题，促进了和谐的医患关系。我国应逐步取消以药补医机制，切断医院运行与药品销售的利益联系，降低药品价格。同时，采取增加财政补助、适当提高医疗服务价格等措施，完善公立医院财政补偿机制，规范医疗机构收支管理。在支付制度方面，德国从原先的总额预算下的项目付费、按平均床日付费方式，到目前实施的按病种分类支付方式，使医疗资源向更需要和更有效的方向得到利用。我国医疗改革过程中应认真地界定医院、城市社区公共卫生服务的财政供给范围和支出标准，并且以医疗保险为纽带，建立公共医疗救助制度，在不过多增加个人负担的前提下确定适当的医疗保障水平。

（四）渐进式改革，促进医疗保障制度平稳建设

德国健康保险体系的建立是渐进性的。1883 年的立法规定了具体的健康保险条文，包括最基本的服务包内容、疾病基金会的分类、基金会的管理，并将覆盖面扩展到工人的家庭成员。法律规定参加健康保险是工商业和手工业工人的义务。最重要的是，法律将原有的地区性的强制性参加保险原则扩大到了全德范围，这是一个历史性的而又是渐进性的变革。可跨地区参加保险不仅为实现全民覆盖打下了基础，而且还解决了日益增多的流动人口参加保险的问题。据估计，《健

康保险法》颁布后，德国的健康保险覆盖面从 5％ 上升到 10％。此后经过三次大的调整，覆盖了失业人群、生活无依靠者和退休人群。保险覆盖人群平稳增长，到 1975 年，法定健康保险覆盖人群达到 90％，其余人口几乎均参加了私立或其他的健康保险项目。德国的经验表明，保险制度在全国普及的过程不是一步到位的，而是逐步实现的。首先在有条件的地区，而后在特定人群实现跨区域参加保险，此后可通过横向扩展惠及其他人群，最终覆盖全国。渐进性的改革之所以可行，优点在于易于实施，给决策者足够的时间根据国民经济增长的速度来调整扩展覆盖面的步伐。因此，对中国而言，由于各地经济实力和管理体制等方面存在差异，建立统筹城乡、"人人享有"的医疗保险体系，不是简单的制度整合，而是一项涉及体制改革和机制创新的系统工程，不仅制度设计要符合经济社会发展实际，更重要的是筹资水平要适应城乡居民的经济承受能力，保险待遇要满足参保人群的基本医疗需求，从而保证各项制度的平稳过渡。

（五）医疗服务与管理平台的先期整合，促进医疗制度的一体化

德国经过 21 世纪两次大规模的医改，先后建立了风险结构补偿机制、转诊制、疾病管理计划、医疗服务中心、国家健康基金等制度，使医保基金管理由分散管理趋向于集中管理；医保经办服务由不同地区、不同疾病基金会的独立运行向统一标准、统一管理转变；医疗递送服务由医疗机构互相独立、各自为战地提供服务向有序合作、充分利用医疗资源转变。这些转变有利于维护制度内公平，降低管理成本，提高服务效率，并促进医疗服务一体化的实现。目前我国医疗保障体系还存在制度间待遇差异大、经办分散、转移接续困难、共济水平低、抗风险能力弱、管理成本高等问题。只有积极推动城乡各类医疗保险制度的有机整合才能真正体现社会保障"公平、公正、共享"原则。在对医保制度进行有机整合之前，政府应通过建立完善的医、保、患三方协调机制，统一网络平台来对医保经办机构与医疗服务机构进行统筹管理，从而进一步缩小各地医保服务质量与医疗水平的差异，并逐步向统一给付待遇标准靠拢，为医保的城乡整合奠定财务、组织与服务基础。

第三节　中国台湾地区

一、目标选择：全民互助，风险均摊

中国台湾地区为保障劳工生活、促进社会安定，首先于 1950 年开办劳工保险。劳工保险的被保险人为劳工，以所属事业单位或团体为投保单位；其次为保障公务人员的生活，于 1958 年实施公务人员保险；接着为增进农民福利、维护农民健康，于 1985 年试办农民健康保险。农民健康保险的被保险人为农民，并以其基层农会为投保单位。台湾基于保障劳工和公务人员生活、维护农民健康等目标，通过劳工保险、公务人员保险和农民健康保险等社会保险，到 1994 年底已纳入 57.08% 的人口，但仍存在管理混乱、财务收支严重不平衡、医生与病人勾结舞弊、同病不同收费、覆盖范围有限等问题。

随着经济增长和社会进步，财政支持能力不断增加，医疗卫生事业得到发展，以及人口结构老龄化的出现，使得医疗保健问题成为台湾社会福利需求的核心。为此，台湾基于"全民健保"和"健康为基本人权"的实行理念，并以解决因贫穷与疾病而引起的社会问题为宗旨，强调风险连带的自助、互助、他助等社会安全机制，于 1995 年综合劳工保险、公务人员保险和农民健康保险的医疗给付，建立单一体制的强制性全民社会健康保险制度，保障人人享有均等医疗服务的就医机会和健康权利。全民健保发展至今显著提升了民众就医的可及性和公平性；医疗费用控制得宜，行政成本只占健保医疗支出的 1.5%，民众总医疗保健支出仅占 GDP 的 6.9%，始终远低于 OECD 其他国家和地区；医疗给付项目周全，台湾民众满意度高达 88.6%。同时，台湾目前也正在进行二代健保制度的改革，2016 年补充保险费上限调整，股利、利息、租金及执行业务收入的补充保费由现行的新台币 5 000 元调高到新台币 20 000 元，估计 342 万人受惠。另外，通过强化咨询提供以提升医疗品质，平衡财务且提高服务购买效率，建立权责相符的健保组织体制，扩大社会多元化参与健保政策，以达到"健保永续经营和促进民众健康"的总目标。

二、制度架构：统合治理，有效衔接

在"全民健保、均等医疗和民众健康"的目标下，台湾建立单一的健康保险体制，设立"健保局"为保险人，统一承保业务，增进管理效率，实行统合主义的治理。随着政治及社会环境逐步走向多元主义，保险人、被保险人、投保单位、医疗服务机构等健保主体之间的权责关系相对明晰，基于全民健保契约的缔结、执行和监督，形成了社会多元参与的决策、执行、监督、保障等多元主义制度架构。

(一) 项目系统

全民健保建立之前，健康保险项目并非独立存在，而是混合在针对不同身份人群的社会保险里面的。台湾 1995 年以前实施了十多种医疗保障制度，1995 年成立"全民健康保险局"，并于同年 3 月正式开始实施全民健康保险，将原来的劳工保险、公务员保险、农民保险等多种保险统一为全民健康保险，形成了包含全民健康保险制度和私人医疗保险制度的医疗保障制度体系，但以全民健康保险制度为主体。根据《全民健康保险法》，除现役军人之外，台湾地区的所有居民都必须参加，并按规定缴纳医疗保险费，缴费率因职业、收入和家庭赡养人数的不同而不同，雇主和雇员的分担比例也不一样，政府补贴比例也不同。低收入人员以及农民等特殊群体的医疗保险费，全部由政府财政负责缴纳。公务员没有单独的医疗制度。1995 年台湾地区颁布的《全民健康保险法》，将健康保险从原有的各项保险制度中分离出来，合并成一个统一的全民健康保险系统。项目系统的整合依赖于组织上和财务上的双重独立，因此管理机构和财务体系的整合是改革中最基础的部分，而保险对象的整合与待遇上的接续是改革能否克服障碍顺利进行的关键。

(二) 组织架构

台湾当局从改革之初就考虑到了组织整合问题，"行政院"设立专门的规划小组来负责此事以避免部门间各自为政。1990 年将这一规划工作交给"行政院卫生署"则奠定了"卫生署"在健康体系中的管理地位,改变了劳保、公保、农保由三家机构分头主管的纷杂局面。"全民健保"1995年正式建立之后,"卫生署"顺理成章地成为台湾公共卫生和医疗等健康事务的最高主管机关,负责管理、指导与监督台湾的医疗行政事务,并与地方的"卫生局"合作。"卫生署"下属的"全民健康保险局""全民健康保险监理委员会""全民健康保险争议审议委员会""全民健保医疗费用协定委员会"等附属机构分别负责全民健保业务的管理、监督、争议审理和费用协定等具体工作(图7-3-1)。

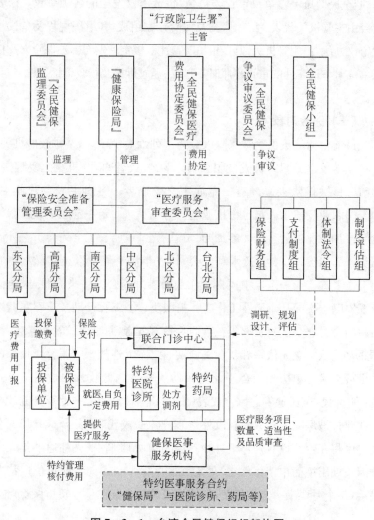

图7-3-1　台湾全民健保组织架构图

全民健康保险的经办执行机构是"行政院卫生署"下属的"健康保险局"。在"健保局"下,还设有台北、北区、中区、南区、高屏和东区6个分局,负责执行各项全民健保业务。"健保局"是全民健康保险的唯一保险人,结束了"信托局"和"劳工保险局"对公保与劳保分别承保的局面,从而统一了缴费率和待遇,同时也建立了台湾健保单一保险人的组织模式。

"卫生署"下属的"全民健康保险监理委员会"负责监理各项业务。该委员会由有关机关、被保险人、雇主、保险医事服务机构等代表及专家组成;其组织规程由主管机关拟订,报请行政院核定后发布。"卫生署"下属的"全民健康保险争议审议委员会"负责审议发生的各项争议。该委员会由主管机关代表、法学、医药及保险专家组成;其组织规程及争议事项审议办法,由主管机关拟订,报请"行政院"核定后发布。被保险人及投保单位对争议案件的审议不服时,可依法提起诉愿及行政诉讼。

(三) 保险对象

目前台湾健康保险被保险人分为下列六类:第一类:①政府机关、公私立学校之专职人员或公职人员。②公/民营事业、机构之受雇者。③前二目被保险人以外有一定雇主之受雇者。④雇主或自营业主。⑤专门职业及技术人员自行执业者。第二类:①无一定雇主或自营作业而参加职业工会者。②参加"海员总工会"或船长工会为会员之外雇船员。第三类:①农会及水利会会员,或年满十五岁以上实际从事农业工作者。②无一定雇主或自营作业而参加渔会为甲类会员,或年满十五岁以上实际从事渔业工作者。第四类:①应服役期及应召在营期间逾两个月之受征集及召集在营服兵役义务者、军事学校军费学生、经"国防部"认定之无依军眷及在领恤期间之军人遗族。②服替代役期间之役龄男子。第五类:合于社会救助法规定之低收入户成员。第六类:①荣民、荣民遗眷之家户代表(表7-3-1)。②第一款至第五款及本款前目被保险人及其眷属以外之家户户长或代表(表7-3-1)。全民健保将在台湾设有户籍者,除特殊情形(如服刑中、失踪达半年以上及因长期出境而申请停保者)外均强制参保。个人向投保单位申请参保后,每个月要缴一定的保费,有的投保单位全额或部分负担保险对象的保费。保费上缴到"健保局",而"健保局"会通过投保单位发给保险对象一张"全民健康保险卡",到医院凭卡就医。新制度将全体居民纳入统一的健康保险体系,采用统一的缴费率和医疗服务待遇,成功地将公保、劳保、农保的对象整合在一个系统内。

表7-3-1 全民健保保险对象分类及其投保单位

类别	保险对象		投保单位	负担比例(%)		
	本人	眷属		被保险人	投保单位	政府
第一类	公务人员、志愿役军人、公职人员	1. 配偶	所属机关、学校、公司、团体或个人	30	70	0
	私校教职员	2. 直系血亲尊亲属		30	35	35
	公民营事业、机构等有一定雇主的受雇者	3. 二亲等内直系血亲卑亲属未满20岁或满20岁无谋生能力或仍在学就读		30	60	10
	雇主、自营业主、专门职业及技术人员自行执业者			100	0	0
第二类	职业工会会员、外雇船员	同第一类眷属	所属的工会、船长工会、海员总工会	60	0	40

类别	保险对象		投保单位	负担比例（%）		
	本人	眷属		被保险人	投保单位	政府
第三类	农民、渔民、水利会员	同第一类眷属	农会、渔会、水利会	30	0	70
第四类	义务役军人、军校军费生、在恤遗眷	无	"国防部"指定之单位	0	0	100
	替代役役男	无	"内政部"指定之单位	0	0	100
第五类	合于社会求助法规定的低收入户成员	无	户籍地的乡（镇、市、区）公所	0	0	100
第六类	荣民、荣民遗眷家户代表	本人	户籍地的乡（镇、市、区）公所	0	0	100
		眷属		30	70	0
	一般家户户长或家户代表	本人及眷属		60	0	40

注：各类眷属及第六被保险人均为无职业者。

（四）制度衔接

首先，雇员、公务人员以及农民在原有制度中已被劳保、公保和农保覆盖，低收入户也已被低收入保险覆盖，因此主要新增的被保险人是老人和儿童，新制度采取眷属跟随主投保人共同投保的方式来覆盖这部分人口，基本不必新增投保渠道，延续原有的通过投保单位进行投保的方式即可。其次，原有的劳保、公保、农保和低收入户保险等是分割的不同的体系，缴费率和待遇并不一致，将其全部统一在全民健保里面之后，费率和待遇是统一的；但考虑到不同类别参保人的不同支付能力和合理的负担水平，新体系通过设定个人、单位以及政府的保费负担比率来调节个人负担的轻重,且与原有保险的负担差别不大,使得新旧制度在对保险对象的管理上衔接自然。对于领取社会救助的低收入者、荣民及其荣民遗属,政府100%全额负担保费;雇主和具有专业技能而从事自营职业的劳动者要个人全额承担保费;普通雇佣劳动者和雇主分担保费,政府给以补助。第三,由于组织结构的整合,"行政院卫生署"成为全民健保的主管机构,原有的社会保险三大主管机构直接将健康保险业务剥离出来转移给"卫生署"。第四,在这种公营单一社会保险制下,"健保局"是医疗卫生服务的垄断买方,原有的各医疗保险签约的定点医疗机构都重新和"健保局"签约,几乎全台湾的医疗机构都签约并成为健保特约医疗机构,被保险人的服务选择范围也随之扩大。

三、基本特征:覆盖面广,保护弱者

(一)制度覆盖面广,给付范围宽

健保法规定除服刑人员以外的台湾全体公民,均必须参加健康保险,民众对健保的满意度成为影响参保率的重要因素。2010年,全民健保的保险费率由4.55%调至5.17%,投保金额上限由13万元调至18万元,全民健保的整体满意度达到了88%的最高点。截至2014年底,台湾民众健保参保率达到了99.8%。为进一步提高民众参与健保的满意度,从而实现全民健保的全覆盖,2016年1月1日,健保的保险费率由2011年的4.91%调整为4.69%,补充保险费费率调降为1.91%,推估被保险人每人每月一般保险费平均减少26元、补充保险费减少23元,雇主负担保险费全年减少约73亿元。这种以法律形式强制规定的参保责任并辅之以相应措施,为实现"人人享有医疗保障"的目标提供了强有力的制度保证。健保给付范围包括了疾病、伤害、生育等医疗费用,还有居家照护、慢性精神病康复和预防保健等服务项目,对参保人给予了全方位的医疗和健康保障。

(二)弱势群体负担轻

在强制参保制度下,政府对无经济能力参保缴费的低收入家庭成

员给予大部分或全额资助。政府建立了重大疾病困难人群的互助制度，包括群体间的互助、个人今日与明日的自我互助乃至世代间的互助。政策设定参保人单次或年度累计个人负担最高限额，如同一疾病每次住院个人负担最高不超过 29 000 元新台币，年度累计最高不超过48 000元新台币。政府还实施扶助计划，2009 年 6 月修订《烟害防治法》，将烟品健康福利税由每包 10 元新台币提高至每包 20 元新台币，提取 4 元新台币作为弱势群体的医疗救助金；2009 年将福利彩票回馈金纳入"协助、弱势群体减轻就医负担计划"。"健保局"公布部分重大伤病病种，凡领取《重大伤病证明》的参保人，免予支付个人负担的医疗费用。

（三）人性化服务效率高

首先，居民就医方便、快捷。台湾健保现有特约医疗机构 18 640 家、特约居家照护机构 475 家、特约精神科社区复健机构 143 家、特约助产所 18 家、特约医事检验机构 198 家、特约物理治疗所 20 家、特约医事放射机构 8 家，参保人可自主选择特约医疗机构就医；还有特约药局 4 080 家，专为参保人提供售药服务和用药指导。其次，参保缴费途径多、操作简便。除由"健保局"及各地区业务组和联络办公室构建的三级服务管理网络外，还建立了多元化作业平台办理参保缴费业务。最后，医疗机构实行人本服务。在对病人医疗服务的全过程中，巨细之处均彰显出人本关怀。

（四）信息技术支撑能力强

利用电脑科技，针对支付标准、给付限制等政策规定，通过对医院申报的资料进行逻辑性审核，自动扣除不合理费用；在参保人的 IC 卡中，包括了持卡人基本信息及近期就医、检查记录，避免重复检查和重复用药，从而有效地防止了资源浪费及费用增长。由于信息系统的支持，不仅提高了监控效率，还大幅度减轻了人工负荷和管理成本。

（五）宣传辅导工作到位

"健保局"及其分局在其网站上开辟有《医疗品质资讯》《各总、额医疗品质指标查询《医疗品质全披露》等健保宣传栏目,供民众浏览查询。还通过邮寄、家访和发放宣传单等形式,传播健保法规及操作要领。此外,还利用社会资源(包括"卫生局"之公共卫生系统、社政系统、退辅会系统及病友团体志工以及特约药局等)全方位开展健保政策的宣传辅导工作。

四、保障效应:可及性高,普适公平

1995 年起实施的全民健康保险是台湾地区社会福利与卫生政策发展上重要的里程碑。历经多年的规划,现今全民健康保险整合了以往 13 余种独立的健康保险种类,并扩大保险对象到所有民众。自全民健康保险制度实施以来,台湾地区民众的健康可说是受到公平照护,民众利用率日益提高,并对重大伤病、偏远地区、弱势族群、妇幼及老年人加强了照护,提高了民众就医的可及性和医疗保健服务的普及性,这也成为多年来全民健康保险主要的保障效应。

首先,降低了民众就医的经济障碍。全民健保本着"全民互助、风险分摊"的理念,使所有人在全民健保制度下都能获得基本的医疗照护。目前除了受刑人以外,全民都已纳保,截至 2014 年底,台湾民众健保参保率达到 99.8%,基本实现全覆盖,几乎所有民众享有健康保险的保障;不仅降低了民众就医上的经济障碍,也让那些特别需要医疗照护的儿童和老人得到价格低廉的医疗照护服务。此外,为了解决贫困和重症家庭由于昂贵费用所带来的经济困境,台湾地区免除了重大伤病民众的部分负担。根据"健保局"报告指出,健保开办当年,高、低收入家庭住院就诊率差距缩小,门诊就诊率也上升至八成以上。

第二,医疗给付项目范围更广。台湾地区就医支付范围人人相同,实行就医自付部分负担(未实施自费额)。健保签约的医疗院所健保率占台湾地区所有医疗院所的 93%,牙医、中医、西医基层、医院实施总额预付,以同病、同品质、同酬(即论量计酬)为主,搭配多元支付方式。全民健保给付的范围在《全民健康保险法》中有明文规定,保险对象发生疾病、伤害或生育事故时,应由保险医事机构提供门诊或住院诊疗的服务，除非是《全民健康保险法》明文不给付者，如美容外科手术、成药、假牙、指定医师，或其他经主管机关公告不给付之诊疗服务及药品等。"健保局"也由 2009 年 1 月起，扩大给付 23 项重症医疗技术，包括帕金森症评估检查、癌症病人光动力及冷冻治疗、心脏移植的心室辅助装置、前列腺检查等。过去民众须自费花数万至数十万元的重大手术均纳入健保给付，预计将会有 58 万病患受惠，健保一年支出增加 3.4 亿元。另外，为提升儿童就医品质，医院及诊所儿童门诊诊查费加成 2%，给付对象由 2 岁放宽至 3 岁以下①。

第三，民众保费负担较低。全民健保为了让弱势群体享有公平的医疗照护权利，除了要确保无人因为贫穷而无法获得所需的医疗服务外，还尽可能地降低医疗费用占低收入家庭支出的比例，以调和弱势群体立足的不公平。全民健康保险实施后，基于所有人都有义务加入全民健康保险共同分担风险的原则，采用累进式费率，使高收入家庭负担较多的保费，加上由政府与雇佣者共同负担低收入者大部分的全民健保费用，使得全民健保的费用支出占低收入家庭支出的比例大幅减少。

第四，加强医疗保障制度的公平性与可及性。全民健保制度并未限制民众就医的地点，民众可以自由选择就医的医疗院所。在"健保局"持续宣传引导下，截至 2012 年 11 月底，特约医疗院所共 18 518 家（西医医院 484 家，西医诊所 9 424 家，中医医院 21 家，中医诊所 2 558 家，牙医诊所 6 031 家），几乎达到了"一卡在手，走遍台湾"的医疗普及率。除此之外，如果民众在出境旅游时发生意外需在当地接受紧急伤病医疗，可凭当地医院开出的有效发票，回台后享有核退健保医疗费用的权利。同时，对于保障偏远地区民众的就医权利，"健保局"于 1999 年 11 月起推动办理"山地离岛地区医疗给付效益提升计划"（IDS 计划），以弹性的给付为诱因，导入乡外健保医疗资源，协调整合医疗院所及山地离岛地区卫生所，共组医疗合作团队，以分工合作的方式及责任制度的观念，全面改善山地离岛地区的整体健保医疗服务品质。目前全台湾地区 48 个山地离岛乡，均已纳入 IDS 计划中，有 20 多家特约医

---

① 详见"健保局"，2008 年全民健康保险简介. 台北："健康保险局"，2008.

院投入支持当地医疗服务,提供定点门诊、24小时急诊及夜间门诊诊疗、专科诊疗(如眼科、妇产科、牙科等)、巡回医疗服务等,并提供转诊后续服务,其中包含居家照护、预防保健、卫生教育等服务,受惠民众40万以上。民众对IDS医疗服务的满意度也高达88%,保障效应极为显著。

五、经验启示:立法先行,协调发展

(一) 立法先行

要建立统一的全民医保体系,首先须实现医保覆盖全民,所以医保扩面是最基本的步骤。1995年台湾地区颁布《全民健康保险法》,一次性把全体民众纳入全民医疗保险体系,"健保局"的征缴工作细致到人头,有未缴费的居民,他们则会亲自询问,自法律颁布一个多月内就有90%居民入保,制度稳定后便有着98.5%的高征缴比例,坏账率只有1.5%。台湾通过立法将全民健康保险作为一项强制性社会保险来实施,保证了政策执行力度,而通过强制扩面使得健康保险在全民推行,也为政策的统一提供了条件。

(二) 财政补贴保障制度实行

台湾全民健康保险的资金来源,政府占25%,民间机构占37%,民众占38%,政府为低收入户(占总人口1%)支付100%的保费,并为贫穷边缘民众提供无息贷款。[①] 政府为穷人充当最后的出资人,才能同时实现费率和待遇统一化和负担比例差别化,为贫困居民参与全民健保计划提供了可能,从经济上保障了制度的全面覆盖和体系的统一管理。

---

① Tsung-Mei Cheng. Lessons from Taiwan's Universal National Health Insurance: A Conversation with Taiwan's Health Minister Ching-Chuan Yeh [J]. *Health Affairs*, 2009,28(4): 1035 - 1044.

(三) 医疗保险制度改革从医疗供给方进行改革,对定点医疗机构实行总额预算制

台湾在实行"全民健保制度"之初,出现了类似于大陆医疗改革的情形,即个人和政府承担的医疗费用急剧攀升,基金收支难以平衡。为改革这种情况,台湾当局实行经费总额预算制,将定点医疗机构医疗费用的预算控制在合理范围内;减少其过度使用医疗资源的动机。[①]

(四) 充分考虑各方利益,让广大民众分享经济增长的成果

台湾健康保障制度的城乡建设起步基本具有平衡性,没有突出的偏向城镇而忽略农村,而且在发展中一直基本做到统筹兼顾。此外,台湾的劳工没有城镇职工和农民工的概念。不论是农业主、企业主、商业主,只要是雇用劳工的个人或单位,均为雇主;不论是从事农业生产,还是在工业生产或商贸服务领域工作的人,都是雇员,均平等地享受劳工保险条例的福利保障政策。因此,建立全民均受益医疗保障制度不仅仅是卫生系统或社会保障系统内部的问题,而是要放在社会大环境中,只有缩小城乡收入差距,模糊城乡身份界限,才能为全民医保做好制度铺垫,从根本上解决"统筹"的问题。

(五) 循序渐进,完善医疗保险信息系统建设

台湾拥有比较完备的卫生信息系统。患者就诊需携带健保 IC 卡,其中存有患者的数据信息。而台湾所有的医疗服务提供者都是依据他们自己院所内部的电子病历以电子申请支付,所以保险人可以对病人和医疗服务提供者同时做详细的档案分析。对健康服务提供者来讲,院内电子病历提高了管理效率和服务质量;对保险人来讲,"健保局"可以通过其卫生信息系统很快知道任何有关病人的信息,以及有关医疗服务提供者的一切数据,从而便于监督。保险人拥有完整的按病人收入水平、居住地区、门诊号码、住院号码等分类的医疗数据文件,几乎可

---

① 宋斌文. 我国台湾地区医疗健康保障制度的演进及启示[J]. 台湾研究,2005(4): 49—53.

以实时监控卫生医疗系统的情况。[①] 该系统为评鉴医院提供了有效的信息平台。

第四节　经验借鉴

基于我国经济基础相对较弱、地区差异较大、医疗保障制度的改革和经济转轨等基本国情,考虑到医疗保健、医疗保险市场存在大量公共产品、道德风险等导致"市场失灵"的特殊性,需要针对我国的医疗保障制度改革,综合借鉴、学习各类健康保障实践模式的经验教训,进一步有效推进医疗保障制度改革进程。

健康保障的发展实践经验都表明,在国民健康保障制度构建和实现的过程中,需要以"维护社会公平、保障均等受益"为基本目标。例如在健康保障制度覆盖对象的扩张上,追求互助共济和社会公平,逐步实现全覆盖。从健康保障制度扩张的规律来看,最先以重点产业劳动者为对象,其次是其他部门的劳动者,最后是自营业者。最早建立社会医疗保险制度的德国在覆盖人群的扩张上便是如此,目前已将社会医疗保险覆盖到90%的人口。而包括中国台湾地区在内的东亚"后发工业化地区",也重复了上述的扩张方式。[②] 特别是近十年来台湾地区的再分配型福利制度表现出快速发展的趋势,成立了强化再分配因素的单一保险机构方式的医疗保险制度,在社会公平的目标下逐步将职工医疗保险扩展到家属、自营业者和非就业者,实现了全民健保。英国也在经济危机之后更加强调福利的普遍性,市民社会和政府成为福利领域中的战略行为人。另外,在医疗保险制度整合方面,各国都在逐步走向统一。例如,英国将全国的医疗保健服务供给归纳为统一的三级供给

① Tsung-Mei Cheng. Lessons from Taiwan's Universal National Health Insurance: A Conversation with Taiwan's Health Minister Ching-Chuan Yeh [J]. *Health Affairs*, 2009,28(4): 1035 - 1044.

② Pierson C. [*Late Industrializers and the Development of the Welfare State in T. Mkandawire, Social Policy in a Development Context*] [M]. England: Palgrave Macmillan, 2004: 223 - 232.

体制;德国将各类疾病基金会整合为统一的"国家健康基金会";中国台湾地区综合劳工保险、公务人员保险和农民健康保险的医疗给付,建立单一体制的强制性全民健康保险制度。总之,英国、德国和中国台湾地区基于社会公平的理念,加大政府财政投入,使得民众以较低的经济负担获得均等的医疗保障,通过国民健康保障制度向民众提供基本的医疗服务,保障民众享有均等的医疗保障和健康权利。世界卫生组织在2017年发布的《全民健康覆盖情况追踪:2017年全球监测报告》中表示,健康政策的干预要以促进公平为目标,否则为达到全民健康覆盖所付出的努力可能会使社会中最优势的群体获益同时使弱势群体受损,从而在健康服务覆盖的全国平均水平提高的同时不平等程度可能也会恶化。[①]

迄今为止的我国大陆医疗保障制度改革(包括医疗保险、医疗保健提供和医药供给等),在制度设计上缺乏总体思维,始终作为经济体制改革的附庸,依附和滞后于经济制度改革,使得本应作为社会震荡"稳定器"的医疗保障制度本身就成为一个需要稳定的对象,公平性与可及性很差。如何通过制度之间的整合衔接实现群体之间的社会公平和均等受益,是目前迫切需要解决的问题。综合英国、德国和中国台湾地区以"均等受益"为目标理念实行的医疗健康保障制度的实践经验,要求我国在今后的改革中应该提纲挈领,紧紧抓住"提高健康水平"和"促进均等受益"的最终目标,从大医疗保障(或大卫生)范围出发,充分、合理利用现有的有限资源,有轻重地予以促进,以达到事半功倍的效果。同时,在以后出台的改革步骤设计中,应该充分考虑医疗保健和医疗保险市场的特殊性,顾及需方诱导、逆向选择、道德风险等副作用,遵循经济规律,充分发挥市场的作用,真正实现健康保障制度的受益均等化。

本章通过对英国、德国及中国台湾地区健康保障制度运行情况的概览比较,为我国大陆国民健康保障均等受益的实现提供有益的经验

---

① World Health Organization and International Bank for Reconstruction and Development / The World Bank. Tracking universal health coverage: 2017 global monitoring report[R]. 2017.

借鉴。英国树立了"国家负责、全民保障"的制度目标,构建了"集中管理、分级递送"的制度架构,以"全面覆盖、普遍公正"为制度特征,最终产生了"负担较低、效率不足"的保障效应;德国则树立了"团结互助、多方参与"的制度目标,构建了"公私竞争、管办分离"的制度架构,以"自治管理、分权经营"为制度特征,产生了"绩效较高、均等受益"的保障效应;而我国的台湾地区树立了"全民互助、风险均摊"的制度目标,构建了"统合治理、有效衔接"的制度架构,以"覆盖面广、保护弱者"为制度特征,产生了"可及性高、普适公平"的保障效应。这些发展实践经验表明,在国民健康保障制度构建和均等受益实现过程中,需要以"维护社会公平、保障均等受益"为基本目标,并加大政府财政投入,使得民众以较低的经济负担获得均等的医疗保障,通过国民健康保障制度向民众提供基本的医疗服务,保障民众享有均等的医疗保障和健康权利。

第八章

共生共识共建共治共享健康保障

健康保障均等受益是一个在健康风险冲击下，基于健康风险的共生，凝聚健康需求的共识，通过公共卫生、医疗保障、医疗服务和药品供应等环节的健康共建共治，最终实现健康保障全民共享的过程。基于现状评估、机制分析、实证研究以及经验借鉴，国民健康保障均等受益需要明确总体目标，客观研判目前的主要障碍，进而提出其实现路径，并细化其实施措施，分析其服务保障及支撑条件。

一、总体目标

国民健康均等受益是国民健康保障的最终目标，即无论缴费水平高低，人人享受相同水平的医疗保障和医疗服务，"同病同待遇"。均等受益有助于消除城市和乡村不同身份人群在医疗资源使用、保障待遇享有等方面的差异，符合社会医疗保险的公平原则，有利于城乡居民平等享有医疗保障和健康服务。在全民医保背景下，短期内，需要维持筹资和受益的权利义务关系，保持合理的待遇差距。例如根据职工、居民和农民的不同医疗需求，分别确定医保偿付重点，平衡群体之间的制度利益诉求，维持制度持续供款动力；长期内，逐步拉近报销比例，合理设计人群健康服务包,确保人人受益,逐步实现基本医疗卫生服务均等化,在全社会建立公平合理的人群健康责任分担机制,最终实现"人人公平均等享有健康保障"和改善提升国民健康水平的目标。总之,均等受益是在健康导向下,通过完善偿付机制和提供人群基本健康服务包而实现的。

国民健康保障均等受益的具体目标主要包括两个方面。一是实现健康保障的公平可及。健康保障的可及性被视为人的一项基本权利,无论个人是否购买得起,都应享有必需的健康保障。医学领域的"希波克拉底誓言"明确提出医学发展的目的就是为病人解除痛苦;Culyer[1]也认为,普通医疗领域存在的外部效应来自人类对于群体之间的医疗服务消费和健康状况非常关心,由此导致这些因素进入自己的效用函数中,产生一种相互依赖作用的外部效应。从这个角度看,国民健康保障均等受益的提出主要是为了解决社会公平问题,需要公共政策促进健康保障的平等可及。二是实现健康服务供给中公平与效率的统一。公平与效率之间存在着互为条件、相互制约、相互促进的关系。效率往往决定着公平,公平对效率具有反作用。一般而言,提高效率是实现公平的物质基础和前提[2]。缺乏效率的公平是难以维持的,低效率所产生的高成本会带来更多资源的浪费,必然从另一方面损害公平。如英国的国家卫生保健系统,虽然从很多方面体现了健康服务的公平性,但在一些具体环节上出现了资源浪费、效率低下的现象,如病人为了减少排队时间向医生行贿,在一定程度上损害了公平。另一方面,实现公平又可以促进效率的提高。城乡居民在享受健康保障上的差距,不能促进健康保障事业的发展,无法真正提高健康保障制度的效率。公平和效率的统一要求我国的健康保障体制既要维护健康保障的公益性,促进公平公正,也要注重发挥市场机制作用,促进有序竞争机制的形成,提高健康保障的运行效率和服务水平质量,满足人民群众多层次、多样化的健康保障需求。

① Culyer AJ, Simpson H. Externality Models and Health:A Ruckblick over the last Twenty Years [J]. *Economic Record*, 1980(56):222-230.
② 孟庆跃,严非.中国城市卫生服务公平与效率评价研究[M].济南:山东大学出版社,2005:138.

二、主要障碍

就我国现状来看,健康保障的均等受益还存在着诸多的问题,尤其在城乡之间、区域之间、人群之间的差异性较为明显,要想最终实现全民的均等化受益就必须要认清现实可能存在的风险与威胁,只有在实现的过程中有效地规避才能够取得最终的成效。基于现阶段我国的客观现实,可将实现国民健康保障均等受益的阻碍性因素归结为以下四个方面。

第一,城乡之间二元结构难以有效统筹城乡医疗卫生资源。就我国的现实情况来看,受到国家前期宏观政策(重工轻农)等方面的影响,我国城乡二元分割的经济和社会体制较为典型,客观表现在经济水平、市政建设、管理水平等各个方面的差距。尤其是经济收入上的差异会直接导致医疗卫生服务在公平性、可及性以及费用负担方面的二元失衡现象,具体表现在医疗机构的分布、医疗从业人员的分布、服务的实际利用率等各个方面。也就是说,目前城乡的二元结构使得城乡之间的差异明显,难以对公共的卫生资源形成有效的统筹与利用,最终会直接影响健康保障的均等化受益。

第二,医保政策的分立难以实现制度的有效补充与风险共担。在我国现行的制度框架中,城镇职工医疗保险、城镇居民医疗保险以及新型农村合作医疗保险在参保对象、筹资机制、补偿机制、统筹层次、经办服务等方面相互分割,形成了分立的态势,给整个健康保障制度的发展带来不利的影响。(1)筹资机制与社会发展不相适应。现行的制度,尤其是城镇居民医保和新农合的筹资过于依赖个人缴费和国家筹资,其中个人缴费几乎是静止的状态,无法随着经济增长的变化而调整,这会在一定程度上降低基金的保障水平。(2)制度的统筹层次较低。目前三种制度的统筹层级基本上都集中在市县层级,这不仅会降低基金抵御风险的能力,还存在一定的制度壁垒阻碍基金的转移接续。(3)政府的职责尚未理顺。在现行的管理部门设定中,人社部门和卫生部门分管不同的医保制度,这种分割的管理状态会造成人员和设备的重复建设、统计口径的不一致等问题，难以推进制度的统筹。综上，制度之间的差异化设计以及制度内部的矛盾使得整个健康保障制度难以对每个参保者提供均等化的服务，在一定程度上加大了目前的不均等现象。这不仅不利于整个健康保障制度的良性发展，还可能损害整个社会群体在健康权上的平等性。

第三，医疗信息不对称的规避不力难以约束医患合谋及医药勾结。对于医疗机构来讲，由于技术壁垒、信息公开有限等方面的限制，无论是对于消费者还是药商而言都拥有信息优势，这种信息的不对称会直接影响医疗卫生的费用和质量。一方面，从医患关系来讲，医疗机构基于服务的技术性和专业性在诊疗上具有极大的决策权，诊疗费用与医院的效益及医生的收益相挂钩，使得医生倾向于"过度医疗""开大药方"等行为。患者由于是第三方支付，一定程度上削弱了药品价格弹性，也愿意听从医生建议，形成了医患合谋，再加上监管长期缺位，导致医疗基金的浪费和医疗资源的无效利用。另一方面，从医药关系来讲，在目前我国药品生产和流通企业重复建设及缺少创新性的背景下，医疗机构在整个行业链中拥有强大的议价能力，使得部分企业为了销售药品或成为流通企业，在加大广告宣传的同时向医生和医院提供回扣，形成医药勾结，最终由病患买单。在这个过程中，相关的政府机构由于职责划分不清和职能交叉，经常出现推诿和不负责的现象，难以实现有效的监管和遏制。因此，基于医疗信息不对称的规避和监督不力会进一步地抬高医疗卫生费用的价格，损害其准公共性，进而增大诊疗负担，加大不同经济收入群体之间的差异，损害健康保障的均等受益。

第四，基层医疗机构和全科医生制度发展缓慢难以形成双向转诊。我国目前的基层医疗机构无论是医院数量、医疗设备等硬件设施还是医疗服务从业人员的数量、技术水平等软件配备上都存在着明显的不足，难以发挥基层医疗机构应有的作用。由于基层医疗机构的数量和质量的限制，失去了三级医疗机构设计中的基础作用，难以自发地由医疗机构确定转诊制度，而往往是由患者自行选择向上一级的医疗机构寻求诊疗意见，由上一级的医疗单位实现转诊并额外支付一笔费用。虽然对于个体而言是不难接受的，但乘以上亿次的全国诊疗人数，就会最终造成整个卫生资源和费用的浪费,使得名医"大材小用",出现个体理性与集体不理性的"囚徒困境"。另外,基层医疗机构的发展困境还会在一定程度上限制全科医生制度的发展,使得基层医疗机构及相关医疗人员无法充分发挥"守门人"作用。[①] 由于当前医疗机构的薪酬水平、发展空间等各方面的限制,难以聘请到全面的医疗人才,也难以为目前的人员提供进修和发展的机会,这在一定程度上限制了全科医生制度的推广,也使得基层医疗机构陷入了恶性的循环过程。若缺乏有效的制度和政策支持,可能最终会加剧医疗资源分配的不均等化程度。

三、实现路径

国民健康保障均等受益的实现路径在于制度架构统一化、基本待遇均等化、受益对象国民化、管理体制垂直化、经办服务一体化、健康服务公平化和受益链条全程化等方面,其中制度架构统一化是主要内容,基本待遇均等化是核心目标,受益对象国民化是根本理念,管理体制垂直化是重要保障,经办服务一体化是基础平台,健康服务公平化是有效途径,受益链条全程化是基本手段。[②]

(一)制度架构统一化

制度架构统一化是实现国民健康保障均等受益的主要内容,这需要建立统一的公平持续、均等受益的国民健康保障制度。目前基本医疗保险政策的制定需要走向统一,实现制度的均衡发展,从而为最终实现统一的医疗保障制度并向国民健康保障制度转型奠定基础。制度设计是实现全民医保转型和均等受益的关键,实现我国医疗保障制度架构统一化的路径可从以下几个方面考虑。

首先,研究并出台具体操作办法,推进城乡居民基本医疗保险的合

[①] 即指人们按照自己的意愿登记成为某些全科医生或医疗机构的注册服务人群,注册时以某种方式支付一定的费用,得病后要首先到其注册处治疗,若此时无法治疗则由该处负责转诊到更高级别的医疗机构。

[②] 翟绍果,仇雨临. 医保城乡统筹的实现路径[J]. 中国社会保障,2014(6):77—79.

并工作从制度规定到实践统一的落实。还可以加快促进我国城镇化的发展。目前,虽然中央明确出台文件将城乡分立运行的城镇居民医保和新型农村合作医疗合并为统一的城乡居民医保,各省也出台了相关合并的政策规定,但实践中落实仍与制度规定存在差距。统一的城乡居民医保制度能够促进参保人常住地和参保地的结合,保障城乡居民参保权益。适时启动城乡居民医保与城镇职工医保整合衔接,最终实现国民均等受益的统一的基本医疗保障制度。

其次,建立基本医疗保险门诊统筹。随着我国疾病谱的变化和医疗费用的上涨,人们门诊医疗支出也越来越多,家庭负担越来越重。门诊统筹是全民医保发展的关键路径,通过基本医疗保险的门诊统筹,不仅能提高国民医疗保障水平,增强其抵御疾病风险的能力,而且有利于实现"重预防"的制度转型目标,减少疾病发生的风险,降低疾病发生后的损失。要实现基本医疗保险的均等受益,门诊统筹制度应该覆盖到全部统筹区域,发挥基本医保制度既保大病又保小病的双重功能,切实减轻患者的疾病经济负担,并促进医保制度目标从重事后医疗服务向事前疾病预防转变。

再次,落实医疗保险关系转移接续。随着人员流动的日趋频繁,医疗保险关系转移接续问题越来越突出。目前需要尽快出台医疗保险关系转移接续具体实施办法,以便捷、可及为目标,避免参保群体由于地域流动而带来的医疗保险权益损失,并确保其医疗保险关系和待遇的衔接与持续。

最后,促进全民医保向健康保障转型。从医疗保险到健康保障是未来发展的目标与方向。我国医疗保障制度建设与发展的目标就是要通过对现行制度的有机整合,从城乡分割的三元制度变成城乡融合的二元制度,再发展成区域性的统一国民医疗保险制度,最终建立起全国统一的国民健康保障制度,确保实现人人"公平均等享有健康"的目标,不断提高国民健康水平。建立健全统一的公平可及的健康保障体系,是我国基本医疗保险发展的未来方向。更重要的是,拓宽医疗保障范围的外延,提供疾病预防、健康教育等广泛性的健康保障服务,逐步实现从治疗疾病向预防疾病转化,实现健康保障公平效率、均等受益的目标。

（二）基本待遇均等化

基本待遇均等化是实现国民健康保障均等受益的核心目标，这需要"同病同待遇"。国民健康保障均等受益就是要消除城乡居民医保待遇上的不公平，实现"同病同待遇"。"病有所医"是健康保障制度的基本目标，维持、改善和增进健康是健康保障制度的根本目标。健康是一项基本的人权，实现人人公平地享有健康，需要基本待遇的均等化作为保障。基本待遇均等化能保障国民基本医疗服务需求，免除疾病恐惧，实现社会竞争的公平。同时支付待遇的一致是实现国民健康保障均等受益的关键因素。目前基本医疗保险制度的整合，其中一个重要的目标就是逐渐缩小城乡居民的医保待遇差距，直到实现基本医保待遇统一。在少数经济发达的地区，城乡居民收入水平较高，地方财政又非常充裕，可以为城乡居民提供高额的补贴，从而保证城乡居民享有较高甚至与城镇职工相同的医保待遇。但在我国的绝大部分地区，城镇居民与农村居民在收入水平上还存在较大差距，同时地方财力非常有限，短期内无法实现缴费水平与医保待遇的统一。对此，可以先建立多档次的筹资机制作为过渡方式，使参保居民缴费标准与待遇享受水平挂钩，由参保居民根据自己的经济实力和意愿自由选择参保档次。随着城乡居民收入水平的提高，再逐步实现职工医保与城乡居民医保缴费水平和待遇水平的对接，最终走向医保制度的基本待遇均等化，实现"同病同待遇"。

（三）受益对象国民化

受益对象国民化是实现国民健康保障均等受益的根本理念，这需要参保登记全民化，全体国民公平享有健康保障。随着基本医疗保险制度的全覆盖，参保登记走向全民成为必然趋势，这也是国民健康保障均等受益的首要前提。统计数据显示：2016 年末我国城镇化率达57.35％；参加基本医疗保险人数 7.4 亿，其中职工医保 2.95 亿人，居民医保 4.49 亿人；2015 年末参加新农合人数 6.7 亿人——我国基本实现了全民医保。随着城镇化的快速推进，医保关系转移接续日趋频繁，基本医保城乡统筹越来越紧迫。为此,人社部于2014年2月底启动全民参保登记计划,到2017年底前全面完成全国所有符合条件的群体参加城乡五项基本社会保险的基本信息登记,形成统一的基础数据库和每个人唯一的社保标识。这不仅能减少重复参保人数,节约财政补贴支出,如2012年我国多达12个省份出现参加三大保险(新农合、城居保和城职保)人数超过当地总人口数的情况,造成了财政的浪费;而且也方便流动人口医保关系的携带及在不同制度之间的转移接续,维护其医疗保障权益,促进其合理、有序流动,推动我国城镇化的发展。

在健康权面前人人平等,全体国民均能公平享有健康保障是健康保障制度发展的理念目标,特别是重视弱势群体的健康保障,是体现健康保障均等受益理念的关键。当前健康保障制度的不均等现象,最重要的是贫困阶层和弱势群体看不起病,健康权益得不到应有保护。如果贫困阶层和弱势群体的健康保障问题得到改善,整个社会健康保障的均等受益水平也就得到大幅提升。随着收入分配差距的扩大,农民工、残障人士、失业人员、困难企业下岗人员等规模庞大的弱势群体已经引起广泛关注,他们当中很大一部分甚至可能无力参加医疗保险,需要政府从维护底线公平出发进行直接的参保资助。另外,通过对镇江、东莞、成都、神木、银川等地的实地调研可以发现,不同地区的健康保障水平差异很大。我国地区差距、居民收入差距不断加大的现实表明,仅仅依靠缴费和待遇政策向弱势群体的倾斜来缩小不同地区、不同群体间的健康保障水平差异,既不切实际也容易给医保统筹基金造成过大压力。因此,必须依靠政府的财政支持,强化政府在筹资中的责任,进一步加大对贫困地区和低收入人群的财政倾斜。随着新医改的深入,政府应当合理调整财政性公共卫生事业投入的方向和结构,重点资助弱势群体参加医疗保险,逐渐建立起弱势群体医保专项资助机制。资助弱势群体参加全民健康保障计划,提高医疗卫生资源的可及性和公平性,是政府应承担的责任,也是实现社会公平的重要方面①。财政资金不仅要重点普惠性地资助低收入退休人员参加社会医疗保险,更要专项额外资助弱势群体,将这一部分最需要保障的群体纳入国民健康保障的安全网,从而实现全体国民公平享有健康保障。

(四) 管理体制垂直化

管理体制垂直化是实现国民健康保障均等受益的重要保障,这需要统一管理体制与提高统筹层次。目前首先需要城乡医疗保险制度管理体制的一体化和信息网络的平台化。在健康管理链条上,健康保障资源的优化配置和管理环节的整合统一,将会促进城乡居民健康保障效益的提高。管理体制垂直化要求医疗保险制度整体运行中按照制度本身规律运作,减少同级政府及部门对其的行政干预,防止出现挪用医保基金进而损害参保人利益的现象。2018 年的机构改革方案提出组建国家医疗保障局。即"将人力资源和社会保障部的城镇职工和城镇居民基本医疗保险、生育保险职责,国家卫生和计划生育委员会的新型农村合作医疗职责,国家发展和改革委员会的药品和医疗服务价格管理职责,民政部的医疗救助职责整合,组建国家医疗保障局,作为国务院直属机构"。针对目前多头管理、分散乏力的基金管理机构与监管体制,通过设立国家医疗保障局这一单一的管理主体,负责新农合、城居保和城职保,实现医疗保险制度管理体制的统一,这一措施将多种管理体制及隶属不同部门的基金管理机构,归并调整为政府统一的专业的管理体制与机构,能够在很大程度上改变政出多门、相互分割、信息不畅、管理混乱的局面,结束医疗保障由多个部门分头管理的历史,解决"龙多难治水"的问题,降低医疗保险管理难度,避免重复建设和社会资源的浪费,从而节约行政运行成本,提高工作效率。此外,通过对分散的医疗救助、药品与医疗服务价格管理等资源的整合,也是对医疗救助与基本医保的衔接、医保对医药和医疗服务的调节等职能的优化。同

---

① 申曙光,彭浩然. 全民医保的实现路径——基于公平角度的分析[J]. 中国人民大学学报,2009(2):18—23.

时,建立城乡一体化的医疗保障信息网络平台,解决异地安置退休人员异地就医结算问题,以及农民工等流动就业人员基本医疗保障关系跨制度、跨地区转移接续问题。这一方面有利于医疗保障体系的统筹安排和协调推进,另一方面能减少制度管理及运行成本。进一步理顺国民健康保障均等受益的管理体制,可以借鉴国际有益经验与做法,探索并试行适合我国国情的、独特的社会医保管理体制和管理模式,促使管理体制往专业化、社会化与一体化和以纵向为主的方向发展,提升管理水平。

为了缩小不同地区之间的健康保障水平差异,增强健康保障的均等化程度,逐步提高管理与统筹层次是必然选择。目前,我国社会医疗保险三大制度的统筹层次总体上还处于较低的水平。其中,城镇职工基本医疗保险成立之初规定"原则上以地级以上行政区(包括地、市、州、盟)为统筹单位,也可以县(市)为统筹单位";新型农村合作医疗规定"一般采取以县(市)为单位进行统筹。条件不具备的地方,在起步阶段也可采取以乡(镇)为单位进行统筹,逐步向县(市)统筹过渡";城镇居民基本医疗保险虽然没有对统筹层次作出明确规定,但是在试点之初各地一般采取的仍然是与新农合类似的县(市)级统筹,合并后的城乡居民医保制度原则上实行市(地)级统筹。这种较低统筹层次造成全国各地的具体制度规定各异,往往造成发达地区"低缴费、高待遇",而落后地区"高缴费、低待遇"现象,形成地区之间筹资负担与待遇水平的不公平。同时,统筹层次低,使资金总量较少,共济能力弱,不利于在更大范围内分散风险,也直接影响健康保障水平的总体提高。因此,要提高管理与统筹层次,需要首先确定实现地市级统筹区域并向省级统筹区域过渡的基金统筹和统一管理。考虑到不同医疗保险制度统筹层次参差不齐,各地区发展水平的不平衡及对健康保障制度需求与满足程度的差异性,以地市级统筹为本位并向省级统筹发展,既能促进社会公平,又能提高制度运行效率。为此,首先要消除城乡居民的身份差异,实现城乡居民的一体化制度安排,以实现在统筹区域范围内所有居民中进行健康风险分摊与互助共济。在城乡居民一体化的基础上,再逐步实现由二元制度安排发展到一元制度安排,从区域性的医疗保险发展到全国性的国民健康保障。

（五）经办服务一体化

经办服务一体化是实现国民健康保障均等受益的基础平台,这需要统一医保经办运行与提升医保服务水平。医疗保障制度的落实是通过医疗服务和医保服务最终实现的,经办服务的质量决定了医保服务的水平。信息的共享,服务和运作方式的标准化、一体化,能提高管理和服务的效率,产生医保红利。经办服务一体化需要实现以下方面的统一:统一明确定点医疗机构和定点药店;统一规范经办网络和业务流程;统一调配工作人员,实现参保信息资源共享;统一政策宣传口径,从而有效避免互争参保资源和重复参保现象。此外,还需要医保服务目录的一致和谈判机制的构建,从而降低三项制度分立运行的成本,增强三项制度的融合性和耦合度。因此,目前需要尽快统一三项制度的目录体系,探索建立医保经办机构与医药服务提供方的谈判机制,建立科学合理的医疗服务价格和医药价格形成机制。

服务供给是实现全民医保向全民健保转型的核心。提升全民医保服务供给的路径在于提升医疗服务质量和优化医保服务水平,实现信息的向上集中和服务的向下传递。一方面,完善医疗服务供给方式,提高医疗服务质量,建设基层医疗卫生服务平台,实现医疗资源向下分散以及医疗服务网络化、信息化。社区医疗保险管理服务平台和社区医疗卫生服务平台发挥着非常重要的作用,通过采取增强服务能力、降低收费标准、提高报销比例等综合措施,引导一般诊疗下沉到基层,逐步实现社区首诊、分级医疗和双向转诊,使社区卫生服务中心逐步承担起城乡居民健康"守门人"的职责,顺利实现"小病到社区,大病到医院"以及社区首诊、分级医疗和双向转诊等制度愿景。另一方面,整合医保经办机构,优化医保服务水平,实现经办机构从被动服务提供到主动服务供给;通过先进技术手段提高服务质量,充分维护参保人医保权益。目前应尽快确定医保经办机构的统一管理体制,明确整合统一后的医保经办机构职责,并优化医保服务水平,以便参保者能享受到便捷、可及、高效的医保服务。

(六) 健康服务公平化

健康服务公平化是实现国民健康保障均等受益的有效途径,这需要健康服务资源配置公平与下沉社区。目前健康服务资源配置不合理,城乡之间、地域之间和人群之间健康保障差距较大,国民健康保障呈现出不公平的现象。另外,由于定点医疗机构利润最大化动机,医疗机构普遍养成了"以药养医""以检查养医"的习惯。特别是在我国目前的医药生产和流通模式下,医疗人员的收益与医疗机构的效益挂钩,医疗人员引导患者进行过度消费的动力会更强,造成了基本医疗保险基金的不合理增长,影响了国民健康保障的均等化程度。因此,加快医疗卫生体制改革和公平配置健康服务资源迫在眉睫。只有合理规划健康服务资源数量规模,明确公立医院的公共服务职能,改变对医院的补偿机制,深化医药生产流通体制改革,才能解决医药不分家、"以药养医"的旧体制对健康保障制度公平性和可及性的影响。

积极发展社区卫生服务是控制医疗费用过快增长的重要举措,也是增强健康服务利用的公平性和可及性,实现健康保障均等受益的有效途径。目前多数患者看病就医还是习惯于选择大医院,导致大医院往往人满为患,也会影响到医疗服务的可及性和公平性。社区卫生服务贴近居民就诊方便,是满足居民基本健康服务需求的最经济适宜的方式。对于大多数就诊人群来说,大部分属于普通的常见病,原本是可以在基层医院诊治的。在基层医疗机构诊治,不仅可以节省医疗费用,还可以减少患者的交通、住宿费用及就诊时间。而且小病、轻病就近就医,可以把许许多多的常见病、多发病和一些康复性治疗的疾病,控制在社区医疗卫生服务中心,降低医疗费用的成本,减轻患者负担,从而遏制医疗费用的不正常上涨。更为重要的是,社区卫生服务中心能够向老年群体提供预防、体检、老年病防治等服务性质的健康保障,这是单纯的医疗保障所不能提供的,但却是老年人迫切需要的。这种服务投入少、收效大,对于老年人具有积极的健康保障效应。目前可通过政策制度设计,推广社区首诊与双向转诊制度,引导居民常见病和多发病先到社区医院就诊。例如,规定对自行到非社区卫生服务机构就诊的非急症患者，费用不予报销。同时，要迅速建立方便群众的医疗卫生服务网络，并积极探索社区卫生服务费用结算方式，减少医疗费用支出。还可以通过医疗保险费用补偿的激励机制，如在社区医院就医的医疗费用报销比例明显高于大医院，将居民特别是老年人的基本医疗服务需求转向社区，减少医疗保险基金的支出，使宝贵的医疗资源得到充分有效的利用，实现基本健康保障服务的均等化。

（七）受益链条全程化

受益链条全程化是实现国民健康保障均等受益的基本手段，这需要健康管理偿付平台化与全程化。根据医疗保健的内在结构和过程，通过对预防、治疗和康复的整合，构建健康管理的偿付平台，促进医疗保险向健康保障的转变，实现全民健康受益。偿付机制通过补偿性偿付和激励性偿付，在保障少数患者医疗费用补偿的同时，倡导全民受益，对国民的健康投入行为进行激励性引导，投资于全民健康资本，从而促进经济增长和社会发展。为了实现医疗保险制度的健康保障功能，维持、改善和增进国民的健康水平，需要个人、医保和政府共同分担健康责任，共同参与健康管理；对预防保健、医疗服务与康复护理等内容进行完整偿付，维护健康的整个链条；在疾病费用补偿、收入损失补偿和健康激励补偿之间优化组合，促进健康保障和健康资本的双重发展；并在道德风险约束下合理选择健康保障程度，设置合理的起付线、共付率和封顶线；在医疗费用控制、医疗服务质量保障和健康结果改善目标权衡下选择多元的偿付方式，混合选择病种付费、人头付费和总额预算等支付方式。此外，通过综合性的健康管理服务体系的建立，实现通过信息化覆盖全民全程健康管理与服务，从母婴保健、出生档案、儿童保健、成年保健、老人保健到临终关怀，从出生到死亡的全人全程健康服务，从而实现国民健康保障受益链条全程化。

四、实施措施

健康保障均等受益的实现过程实质上就是实现整个国民健康公平的

过程，这就意味着在实现的过程中关注的是群体健康的一个相对状况，必然会受到各种要素的影响，所以在制定相关的政策和建议时必须站在战略的层面，从政治、经济、人口、医疗卫生等多个角度出发，例如要完善分配制度、提升国民的健康管理意识等多种方式并行，也只有这样才能最终实现健康保障均等化的目标。本书从公共卫生发展、医疗保障、医疗服务以及药品供应四个方面来探讨实现健康保障公平均等的措施。

（一）促进基本公共卫生服务均等化

人口的健康是社会生产力的重要组成部分，若无充足的健康人口，社会发展也无从谈起，因此加快我国公共卫生事业发展显得尤其重要。为此，政府要加大公共卫生事业上的财政预算安排，努力完善公共卫生事业发展的经费保障机制。帮助改善相关配套设施的同时，还应优化整个健康保障的筹资模式，进一步减轻个人的负担比例，以此缩小因为经济原因而拉大的健康差距。对基本的公共卫生服务内容实施项目化管理，并加强绩效考核，提高公共卫生事业发展的效率和质量，逐步缩小地区间、城乡间的差距，提升人民健康水平。全面实施国家基本公共卫生服务项目，逐步提高人均基本公共卫生服务经费标准，拓展服务项目和内容。实施国民健康行动计划，根据现实条件和需要，逐步增加重大公共卫生服务项目。完善重大疾病防控、免疫规划、精神卫生、计划生育、妇幼保健等专业公共卫生服务网络，提高严重威胁人民健康的传染病、慢性病、地方病、职业病、精神疾病和出生缺陷等疾病的监测、预防和控制能力。加强城乡基本公共卫生服务能力建设，提升服务能力，保证城乡居民获得基本、有效的公共卫生服务。[1] 鉴于科学技术的飞速发展，公共卫生发展还需关注不断产生的新理论新技术，加大卫生科技投入，促进科技成果转化应用，重视和完善公共卫生领域科技创新体系，不断提高我国公共卫生科技创新水平，用科技创新支撑和引领我国

---

① 冯显威. 促进基本公共卫生服务逐步均等化政策分析[J]. 医学与社会，2009(7)：9—11，17.

公共卫生事业快速健康发展。[①] 最后,必须做好宣传引导的工作,进一步强化国民的健康意识,倡导对弱势群体的关爱和照顾,形成良好的健康管理的社会氛围。加强突发公共事件紧急医学救援能力和突发公共卫生事件监测预警、应急处理能力建设,争取尽快实现公共卫生服务功能、水平与质量的均等化,实现公共卫生服务在不同区域、城乡和人群之间的均等化。

(二) 优化医疗保障制度安排

当前,看病难、看病贵已经成为我国经济社会改革的核心难题之一,医疗保障改革成为社会各界关注和争论的焦点。目前我国已经建立起了由城镇职工基本医疗保险、城乡居民基本医疗保险和城乡医疗救助共同组成的基本医疗保障体系,基本上做到了全社会各种群体的全覆盖;但仍存在着医保政策的城乡分割、条块分割等问题,城乡居民就医的可选择性受到限制,同时也不利于我国庞大的流动人口看病就医。[②] 医疗保障制度的完善和发展是实现均等受益过程的重要方面,是促进其他方面发展的基础。优化制度安排主要应从以下几方面入手:第一,在目前的制度框架中提高整体的偿付水平,通过持续稳健的资金投入提高报销比例,降低起付标准,同时加大对大病、难病的补贴标准。第二,设计地区间、城乡间医疗保障制度的衔接标准和操作方法,对制度进行有效整合和统一,解决制度的碎片化问题。第三,提高医疗保障的管理能力,尤其是社保基金的管理,通过合理的投资保证基金的保值增值。同时,调整优化个人账户,通过合理调整个人账户划入比例和科学优化个人账户结构功能,即通过将个人账户的使用范围拓展至家庭账户,增强其互济性;将个人账户的功能范围拓展至健康管理,引入预防保健的理念,并增加个人账户使用项目;将个人账户的事后保障功能拓展至事前保障功能,弹性设计个人账户健康投资等措施,

① 王涛,张勘.科技支撑与引领上海市公共卫生事业发展的战略思考[J].中国卫生资源,2012(3):258—261.
② 向春玲.建立城乡一体的医疗保障体系——重庆市城乡一体医疗保障制度建设调查[J].中共中央党校学报,2009(2):100—104.

实现对个人账户的重构性改革。第四，优化医疗救助制度，对于困难群体给予更多的经济支持和制度保障，促使其能够公平地享有健康权。第五，通过参保登记全民化、制度架构统一化、基本待遇均等化、经办服务一体化和管理体制垂直化等城乡统筹的制度安排，建立统一的更加公平、可持续的医疗保障制度。

（三）提升医疗服务能力与水平

医疗服务涉及的是人们的健康权和生命权，相关服务主体尤其需要恪守一视同仁的职业底线，从这个意义上说，医疗服务面前人人都应是 VIP（贵宾）。[①] 但我国城乡基层医疗卫生机构基本医疗服务功能还有待完善，西部医疗服务能力明显落后于东部和中部地区，基本设备和药品的配备、医务人员的数量和能力成为阻碍医疗卫生机构开展基本医疗服务的主要因素。[②] 所以必须努力提升相关主体的医疗服务能力，而这种能力的提升首先要依赖于政府的制度安排与资金投入，政府要保证稳定增长的财政投入，并努力完善相关的法律法规政策，这是提升我国医疗服务能力的基础动力。其次，要加强基层卫生医疗卫生机构的建设（如地区间、城乡间的配置）、改善医疗服务设施、完善全科医生制度等。再次，医疗卫生机构应努力挖掘内部潜力、优化内部资源结构、强化成本管理，以降低医疗服务费用水平；与此同时，努力改善医疗服务机构的服务规章制度、服务措施、服务态度、技巧、设施及环境，加强绩效考核，以保证医疗服务质量。[③] 最后，需要鼓励和引导民营资本进入医疗服务市场，基本的医疗服务实行国家负责的前提下，还应引导民营资本积极参与公立医院改制，举办特色医疗（如牙科）、特需医疗（如豪华病房、高端医疗服务等）、专科医疗、老年疗养以及社区护理等，

---

① 张玉胜. 医疗服务面前，人人都应是 VIP [N]. 工人日报，2013 - 01 - 28.
② 宋奎勐等. 城乡基层医疗卫生机构基本医疗服务功能开展现状分析[J]. 中国卫生信息管理，2012(1)：27—30.
③ 刘纪华. 未来医疗服务竞争的两个趋向[J]. 卫生经济研究，2000(3)：5—6.

充分发挥市场竞争机制作用。① 此外,医院和从业人员必须本着"救死扶伤"的精神展开医疗服务,公平地对待每个病患。总之,要进一步完善医疗卫生事业发展规划,采取有力举措,努力构建布局合理、结构科学、功能完善、优质高效的医疗服务体系,为人民群众提供安全、有效、方便、价廉的医疗卫生服务,让老百姓生活得更加幸福、舒适。

(四) 保证药品的安全及时供应

药品作为一种特殊的商品,其严格的质量要求、高度的专业性及与生命息息相关的关联性等特殊性质,使得确保药品安全和用药安全,直接关系到人民群众的生命安全与身体健康以及千家万户的幸福。② 然而由于历史发展、经济利益博弈、物流科技技术水平落后等原因,使得我国药品供应方面长期存在混乱现象,从计划与采购、入库与保管、药房药品领用及发药以及患者用药后不良反应的处理等各个方面,传统的药品供应管理都有着很多的缺陷。③ 因此,必须完善药品供应政策,保证药品的安全及时供应。首先,在基层医疗机构或乡村医生原先"以药补医"的链条被切断的情况下,建立有效调整基层医疗服务体系的运行模式和补偿机制,对于基本卫生保健服务体系的稳定和巩固至为关键。其次,仅仅依靠配送企业的责任感可能难以从这种低效的循环中探出解决之道,只有政府加以政策性的规范和充足的财政补贴才能与配送企业一起提高整个药品配送的效率和效益。再次,相关制度设计方面,必须统筹药品分配制度,建立国家基本药物制度,保证群众基本用药,为群众提供安全、有效、方便和价廉的药品。④ 最后,进行相关的补贴投资和制度设计的同时,在实际操作过程中,政府还需明确自身定位,起到监督者和政策调控者的责任,规范药品业务流程,建立健全多

---

① 邓大松,胡宏伟.我国医疗保障制度现存问题与改革思路——医疗保障制度改革的一个建议方案[J].西北大学学报(哲学社会科学版),2008(4):5—14.
② 沈凯.转型期我国药品供应链风险管理的模型和应用研究[J].西安电子科技大学学报(社会科学版),2009(3):98—103.
③ 张馨月,雷寒.药品供应链管理的现状、问题及 JIT 模式[J].中国医院药学杂志,2013(2):152—154.
④ 陈诺夫.建立和完善药品供应保障体系的探讨[J].西南军医,2011(1):168—169.

元监督管理机制。总体来讲,就是要进一步地完善药品"三统一"和"零差率"政策,依赖于政府、基层医疗机构、配送企业以及病患的共同努力解决现有制度的问题,保障整个制度的长远运行和发展。此外,还应加强国民健康教育、提升国民健康管理意识,引导国民形成健康的生活习惯和行为方式,引导国民理性消费,避免过度需求,节约医药卫生资源,最终实现少用或不用药品的目标。

总之,健康保障均等受益的实现过程实质上就是实现整个国民健康公平的过程,即从"人人享有健康保障"到"人人均等享有健康保障"的过程,这就意味着在实现的过程中关注的是群体健康的一个相对状况,所以必然会在实现的过程中遇到各种挑战。但在现有经济与政策的积累下,我们完全可以依靠政府、相关的医疗机构、药品企业及社会组织从医药卫生的四个方面,整合力量、采取相关有效措施规避其发展过程中可能产生的问题,以最终在健康保障的受益方面实现城乡居民的均等化,进而推进经济的持续发展和社会的长期稳定与和谐,提升国民的归属感和幸福度,促进人的全面发展。

五、服务保障

由于我国同时面临老龄化快速发展、医疗体系"碎片化"、国民健康保障差距大、卫生资源配置不合理、医疗模式落后等诸多问题,因此,国民健康保障均等化的实现需要破除现有体制束缚,重构国民健康服务体系。需要在有限的资源投入的前提下,秉承公平和效率原则,追求国民健康福利最大化,实现国家和国民个人的健康资本的保值增值,从而充分满足国民健康服务需求。国民健康服务需求的有效满足,关键在于围绕国民健康服务体系构建目标进行要素整合,实现健康服务资源的优化配置。其中的制度要素包括服务主体、服务对象、服务内容、服务水平、服务递送及服务监测,这些制度要素只有在高效整合的情况下才能发挥其应有的功能,从而实现健康服务的规模经济和集聚效应;也只有在这些制度要素之间进行资源整合,国民健康服务体系才能够得以构建与完善。基于现代健康保障模式理念,其服务主体、服务对象、服务内容、服务水平、服务递送及服务监测等制度要素细分见表8-1。不同居民因为不同的经济状况、身体状况、家庭状况等具有不同的健康服务需求，这不仅体现在健康服务内容上，还体现在健康服务的层次上，因而需要多元合作为不同的家庭与个人提供不同类型和层次的健康服务，为此还必须构建完善的健康服务递送体系，同时加强全方位的健康服务监测。

表8-1　要素整合视域下的健康保障与服务体系

服务主体	服务对象	服务内容	服务水平	服务递送	服务监测
各级政府	儿童学生家庭妇女	应急预防	生命维持	社区村落	法律制度
社会非营利组织	职工农民	保健护理	健康存在	全科及乡村医生	舆论媒体
市场营利企业	(退休)老人	治疗康复	健康发展	三级服务网络	行业协会
家庭与个人	其他(失业流浪)	教育管理	健康享受	公立与民营竞争	自我监测

服务主体方面，需要多元健康服务主体合作供给。居民大量的、多样化的、多层次的健康服务需求，绝非单一服务供给主体可以提供与满足，因此必须要走多元合作的道路。各级政府、社会非营利组织、市场营利企业、家庭与个人等相关主体需要倾力合作，承担起各自的责任，扮演好各自的角色，共同为充分满足国民健康服务需求做出贡献。

服务对象方面，应以实现整个社会人群的健康为目标，而不是仅仅关注于"祛病"。当前国际普遍流行的是健康保障模式，各医疗卫生先进国家都在积极关注和研究健康管理和健康促进，医疗保障模式正在被慢慢摒弃。究其原因，就是健康保障模式先进于医疗保障模式。当前我国的医疗保障模式，在一定程度上背离了卫生事业应有的公益性，造成国民健康服务受益方面公平性与可及性的不均等。医疗保障模式在于对疾病造成的经济损失进行补偿，而未考虑到对疾病预防和卫生保健方面的偿付内容。随着医疗技术的改进、人口老龄化的加剧、慢性病的丛生，医疗费用步步攀升，传统的生物学医疗保障模式已难以保障人类生命健康的延续和生活质量的提高，因而需要从重医疗的"疾病医学"向重预防的"健康医学"转变（WHO）。必须以整个人群的"健康"为目标，不仅仅满足于"祛病"，更要追求居民的生命健康。必须力求健康服务的公平可及，因为"使每个人都获得对于卫生保健的同等的可及性是提高整体人群健康水平的重要一步"①。为便于满足居民多样化、多层次的健康服务需求，可将整个人群细分为四大类，包括：儿童、学生与家庭妇女，职工与农民，（退休）老年人，其他（包括失业者与流浪汉等）。这样，更方便根据居民不同的社会身份提供不同的健康服务。

　　服务内容方面，可细分为应急与预防、保健与护理、治疗与康复、健康教育与健康管理。不同居民会因经济状况和身体状况的不同而有不同的健康服务需求，因此居民的健康服务需求是多样化的：儿童、学生和家庭妇女主要在于营养、保健与预防，职工和农民主要在于预防和应急，老年人主要在于治疗、护理与康复。经济较好的家庭会更多投入在应急预防、营养保健、健康教育与健康管理方面，而贫困家庭只能透支自己的身体，到了真正生病了，甚至到了身体扛不住病痛的时候才会选择医疗服务，所以贫困家庭更多在于治疗、护理与康复。因此，构建健康服务体系，必须要考虑居民的多样化健康服务需求，努力有针对性地配给足量的、多样化、多层次的健康服务，以满足不同居民的健康服务需求。

　　服务水平方面，要考虑居民不同层次的健康服务需求。如前文所述，居民的健康服务需求会随着自己的经济状况呈现多层次化，因而构建健康服务体系时必须考虑居民不同层次的服务需求。从满足程度来对健康服务需求进行分层，可以分成生命维持、健康存在、健康发展、健康享受四个层次。生命维持，指通过健康服务使个人维持生命、保护个人不因病痛死亡，但居民个人仍不免承受疾病带来的痛苦；健康存在，是指通过健康服务使个人身体和心理保持在无病无痛、舒适的状态；健康发展，是指通过营养、保健等高层次服务内容使个人的身心得到更高层次的发展，如运动员通过训练获得高于平均水平的强健体魄；健康享受，是指个人通过健康服务使自己的身心得到超乎寻常的体验与感受，

---

① ［美］威廉·科克汉姆. 医学社会学［M］. 第7版. 北京：华夏出版社，2000：51.

如不以缓解病痛为目的的足底按摩、桑拿。针对居民不同层次的健康服务需求，或者说针对处在不同需求层面的居民，需要有对应的健康服务举措，比如，对挣扎在生命维持线的居民，必须采取强力措施——如医疗救助、大病保险——助其进入健康存在状态；在生命维持和健康存在这两个层面，政府应当承担绝大部分责任，需要提供基本医疗卫生、维护好人居环境、保证社会治安等。此外，应当鼓励与繁荣健康服务市场，丰富健康产品，以满足居民的健康发展和健康享受需求。

服务递送方面，应完善我国居民健康服务递送体系。应从我国历史与当前医疗卫生事业的实际基础出发，以城市社区和村落为平台，依托先进的健康管理技术，实现健康服务的集聚效益。在城市社区，可借鉴发达国家健康服务递送领域的先进经验，大力推行全科医生制度，而在农村可通过努力改善乡村医生的条件来鼓励乡村医生模式的推行。在城市，要加快建设以社区卫生服务为基础的城市新型两级医疗卫生服务网络，完善社区卫生服务功能；要整合现有城市卫生资源，优化公立医院布局，加强公立医院改革，建设具备新的服务职能的社区医疗服务中心。在农村，要建立和完善以县医院为龙头、乡镇卫生院为骨干、村卫生室为基础的，布局结构合理、层次分工明确、比较健全的农村三级卫生服务网络。[1] 需要通过发挥全科医生和乡村医生的"守门人"作用，并与"双向转诊"制度紧密结合起效，以大大省减城乡居民的医疗卫生支出。需要在基层建立健康档案，完善城乡居民健康信息，推行健康管理模式，通过全科医生、乡村医生或者家庭医生对居民平常的生活习惯加以引导，鼓励居民加强体育锻炼、协调饮食，从根源上减少疾病发生，维持居民健康。

服务监测方面，需要建立和完善我国健康服务监测体系。一项事业的最终成功与否以及是否可以持续发展，还在于针对该事业的监测体系的完备程度，监测体系是一项事业持续进行的最后保障。具体来看，可分为法律制度、舆论媒体、行业协会和健康服务主体内部的自我监测。需要建立和完善健康服务领域的相关法律，促进健康服务事业

① 万筱明，陈燕刚. 多元参与的全民医保模式研究[J]. 中国卫生经济，2008(6)：17.

有法可依,完善健康服务监测制度,促进健康服务各项指标有标准可循;鼓励和引导人民群众对健康服务供给的监督参与,创造良好的舆论媒体监测健康服务的环境与渠道,促进健康服务信息公开,实现健康服务主客体之间的信息对称;出台政策制度,促进和规范健康服务行业协会的发展,鼓励行业协会研究建立社会健康服务监测体系,制定科学的服务质量监测指标,促进服务质量的持续提升;引导各服务供给主体建立内部服务监测体系,政府、企业、社区、非营利组织、行业协会等内部都应当根据需要建立和完善内部监测系统,以保证各项工作质量。通过建立和完善我国健康服务监测体系,实现健康服务供给的高效率与高效益,保证健康服务质量。

总之,国民健康保障均等化需要重构国民健康服务体系。国民健康服务的发展融合路径包括对不同人群分层分类,以嵌入、合作、共享等融合类型,回应不同需求。通过重构三级卫生服务网络实现各级健康服务资源要素的整合,通过构建包对点的专业化服务实现健康服务供给与联动机制的磨合,通过签约购买、政府补助等多种方式实现健康服务包"从近家到进家"的转变,从而提高国民享有健康服务的可及性,实现管理体制的耦合。国民健康服务的资源、服务和网络,需要在制度上做出调整,在服务主体、服务内容、服务水平、服务递送、服务监测等方面做好政策的协同。

六、支撑条件

自20世纪90年代开始医保制度改革探索以来,特别是新医改近十年来,我国医疗保险经历了制度从无到有和从旧到新、覆盖面从小到大和从城到乡、保障水平从低到高的迅速发展变化过程。[①] 但国家医疗保障体系发展理念的偏差,在一定程度上背离了卫生事业的公益性;政府在保障居民健康方面的作用弱化,对卫生事业投入不足;卫生服务体系总体配置效率下降,医疗卫生机构提供医疗服务的效率与质量未

---

① 胡晓义. 提升全民医保质量[J]. 中国医疗保险,2012(5):6—9.

有良好改善;医疗保障体系覆盖面窄、保障水平低,卫生服务和医疗保障的管理体制不顺等问题尚未解决。[①] 可见,在老龄化加剧发展、慢性病患病率加快提升、失能者日益增多的中国,仅靠单一主体参与或者多个主体的"低效率合作",是无法满足国民巨大的、多样化、多层次的健康服务需求的,也就无法实现国民健康保障的均等受益。因此,需要基于要素整合视角,构建我国多元合作的国民健康服务体系。当前,国家在健康服务领域的政策、法律法规和制度正在逐年完善,健康服务产业正在兴起与繁荣,社会健康服务功能正在逐渐扩展,家庭与个人的健康观念正在逐渐转变,多元化的健康服务体系已初见雏形。但是,受现有医疗保障体系弊端、健康服务业发展受阻、社会健康服务功能低下、国民健康观念仍显落后等影响,当前我国国民获取健康服务资源的能力、途径及其方便程度仍存在不均等现象,健康服务的公平性和可及性存在差别。健康服务资源的公平配置和均等可及是国民健康服务需求得到充分有效满足的中心环节,也是构建我国国民健康服务体系的理想与目标,这需要政府、市场、社会、家庭与个人等主体的多元合作和利益均衡,共同有秩序地对国民健康进行高效投资,实现国家和国民个人健康资本的持续保值增值及国民健康保障的均等受益。

(一)政府投资

卫生事业的公益性要求政府必须承担起国民健康服务供给的主要责任,这不仅仅指财政投入方面,更指政府应当为有助于国民健康服务需求满足的各项事业提供基础。也就是说,在国民健康服务的大事业中,政府首先应当创设制度平台,尽快研究制定健康服务相关制度、政策、法律法规等;应当承担起保障国民基本的健康服务需求的主要责任,努力保证全体国民都能公平可及地获取各项健康服务;政府还应当保证政治、经济和军事等的稳定,保证社会治安,保护国民远离非自然伤害。政府必须尽快对国民健康服务工作形成成熟的认识和把握,出台正式的相关制度政策;必须加大对国民健康服务的财政投入,以保障

---

① 王延中. 人人享有健康保障[J]. 中国卫生政策研究,2008(1):22—29.

充分有效满足国民健康服务需求的经济基础;必须完善相关制度条例,规范国民健康服务的供给与递送;此外,还要严格监督健康服务质量管理体制,保证与提高国民健康服务的质量。2018年国家卫生健康委员会的成立,整合了国民健康政策、医药卫生体制改革、基本药物制度、公共卫生、医疗服务、卫生应急、职业健康、应对人口老龄化以及医养结合等多项管理职责,搭建了国民健康保障的一体化制度平台。政府搭建的政策制度平台对国民健康服务需求的满足、国民健康服务这一大事业的发展具有基础性的奠基作用,相关的政策、制度、法律法规只有先行,才能保障国民健康服务事业步入正轨。

(二)市场投资

居民的健康服务需求会因家庭经济状况、身体状况、社会身份等呈现多样化、多层次的特点;此外,在老龄化发展的中国,慢性病患病率和失能率在逐年上升,所以居民的健康服务需求更是巨大的。要想满足我国国民大量的、多样化、多层次的健康服务需求,必须发展繁荣健康服务市场,大力发展健康服务产业。在这个过程中,需要对健康服务产业进行严格监督与规范,包括健康服务单位的成立与许可、健康服务产品的价格与质量。严格健康服务单位的成立许可审核程序,从根源上杜绝不规范健康服务企业的出现。健康是维持生命质量、实现人生价值的基础,不应当成为企业牟取暴利的"胁迫",应当对健康服务产品的价格进行严格管制,严禁健康服务中巨额利润及价格飞涨现象的出现,这也是实现健康服务公平可及的要求。通过健康服务资源的规模化和健康服务供给的产业化,达到国民健康服务的常态化供给,在满足市场服务供给主体一定盈利的基础上,努力为国民提供大量的、能够满足不同人个性化需求的健康服务。

(三)社会投资

国民健康服务事业中,除政府与市场之外,还必须有第三方力量的积极参与,包括非营利组织、社区及村落等。当前国民健康服务需求未得到充分有效的满足,关键在于健康服务供给主体没有形成合力,没有形成规范化、规模化的供给与递送,在造成大量健康服务资源浪费的同时,仍有大量的健康服务需求未得到满足。因此,必须调动社会各方力量积极出资、出力、出智,促进健康服务公益慈善力量的壮大和健康服务公益事业的顺利进行,倡导健康服务非营利组织的慈善性服务供给及其对政府和市场供给的监测,以监督和弥补政府和市场供给之漏洞,从而满足国民多样化、多层次的健康服务需求。此外,更需要注重我国健康服务供给与递送体系的完善,因此必须基于社区或村落这一基层平台,通过社区或村落进行基本健康服务的供给、承接与递送,构建我国国民健康服务基层网络,加强健康档案管理、健康教育,以促进家家户户健康水平的持续提升。

(四) 家庭与个人投资

在政府搭建制度平台、市场健康服务产业持续健康发展、社会力量广泛参与合作的前提下,人们必须做出抉择,"是获得或保持健康的生活方式,还是无视生活方式对健康的影响,使自己处于不健康的危险之中"[①]。国民个人必须要学会适应国家健康服务供给格局,顺应世界健康服务发展趋势,积极转变、树立先进健康观念。国民健康服务需求要想得到充分有效满足,少不了国民自身的健康观念与行为。国民应当配合国家健康服务政策制度的推行,并视自己所能与所需加大对自身的健康投入;应当积极接受健康教育,学习健康知识,懂得如何进行科学的健康投资;应当养成健康生活习惯,坚持锻炼,定期体检,保持营养均衡;应当积极保护环境,为自己与子孙后代创造舒适的人居环境。鉴于健康的外部性,每个人都应当对自己的健康负责,这同时也是对他人的负责。人人皆享有健康权利,这一方面意味着国家有责任为本国国民提供基本的医疗卫生服务,以确保国民能够基于此维持基本的健康;但另一方面,健康权利也意味着"每个人必须对他/她自己的健康负起责任,必须采用理性的个人行为来对付现代生活的不良影响"[②]。在健

---

① 〔美〕威廉·科克汉姆. 医学社会学〔M〕. 第 7 版. 北京:华夏出版社,2000:85.
② 〔美〕威廉·科克汉姆. 医学社会学〔M〕. 第 7 版. 北京:华夏出版社,2000:93.

康服务大格局里，国民个人必须扮演好自己的角色，个人既是最终的健康服务受益者，也是健康服务格局的构建者、适应者和维护者，所以家庭与个人必须做出转变，积极参与，保障健康资本保值增值。

只有政府、市场、社会、家庭与个人等多方面力量多管齐下、共同发力，通过多元合作达成利益相对均衡的国民健康服务供给的合作秩序，才能够期望充分有效满足我国国民大量的、多样化、多层次化的健康服务需求，促进国家和国民个人健康资本的保值增值，实现国民健康保障均等受益的终极目标。

本章为国民健康保障均等受益的实现路径研究，主要包括总体目标、主要障碍、实现路径、实施措施、服务保障、支撑条件六个方面的内容。首先，国民健康均等受益是国民健康保障的最终目标，实现健康保障的公平可及和健康服务供给中公平与效率的统一是国民健康保障均等受益的具体目标；其次，我国实现健康保障均等受益的主要障碍体现在城乡之间二元结构难以有效统筹城乡医疗卫生资源，医保政策的人群分立难以实现制度的有效补充与风险共担，医疗信息不对称的规避不力难以约束医患合谋及医药勾结，基层医疗机构和全科医生制度发展缓慢难以形成双向转诊；再次，国民健康保障均等受益的实现路径在于制度架构统一化、基本待遇均等化、受益对象国民化、管理体制垂直化、经办服务一体化、健康服务公平化和受益链条全程化等方面，其中制度架构统一化是主要内容，基本待遇均等化是核心目标，受益对象国民化是根本理念，管理体制垂直化是重要保障，经办服务一体化是基础平台，健康服务公平化是有效途径，受益链条全程化是基本手段。实现国民健康保障均等受益的具体措施包括：促进基本公共卫生服务均等化，优化医疗保障制度安排，提升医疗服务能力与水平，保证药品的安全及时供应；另外，需要在服务主体、服务对象、服务内容、服务水平、服务递送、服务监测等方面为国民健康保障均等受益的实现提供服务保障；最后，还需要政府、市场、社会、家庭等主体予以支撑和合作，国民健康保障均等受益才能最终实现。

第九章

政策建议： 健康协同、健康治理与
健康中国

　　国民健康保障制度由公共卫生、医疗保障、医疗服务和药品供应体系构成，因此其均等受益的政策建议在于全面优化四位一体的制度设计，推进健康保障相关政策的组合协同，通过全民共同参与的健康治理，不断提升国民健康保障均等受益水平，最终实现全民共建共享健康中国。

一、全面实现基本公共卫生服务均等化，不断提升国民基本公共卫生服务受益水平

　　首先，国家针对不同地区的经济状况和人群特征出台相应的公共卫生服务政策，建立完善的公共卫生服务体系。调研发现人们的健康意识、疾病防治意识、患病救助意识薄弱，这就要求加大政府、医保、医院、卫生站、卫生室的宣传和普及力度，提高卫生服务水平。强调预防保健的重要性，形成预防、治疗、康复和健康促进一体化的偿付机制，引导和激励医疗卫生服务提供者"重预防保健和健康促进"的服务提供模式，将医疗保障基金优先用于投入成本少、健康产出好的基本卫生保健

和健康促进活动中,促进全民健康水平。

其次,实施精细化管理和信息化管理,做好疾病和地方常见病的管理监督工作,努力提供更好的咨询、就诊、就医、住院、康复和健康锻炼环境。在全覆盖、保基本的基础上合理、有侧重地提高报销比例,针对地区常见病、多发病实施精细化管理和信息化管理,通过信息化覆盖全民全程健康管理与服务,从母婴保健、出生档案、儿童保健(免费接种、体格检查)、成年保健(健康体检、计划生育指导、妇科检查、社区康复、健康教育与促进)、老人保健(老人体检、慢性病管理、健康教育与促进、健康评估、老人随访、家庭病床)到临终关怀,全人全程健康服务。

再次,做好健康保健的预防宣传和不同人群的体检及医疗保健工作,增强人们的保健、健康自测实践,大力提倡健康锻炼,努力提升城乡居民健康水平。调研中发现,许多人或是因为没有意识到,或是因为经济的原因,或是因为报销手续和条件未涵盖的原因,应看病而未及时看病就医与住院治疗。人们的健康重视程度极低,对自身健康的关注度不够,健康为本的理念未彻底贯彻,因此要大力提高健康和预防保健意识。根据健康管理需要和慢性病干预的成本效果,引导基层卫生服务机构为全民提供预防为主的慢性病防治和健康促进等基本医疗卫生保健服务,引导和规范基层医疗卫生机构提供针对慢性病的防治结合、以防为主的服务理念与服务模式,提供满足人群健康需要的方便、可及、技术适宜、费用合理的综合性健康管理。

二、不断优化基本医疗保障制度设计,逐步提升国民基本医疗保障受益程度

新医改实施以来,中央对卫生事业的投入增加,但出于各地区之间筹资水平差异较大、投入机制不稳定、缺乏法律和政策保障等原因,使各地区之间基本医疗保险差异大,政策延续性差。基于调研发现,提高城乡居民基本医疗保险受益程度的路径在于:

第一,改善保障项目、保障范围、保障水平及受益条件。首先,缩小城乡居民医疗保险与城镇职工医疗之间的保障项目与保障范围的差

距,逐步增加基本医疗保险保障项目,扩大保障范围。其次,根据筹资水平设置合理的门诊、急诊个人账户金额;在住院方面应当降低起付线,提高支付限额,合理确定大病保险补偿政策,实现实际支付比例不低于50%的目标。合理确定基本医疗保险受益条件,切实提高基本医疗保险保障水平,为"人人享有健康"目标的实现奠定坚实的制度基础。

第二,加快推进区域间基本医疗保险关系转移接续的便捷性,缩小区域间基本医疗保险待遇水平差距。要加快建立基本医疗保险信息库,逐步实现基本医疗保险信息库在地市间、省市间乃至全国范围的联网与信息共享。充分利用现代信息技术实现基本医疗保险权益的可转移、可查询,切实提高跨地区流动时基本医疗保险关系和资金转移接续便捷性问题。此外,基本医疗保险服务部门需简化参保程序,改进服务手段;也可以通过直接设立"基本医疗保险转移接续服务窗口",使转移接续基本医疗保险关系时更加省时、快捷。

我国当前医疗卫生资源占有不均,不同地区之间以及城乡之间医疗卫生资源在基础设施、人力资源、技术条件、财政投入等方面占有失衡,大量的优质资源集中在东部沿海城市尤其是大中城市,广大的农村地区尤其是中西部地区公共卫生资源严重匮乏。目前,我国新一轮医改已建立覆盖13亿人的基本医疗保险体系,但这并不表明人人都能平等地享有基本医疗保险,正如调研结果显示,我国不同区域间基本医疗保险存在较大差异。因此,在当前推进医改的过程中,必须致力于消除区域间基本医疗保险差异,实现城乡之间及整个国家基本医疗保险的一体化。这也向我国新医改提出了更高的要求,即构建面向全体国民,城乡一体、标准统一的基本医疗保险制度。

第三,尽快提高医疗保险统筹层次,逐步实现"同病同待遇"的医疗保险报销政策,平衡人群间基本医疗保险利益。由于我国地区经济发展不平衡,现行基本医疗保险水平及财政体制的差异,短期内很难建立全国统一的基本医疗保险制度。因此,应当先行建立由地市级统筹到省级统筹,从而进一步发展到全国统筹的基本医疗保险制度。要实现"同病同待遇"的医疗保险报销政策,首先需实现基本医疗保险的"大病同病同待遇","大病"由于花费高、恢复周期长,对我国城乡居民的影响最大。国家通过一定的法律法规对"大病"范围进行科学、合理的划定，同时设定医疗费用的起付及补偿标准；逐步实现基本医疗保险的制度和政策统一化，不再实行城乡区别的二元制度。

第四，大力实施基本医疗保险城乡统筹，加快新型农村合作医疗与城镇居民医疗保险合并的实施速度，并逐渐与城镇职工基本医疗保险并轨，最终实现城乡统一、人群统一、地域统一的国民基本医疗保险制度。当前我国基本医疗保险体系由城镇职工基本医疗保险、城镇居民基本医疗保险和新农村合作医疗三大保障制度构成。由于筹资水平差异大，三大制度的保障水平的差异较为明显。从基本医疗保险公平性的角度来看，基本卫生服务资源应是以需要为基础进行分配，而当前不同人群、不同地域、城乡之间享有的基本医疗保险待遇的差异，违背了基本医疗保险公平性的目标。要改变我国基本医疗保险不公平的现状，必然要提高城镇居民基本医疗保险和新农村合作医疗的保障待遇水平。根据政府财政承受能力和筹资可持续性，进一步缩小城镇居民、新农合与城镇职工医疗保险之间的差距，最终实现城乡统一、人群统一、地域统一的国民基本医疗保险制度。

总之，建立更加公平、可持续的统一的医疗保障制度，逐步提升国民基本医疗保障受益程度。通过参保登记全民化、制度架构统一化、基本待遇均等化、经办服务一体化和管理体制垂直化等城乡统筹的制度安排，建立统一的更加公平、可持续的医疗保障制度。全面实施全民参保登记计划，形成统一的基础数据库和每个人唯一的社保标识；合并统一城乡居民医保，并尽快启动城乡居民医保与城镇职工医保整合衔接，最终实现国民均等受益的统一的基本医疗保障制度；逐渐缩小城乡居民的医保待遇差距，直到实现基本医保待遇统一，消除城乡居民医保待遇上的不公平；尽快确定医保经办机构的统一管理体制，明确整合统一后的医保经办机构职责，并优化医保服务水平，以便参保者能享受到便捷、可及、高效的医保服务；整合现有各自分散的管理资源，将多种管理体制及隶属不同部门的基金管理机构，归并调整为统一、专业的管理体制与机构。

三、深入推进医疗资源的公平配置，提高国民医疗服务满意程度

第一，深入推进医疗资源的公平配置，实现人人公平享有医疗服务。在医疗体制改革过程中，应加强对医疗领域的重视和投入，这种重视和投入不仅应该包括资金的投入，同时也应加强规制和相关基础设施的建设。另外，在医疗服务改革过程中要注意措施的针对性。首先，国家应针对性地在影响目前医疗服务满意程度的医疗服务价格、服务需求、服务项目方面制定相关政策；其次，国家及地方各级政府制定的政策要具体明晰，针对特定主体和对象；再次，各有关部门和医疗机构要制定针对国家政策和患者需求的医疗服务提升计划，提高医疗服务水平，满足患者需求。

在医疗服务改革过程中，要注意到城乡医疗服务差异的存在，增强医疗服务资源在城乡间、地域间的分配公平。首先，国家应加大对于农村居民及较不发达地区居民的医疗服务投入和医疗资源配置，增强农村地区和欠发达地区医疗服务水平和能力；其次，城镇地区及医疗水平发达地区应在医疗技术及人员培养等方面给予医疗水平较弱地区一定支持与帮助；再次，农村地区及医疗服务程度欠发达地区的政府及医疗机构要积极改革，加强监管和优化从业人员服务质量，努力提升自身的医疗服务水平。

在医疗配套改革措施中，需要综合考虑各个因子的投入及它们之间的联系，相关部门要加强配合，构建全方位、多主体参与的城乡居民医疗服务满意程度提升体系。首先，国家应从政策和资金上给予引导和支持；其次，各地方政府及医疗机构在出台措施时要兼顾这不同的三个方面，兼顾软硬件的建设，通过全方位的行动提高医疗服务满意程度；再次，作为医疗服务的最直接感受者，居民及患者在医疗服务改革过程中应积极支持和关注，提供正确合理的意见和建议，促进医疗服务满意程度的提升。

第二，提升社区卫生服务水平，发挥全科医生健康"守门人"作用。

社区卫生服务的预防保健、社区康复和健康教育等项目在保障居民健康方面发挥着重要作用。通过集预防、医疗、保健、康复、健康教育、计划生育功能于一体的社区卫生服务体系,提供方便、经济、公平、综合、均等的基层卫生服务,满足社区居民的基本卫生服务需求。目前,社区卫生服务机构存在的主要问题是经费投入不足,基础设施落后,技术水平薄弱,利用率较低。随着重治疗向重预防的"战略前移",重大医院向重社区的"重心下移",医疗保障制度的功能定位从费用补偿向健康保障的转变,社区卫生服务中心在预防、治疗和康复等健康管理过程中的综合作用日益重要。因此,迫切需要提升社区卫生服务水平,激励城市医院对管辖范围内的门诊部和医生负有更多的职责[①],加快建设以社区卫生服务中心为主体的城乡社区卫生服务网络,完善服务功能;以维护社区居民健康为中心,提供疾病预防控制等公共卫生服务、一般常见病及多发病的初级诊疗服务、慢性病管理和康复服务。

全科医生在社区卫生服务体系中占据着主导地位,需要借鉴德国、韩国和我国台湾地区的经验,重视发挥全科医生的健康"守门人"作用。在医疗保险偿付管理中,医保部门通过与全科医生签订合同的形式,按照人头付费和健康结果付费等方式,引导全科医生重视居民的预防保健和健康教育。另外,需要改善社区的生活环境,指导居民家庭保健计划和社区健康计划,培养居民健康的生活方式和习惯,发挥社区卫生服务体系在居民健康管理中的重要作用。总之,提升社区卫生服务水平,有效发挥全科医生健康"守门人"作用,有利于促进医疗保险向健康保障的转变,是保障居民健康的关键。

第三,推动公立医院改革,促进基本健康服务包的公平性和可及性。医疗卫生服务的可及性、质量以及相关的公共卫生设施,例如疫苗范围、健康教育等都对人群健康产生直接影响,使疾病得以治疗,亚健

---

① 胡善联,汤胜蓝,刘远立等.卫生保健筹资支付改革:挑战和机遇.载于:韩启德编,21世纪中国与全球健康《柳叶刀》专辑中文版[M].北京:北京大学出版社,2008:70—79.

康得以改善。由于公共卫生的外部性和医疗服务的特殊性,基本医疗卫生服务需要政府的干预,坚持公益性;公立医院则是公共医疗卫生公益性目标的重要载体,承担着大量的基本医疗服务,对预防疾病、医疗保健、提高人民健康水平以及促进社会经济的发展起着重要作用。从全球范围来看,大多数国家的公立医院由政府集中管理,造成公立医院效率低下和质量低劣等问题。长期以来,我国的公立医院实行"管办合一"模式,存在出资人缺位、监督机制失衡、医疗服务效率低下等弊端。如何改革公立医院的管理体制是新医改中最棘手、涉及利益调整最多的关键部分,成为我国医疗卫生体制改革最重要的内容之一,也是解决百姓反映强烈的"看病就医难"问题的关键所在。

新医改需要完善医疗机构运行补偿机制,形成符合市场竞争和医疗卫生服务自身规律的价格体系,切实解决"以药养医"问题,减少医疗服务和医药的过度供给和资源浪费,抑制医药费用超常快速增长。公立医院需要在公益性指导下,承担人群健康责任,构建人群健康管理平台,保障基本健康服务包的公平性和可及性;实行管办分离,推进法人化治理结构,引入多中心治理机制;组建区域人群的医疗服务中心,整合各级医疗卫生服务资源,明确各级区域医疗卫生服务机构在疾病诊断、治疗,以及慢性病和健康管理、康复、保健、妇幼计划生育和疾病预防中承担的功能任务和提供的服务范围,建立各级医疗机构间功能互补关系的整合型医疗卫生服务体系,最终实现公立医院的健康绩效目标。例如,北京市公立医院改革框架初步确定,在每30万～50万人口的居住区,由社区卫生服务网络、一家大型综合性医院、几家专科医院、护理院和康复院为主要元素,组建区域医疗服务中心。在公立医院改革中,关键问题是对公立医院的补偿机制问题。在补偿公立医院时,需要以人群健康绩效为目标,取消药品加成,根据服务成本和社会承受能力增设药事服务费,并纳入基本医疗保障报销范围,加大政府财政投入。总之,公立医院补偿机制改革需要以人群健康绩效为目标,促进基本健康服务包的公平性和可及性。

四、逐步消除城乡间、地域间、人群间健康保障差异,提升国民健康保障公平性

国民健康保障均等受益需要逐步消除制度间、城乡间、地域间、人群间健康保障差异,提升国民健康保障公平性。具体建议包括:因人因地制宜,逐步缩小城乡间、地域间、人群间健康保障水平差异,实现人人公平享有健康保障;重点消除医疗服务和医疗保险制度间差异,致力于城乡医疗保险制度的衔接、融合,以及跨统筹地域间的转移接续、报销程序简化等举措;消除城乡健康保障差异当有所侧重,致力于政府主导的基本公共卫生服务体系投入,市场主导的医疗卫生服务市场规范,共同参与的基本医疗保险制度建设,彼此有所侧重,多管齐下,共同发力。

第一,因人因地制宜,逐步缩小城乡间、地域间、人群间健康保障水平差异,实现人人公平享有健康保障。我国城乡间、人群间的健康保障水平存在着一定差距,具体表现为经济欠发达的农村地区落后于城市地区,农村居民的健康保障水平低于城市居民,这种地域间、人群间的不平等也影响着城乡居民对于健康保障制度的满意度评价。因此,应当致力于缩小城乡间健康保障水平差异,逐步提高城乡居民对于健康保障制度的满意度,增加人民幸福感。具体来说,针对居民和农民等群体的发病概率和医疗需求,分别确定医保偿付重点,平衡人群之间的医保利益分配;根据人群的年龄结构、疾病构成、健康状况和经济状况等,合理设计人群健康服务包,确保人人受益。由于社会经济状况的影响,个体之间、群体之间的健康状况存在较大差距,访谈中也反映出不同群体在医疗保险制度上表现出不同的利益诉求。因此在全民医保背景下,短期内需要维持筹资和受益的权利义务关系,保持合理的待遇差距,例如根据居民和农民的不同医疗需求,分别确定医保偿付重点,平衡群体之间的制度利益诉求,维持制度持续供款动力;长期内,应逐步拉近报销比例,合理设计人群健康服务包,逐步实现基本医疗卫生服务均等化,在全社会建立公平合理的人群健康责任分担机制,最终实现

"人人公平享有健康保障"的目标。

第二,重点消除医疗服务和医疗保险制度间差异。数据分析发现,城乡医疗服务差异度所解释的方差贡献率为 46.470%,占到近一半的比重,且城乡医疗服务差异和健康保障差异度呈正相关。因此可知,城乡间医疗卫生资源的不均等分布是构成健康保障差异度的主要原因,城乡间医疗水平、药物、医疗设备、医护人员等医疗资源上的差距,以及医疗卫生的可及性等差距,造成了城乡间的健康保障差异。只有致力于医疗卫生服务体系的完善,平衡城乡间公共医疗卫生资源,才能有效消除城乡间的健康保障差异。也只有在此基础上,才能真正实现首诊下沉、双向转诊等制度,使基层医疗卫生院、社区卫生室等医疗卫生网点发挥分流患者、减缓上级医院医疗压力的作用。此外,城乡医疗保险制度所解释的方差贡献率为 11.883%,仅次于城乡医疗服务差异,为造成差异的第二大因素,也与城乡健康保障差异呈正相关。城乡医疗保险制度间的差异会进一步扩大城乡健康保障差异,造成城乡居民间的不公平受益。因此,致力于城乡医疗保险制度的衔接、融合,以及跨统筹地域间的转移接续、报销程序简化等都是缩小城乡健康保障差异的重要举措。

第三,多管齐下共同发力,消除城乡健康保障差异当有所侧重。研究发现,城乡健康保障差异由城乡医疗服务差异、城乡医疗保险差异、城乡患病管理差异、城乡人群保健差异、城乡疾病防控差异和城乡健康档案差异共同构成,且六大因素与城乡健康保障差异均呈正向关系,共同影响了健康保障公平性。只有从以上六个方面共同努力,才能缩小城乡健康保障制度的差异。鉴于地域差异对于健康保障差异程度的影响较为明显,政府在构建健康保障制度时,应首先考虑向落后地区加大投入,加强农村地区的医疗保健体系建设和资源投入,逐步缩小健康保障城乡间差异和地域间差异,实现人群间、地域间的健康保障公平,提高城乡居民的健康水平。总之,致力于政府主导的基本公共卫生服务体系投入、市场主导的医疗卫生服务市场规范、共同参与的基本医疗保险制度建设,彼此有所侧重,多管齐下,共同发力,是实现城乡健康保障制度公平性的必由之路。

五、优化健康扶贫战略工程，减少因病致贫返贫现象

卫生健康工作是精准扶贫的重点工作，健康扶贫是大力推进健康中国与精准扶贫战略的重要举措。优化健康扶贫战略工程，需要在健康扶贫理念规划的革新、健康扶贫对象的精准识别、以基层为依托的健康服务递送体系完善以及健康扶贫政策的协同并举等方面作出调整，以提高贫困地区和贫困人口健康保障制度的受益度和可及性，减少因病致贫返贫现象，推进健康保障的均等受益。

第一，优化健康扶贫理念，制定健康扶贫远期规划。健康扶贫理念革新是优化健康扶贫路径的首要突破点，长远规划健康扶贫战略工程的顶层设计是健康扶贫可持续的保障。健康扶贫是基于政府主导，通过多元主体协同合作帮助社会成员干预生活中的健康不利因素，解决其生活中遇到的疾病经济负担困难，满足基本健康需求。在健康中国的背景下，需要着眼于全人群全生命周期的健康服务与健康保障，打破当前仅注重对居民疾病经济损失给予补偿的目标定位。而基于医疗健康机构改革的契机，国家卫生健康委员会和国家医疗保障局可以牵头进行健康扶贫的长远规划，综合协调人社、民政、扶贫、商业健康保险公司等组织和管理资源，着力做好提标、兜底、衔接和控费四个方面的顶层设计。同时，各省应以顶层设计为依据，明晰各部门的权责并建立部门责任制度，从而推动各部门协同合作，着力做好区域医疗卫生人才发展计划、基本医疗卫生服务提升计划、区域重点科室建设计划、健康扶贫资金可持续发展计划、健康扶贫综合评估计划等区域内健康扶贫远期发展规划。

第二，建立科学的识别机制，细分健康服务人群，实现健康扶贫对象的精准识别。健康服务公平可及与健康保障的均等受益建立在对健康扶贫对象精准分类、精准识别的基础上。首先，建立科学的、动态的贫困人员识别机制，做到对健康贫困对象应保尽保。科学的识别机制需要在技术上建立健康扶贫信息平台；在瞄准人群上充分调动健康扶贫对象的积极性，推动建立参与式识别机制，从而降低信息不对称而带

来的瞄准误差;在管理监督中建立起高校、行业协会、学会等第三方机构共同参与的监督机制,通过专项调查、抽查、核查等多种方式对健康扶贫的考核指标进行评估,同时将考核结果及时向社会公开,接受社会监督,防止精英俘获政策红利而造成"因病致贫返贫"人员被脱贫。其次,对健康服务对象精准分类。在生存环境、地理空间、经济收入等多重约束条件下,不同个体的疾病风险具有差异性,因此政策设计过程中,应通过经济和健康的双维度进一步细分健康服务人群,并针对特定的弱势群体给予一定的政策倾斜。

第三,提升基层健康服务能力,建立健全健康服务递送体系。提高医疗卫生服务的可及性和有效性,缩短贫困地区医疗服务的半径圈,保障贫困人口及时得到便捷的医疗卫生服务。提升基层健康服务能力,建立健全健康服务递送体系,需要从基础设施建设、健康服务人才建设与制度建设三方面来考虑。在基础设施建设方面,应继续坚持以政府为主导,统筹社会力量支持基层医疗机构建设,逐步实现贫困地区村卫生室标准化建设全覆盖,县级医疗机构基本服务设施配备齐全的目标。在卫生人才建设方面,要以现实问题为导向,鼓励医生多点执业,促进优质医疗卫生资源下沉;加强卫生人才订单培养并完善违约惩罚机制,确保有人为贫困人口服务。在制度建设方面,在推进村医签约制度、多层次医疗保障制度、分级诊疗制度的同时要出台配套政策,防止村医签而不约、多重保障不能应保尽保、分级诊疗华而不实的问题,从而切实提高贫困地区医疗卫生服务能力和可及性,建立起稳定的多层级健康服务递送体系。

第四,多措并举,协同行动,促进健康扶贫制度的可持续发展。基于健康融入所有政策的健康中国规划,健康扶贫实施过程中需要多措并举、协同行动。针对当前健康扶贫过程中兜底保障制度的不足,需要从财政投入、科学识别、政策协同等方面进行综合的优化改革。第一,政府财政应继续加大对具有公共品属性的公共卫生、基本药物与基本医疗卫生服务的投入力度,保障贫困居民享有公平可及的健康福利。第二,依据科学的识别机制,动态性关注贫困群体尤其是建档立卡的边缘群体。第三,加强医疗保障制度与其他制度的协同发展。例如农村老年群体、慢性病群体已成为健康贫困的高发群体，在继续完善医疗保险、医疗救助、大病保险等多重健康保障计划的同时，应该加强医疗保险与养老保险、长期护理保险等不同类别保险制度的有效衔接和动态平衡。基于多重保险的协同发展与动态调整，实现年轻人和老年人群体、健康和非健康群体、富裕和贫困群体的疾病经济负担共担。同时，健康扶贫同其他产业扶贫、教育扶贫的政策协同推进，从而促进个人收入水平以及内在发展能力的提升。总之，立足于健康扶贫政策、资源、主体、过程的协同，通过全程干预服务式健康扶贫、多重保障叠加式健康减贫、多元协同参与式健康反贫等因病致贫返贫治理路径，对健康扶贫在制度上作出调整，最终促进健康扶贫的可持续发展，实现包括贫困人口在内的全体国民对健康保障制度的均等受益。

六、全面实施健康管理系统，改善国民健康保障满意程度

在全国城乡户籍制度统一的大背景下，基于社会保障卡和健康保障卡的普及，全面实施国民健康管理系统，改善国民健康保障满意程度。实施全国通行通用的社会保障卡和健康保障卡，实现异地就医、结算等功能，保障国民迁移流动时的健康保障权益；基于社会保障卡和健康保障卡的普及，构建公共卫生、医疗服务、医疗保障和药品供应四位一体的健康管理服务系统；建立城乡居民、医保经办机构、公共卫生部门、医疗服务机构、药品供应厂商、社区卫生服务中心、社会第三部门等多方参与的健康管理机制；整合健康管理平台，重视健康影响因素的综合防治，形成共同参与的人群健康管理体系。

第一，实施全国通行通用的社会保障卡和健康保障卡，实现异地就医、结算等功能，保障国民迁移流动时的健康保障权益。调查结果显示，受调查者中户籍性质的不同对于健康保障制度满意度产生显著性差异，外来人口的满意度普遍低于本地人口满意度，这反映出健康保障制度对于流动人口的健康权益保障不足。社会保障关系到每一个公民的切身利益，是现代民主政府公共服务的重要内容。尤其在全国城乡户籍制度统一的大背景下，加快建立社会保障信息平台是保障流动人

口社会保障权益不可或缺的途径。因此应尽快发行全国通行通用的社会保障卡和健康保障卡,实现信息的统一建设,从而有利于我国劳动力的合理流动。调研访谈中,城乡居民对于社会保障卡的发行具有很高的期望值。通过全国通用的社会保障卡,至少应当承载"全国通行通用""具备身份证、信息查询、医疗结算"和"社保费的缴、领"等功能,实现社会保险关系转移接续流程、手续等的统一化和标准化,提高转移接续的效率,方便参保人手续的办理,实现异地就医、结算等功能,保障流动人口健康保障权益。

第二,构建"四位一体"的健康管理系统和多方参与的健康管理机制。新医改实施方案确定了五项改革,包括:加快推进基本医疗保障制度建设,初步建立国家基本药物制度,健全基层医疗卫生服务体系,促进基本公共卫生服务逐步均等化,推进公立医院改革试点。这五项系统改革相互支持、相互配套,旨在维持医疗卫生事业的公益性,解决城乡居民"看病难、看病贵"的问题,实现"平时少得病、得病有保障、看病更方便、治病少花钱"的目标。因此,需要明确健康管理服务系统提供的内容,包括基本公共卫生服务项目、基本医疗服务项目、基本医疗保障项目和基本医疗药品目录,从而实施城乡居民统一的基本健康保障服务包,实现城乡居民健康保障均等受益,保障城乡居民的健康水平。

健康管理是对个人或人群的健康危险因素进行全面监测、分析、评估以及预测和预防的全过程,其宗旨是调动个人及集体的积极性,有效地利用有限的资源来达到最大的健康改善效果。随着健康责任分担主体的多元化,在人群健康管理的链条上,也需要建立城乡居民、医保经办机构、公共卫生部门、医疗服务机构、药品供应厂商、社区卫生服务中心、社会第三部门等多方参与的健康管理机制;发挥多元互动参与的合作收益,优化城乡健康保障资源的配置,提高城乡健康保障制度的公平性和可及性,改善和增进城乡居民的健康水平。总之,公共卫生、医疗服务、医疗保障和药品供应构成了"四位一体"的健康管理服务系统,是改善中国城乡居民健康保障差异程度的必由之路。

第三,整合健康管理平台,实现终身制的全人全程健康服务目标。

根据《国民经济和社会发展"十二五"规划纲要》要求,我国在公共卫生服务领域将逐步完善重大疾病防控等专业公共卫生服务网络,提高人均基本公共卫生服务经费标准,扩大国家基本公共卫生服务项目,实施专项重大公共卫生服务,积极预防重大传染病、慢性病、职业病、地方病和精神疾病,提高重大突发公共卫生事件处置能力。可见,未来健康保障制度的构建将逐渐从医疗保险领域向基本公共卫生领域扩展。从医疗保险向健康保障的转变,改疾病保险模式为健康保险模式,需要与公共卫生整合,强调预防保健的重要性,形成预防、治疗、康复和健康促进一体化的偿付机制。根据健康管理需要和慢性病干预的成本效果,引导基层卫生服务机构为全民提供预防为主的慢性病防治和健康促进等基本医疗卫生保健服务,引导和规范基层医疗卫生机构提供针对慢性病的防治结合、以防为主的服务理念与服务模式,提供满足人群健康需要的方便、可及、技术适宜、费用合理的综合性健康管理服务。通过综合性的健康管理服务体系的建立,实现从母婴保健、出生档案、儿童保健、成人保健、老人保健到临终关怀,即从出生到死亡的信息化全覆盖的全人全程健康服务。

第四,重视健康影响因素的综合防治,形成共同参与的人群健康管理体系。健康是遗传、环境、生活方式和医疗保健等多种因素共同作用的结果,因此,需要重视健康影响因素的综合防治,形成共同参与的人群健康管理体系。目前,高血压、糖尿病、中风、肿瘤、慢性呼吸系统疾病等慢性病已成为我国居民生命健康的最大威胁,另外精神疾病也正成为社会的重要健康威胁[1]。但是,面对影响健康的多种因素,中国居民的总体健康素养水平较低。卫生部公布的首次中国居民健康素养调查结果显示[2],我国居民具备健康素养的总体水平为 6.48%,具备基本知识和理念素养的人口比例是 14.97%,具有健康生活方式与行为素养的人口占 6.93%,具备基本技能素养的人口比例为 20.39%;具备安

---

① 李广智. 人类健康的现状和展望[J]. 科学生活,2008(11):46—49.
② 卫生部.《首次中国居民健康素养调查报告》,2009 年 12 月 18 日,http://www.moh. gov.cn/publicfiles/business/htmlfiles/wsb/pxwfb/200912/45121.htm.

全与急救素养、传染病预防素养、基本医疗素养、慢性病预防素养的人口比例分别为 18.70％、15.86％、7.43％、4.66％。因此,提高居民的基本医疗素养、预防保健素养和健康生活行为素养等健康素养水平,显得非常迫切和重要。

从医学模式的发展趋势看,医学模式将从治疗型转向预防保健型,从以疾病为主导转变为以健康为主导,从单个患者转向家庭和社区,使医疗防治目标转变为生理健康、心理健康与环境协调发展。因此,需要遵循"健康人—预防、自我保健—诊断—患者保健—慢性病控制—护理保健—康复—健康人"的卫生保健路径,树立"预防为主,保障健康"的理念;做到疾病早发现、早诊断、早治疗;提高慢性病的知晓率、控制率,减少重大疾病发生率;做好健康教育、健康促进和自我保健;提高生活质量,促进人类健康长寿,实现人人享有卫生保健,尽可能维护健康和促进健康。在提高效率和改善公平的目标下,健康综合防治的重点是解决大多数人的基本卫生问题和增进健康、预防疾病的活动,特别重视健康生活方式的干预;需要个人、家庭、社区、单位、社会和政府等主体共同参与到健康管理的各个链条中,维护人群的健康水平。总之,健康受到遗传、环境、生活方式和医疗保健等多种因素的影响,需要进行综合防治,形成共同参与的健康管理体系。

七、整合健康服务资源要素,实现健康服务公平可及

健康服务资源是国民健康保障均等受益的载体,因此需要整合健康服务资源要素,实现健康服务资源集聚效应;构建多元合作的健康服务体系,建立终身制的全人全程健康服务流程体系,提供的内容包括基本公共卫生服务项目、基本医疗服务项目、基本医疗保障项目和基本医疗药品目录,从而实施城乡居民统一的基本健康服务包,实现城乡居民健康保障均等受益。

第一,健康服务资源是国民健康保障均等受益的载体,因此需要整合健康服务资源要素,实现健康服务资源集聚效应。资源是有限的,国民的健康服务需求是巨大并不断发展的,因而要想充分有效地满足居

民的健康服务需求,必须围绕健康服务体系构建目标进行要素整合,实现健康服务资源的优化配置,从而发挥健康服务的规模经济和集聚效应。服务主体方面,政府必须承担主导责任,并大力发展健康服务产业、促进健康服务事业繁荣,引导其他社会各方力量积极参与健康服务供给,倡导家庭与个人积极配合、进行科学健康投资。服务对象、服务内容及服务水平方面,要以整个社会人群的健康为目标,发现不同人群的差异化健康服务需求,努力有针对性地为不同人群提供个性化健康服务,从而满足居民大量的、多样化的、多层次化的健康服务需求。服务递送方面,需要利用好社区和村落这一平台,推行全科医生制度和改善乡村医生待遇,构建城市新型两级医疗卫生服务网络和健全农村三级医疗卫生服务网络,促进公立和民营资源竞争提供健康服务。服务监测方面,需要建立和完善相关健康服务法律制度,畅通人民群众舆论监督通道,促进健康服务领域行业协会发展,以发挥其对健康服务质量的监测作用,此外还须监督各健康服务供给主体的内部监测体系的构建与完善。只有通过此健康服务要素整合,实现健康服务资源的集聚效应,才能充分有效满足居民健康服务需求。

第二,构建多元合作的健康服务体系,达成合作型健康投资秩序。基于均等受益的国民健康服务体系的实现路径,在于政府、市场、社会、家庭与个人等主体多元合作共赢健康投资秩序的达成,因此,需要构建我国多元合作的健康服务体系,从而实现合作投资。其中,合作健康投资包括政府投资、经济投资、社会投资和家庭投资。具体来说,政府方面,需要提供政治安全、经济发展、应急预防机制完备、卫生机构与设施基础等"社会环境"和"社会条件";需要制定和完善相关公共卫生政策,建立和完善医疗保险制度和医疗救助制度;进行公共卫生投入,调整卫生投资结构,降低个人卫生支出负担,促进公共卫生公益性与公平性;加强医药卫生服务监管,加快公立医院改革,破除"以药养医"体制,加强医生的教育与培训,提升健康服务质量;进行国民健康教育,破除生活恶俗,引导国民养成健康的生活习惯与生活方式,倡导全民体育锻炼、合理饮食、定期体检。市场方面,需要大力创设优良的政策环境与条件,通过给予税收优惠等措施促进健康服务产业的快速健康发展,繁荣健康服务市场，以满足居民的个性化健康服务需求。社会方面，需要改善环境、促进非营利健康服务组织（含行业协会）的发展，作为公共卫生的辅助，弥补公共卫生的漏洞；利用社区和村落等基层平台，构建基层健康服务网络，加强国民健康管理，促进国民健康水平的持续提升。家庭与个人方面，需要配合国家卫生方针，加强预防保健，参与应急训练；选择安全的生活、工作环境，降低意外伤害风险；加大健康投入，积极参与社会医疗保险，并根据自己所需购买私人健康保险；摒弃不健康的生活行为，保持"健康行为"，包括"适当的饮食，控制体重，体育锻炼，休息娱乐，以及避免压力、酗酒和药物滥用等"①。通过此多元合作的健康服务体系构建，多方主体合作、多元健康投资，才能促进健康资本存量的稳定和增长。

第三，宏观层面进行综合考虑与把握，实现健康服务的公平可及。传统上，人们一直认为健康问题属于医学解决的范畴，然而越来越多的证据表明，健康问题的形成与社会政治、经济以及文化心理等因素有着十分密切的因果关系。②此外，我们必须认识到，"一个社会在社会地位和经济上愈平等，该社会的总体健康水平就愈高"③。因此，健康状况应该成为各领域政策制定者的关注点，而不仅仅是卫生政策制定者④，需要从政治、经济、文化心理等多方面进行考虑与把握，从多方面下手，促进国民社会地位和经济上的尽量平等，从而寻求健康服务的公平可及之道。贫穷与疾病往往交织，国家越贫穷健康状况越差，贫穷滋生有害健康，而健康状况不佳只会让穷人更穷⑤，因此，首先必须大力促进我国国民经济发展，追求经济的持续、平稳与健康即内涵更丰富的

① ［美］威廉·科克汉姆. 医学社会学[M]. 第 7 版. 北京：华夏出版社, 2000：99.

② 吴叔坤. 健康资本投资与公共政策选择[N]. 深圳特区报, 2006 - 07 - 31.

③ 转引自［美］威廉·科克汉姆. 医学社会学[M]. 第 7 版. 北京：华夏出版社, 2000：54.

④ Marmot M. Social determinants of health inequalities [J]. *The Lancet*, 2005, 365 (9464)：1009 - 1104.

⑤ Wagstaff A. Poverty and health sector inequalities [J]. *Bulletin of the World Health Organization*, 2002, 80(2)：97 - 105.

经济发展①,这是健康保障事业发展的基础和前提;必须通过税收调整、财政支出结构调整等手段,完善收入分配格局,尽量缩小我国居民的收入差距,实现经济成果共享,加大对中西部和农村的教育投入,保证每个公民受教育权利,促进市场繁荣,努力降低失业率,从而实现居民"可行能力"的均等化。其次,需要加快现有医疗卫生体系改革,摒除现有弊病,尤其要加强对中西部、农村与社区等基层的健康资源投入,改善基层卫生环境,改进基层医疗设备,完善并推广全科医生和"双向转诊"制度,继续改善乡村医生待遇以保证农村基础医疗;推广健康管理模式,由基础的社区卫生服务中心和乡村卫生所为居民建立健康档案,分组评估健康风险等级,实现分类分级管理,为不同居民提供有针对性的健康指导。再次,创造环境、条件与氛围,引导和促进社会各个层面更新健康观念,倡导健康促进模式,将体育与医疗卫生资源进行整合,将体质测定、健身指导与疾病预防、康复保健有机地融为一体;引导全民养成健康生活习惯,包括体育锻炼、定期体检、饮食协调、足够休息等,更加关注病前的营养保健、疾病预防等,注重病前健康投资。② 最后,必须注重健康服务事业的监测体系的完备,构建高效完整的健康服务监测体系,这是健康服务质量的保障,利于促进服务供给的效率提升,促进健康资本的高效益,其中包括法律制度、舆论媒体、行业协会及健康服务供给主体的内部自我监测。通过多方面综合考虑与把握,从而实现健康服务的公平可及。

总之,健康是个人赖以生存和全面发展的基础,也是家庭幸福和

---

① "科学的发展观使我们意识到,经济增长只是手段,全体居民健康状况与生活质量的改善才是社会的终极目标,单纯经济总量上的扩张即经济增长(economic growth)必须让位于内涵更为丰富的经济发展(economic development),后者不仅包括经济质量的提高,全体居民的福利增进也是其中的核心内容。"转引自王晶,王小万. 健康资本:人力资本理论的新拓展[J]. 中国卫生经济,2008(5):44—46.

② "世界卫生组织和我国'九·五'攻关项目资料表明,达到同样健康标准所需的保健投入与治疗费、抢救费用的比例为1:8.5:100,即如果在预防保健上多投入1元钱,将来就可以在治疗上少支出8.5元和节约100元的抢救费用。健康资本保值和增值的途径主要有二:一是突出预防,降低健康消耗和健康保障成本,实现资本增值;二是加大投入,科学规划和发展健康产业,循环发展健康资本。"转引自吴叔坤. 健康资本投资与公共政策选择[N]. 深圳特区报,2006-07-31.

社会发展的基础。健康系统改革必须为全体国民构建健康安全网、建立成本控制机制、保证病患与医护人员的可选择性和易于管理,必须保证健康对于全体国民的公平可及性。[①] 国民健康服务的实现过程实质就是实现整个国民健康公平的过程,即从"人人享有健康保障"到"人人均等享有健康保障"的过程。这个过程复杂而艰难,必然会遇到各种阻碍与挑战,但在现有的经济条件、政治制度、社会环境、人文观念等基础上,我们完全可以依靠政府、市场、社会、家庭与个人等多元主体,通过健康服务要素整合,进行合作型健康投资,以促进国家和国民个人健康资本的持续保值增值。一个明智的未来意味着提前规划,并对可能发生的意外、潜在的威胁保持警觉,因此,政府、市场、社会、家庭与个人等多元主体都需要提前做出应对,努力推动健康受益的均等化,实现健康服务的公平可及,进而推进经济的持续发展和社会的长期稳定与和谐,提升国民的幸福度和生命生活质量,促进人的全面发展。

八、投资全民健康资本,实现国民健康均等受益

通过多元参与达成政府投资、经济投资、社会投资和家庭投资等合作型健康投资秩序,促进健康资本存量的稳定和增长;设立基于激励机制的健康偿付计划,投资全民健康资本。激励性偿付以健康为导向,通过基于激励机制的健康偿付计划,增强个人健康管理的责任和能力,投入人力资本,进而促进经济和社会发展;可以根据医疗保健的内在结构和过程,通过对预防、治疗和康复的整合,构建预防、治疗和康复的健康管理偿付平台,实现全民健康受益,从而提高城乡健康保障制度的公平性和可及性,改善和增进国民的健康水平。

第一,设立基于激励机制的健康偿付计划,投资全民健康资本。健康是人力资本投资的重要内容,健康是最重要的生产力。每个人对自

---

① [美]舍曼·富兰德,艾伦·C·古德曼,迈伦·斯坦诺.卫生经济学[M].第6版.北京:中国人民大学出版社,2011:493—508.

身健康的关注是对自己人力资本的投资。良好的医疗卫生体制能有效提高人民健康水平,健康的劳动力能促进经济发展,经济发展又能进一步改善医疗卫生和人民健康。改革发展的最终目的是提高人们的生活水平,让人们活得更健康、更长久、更幸福,健康是社会发展的目的和手段。因此,从国家战略层面来讲,应该实施健康强国的战略,这需要良好的经济发展模式和医疗卫生体制。从健康保障的制度层面来看,偿付机制通过补偿性偿付和激励性偿付,在保障少数患者医疗费用补偿的同时,倡导全民受益,对国民的健康投入行为进行激励性引导,投资于全民健康资本,从而促进经济增长和社会发展。例如墨西哥采取了一个基于激励机制的福利/救助计划,该计划向穷人提供现金补助,但条件是要求他们必须参与一些教育、卫生和营养改良项目。我国要充分利用目前医保基金结余增加的现象,提取一定比例资金建立医保人群健康基金,用于人群体检、预防保健、健康教育和健康促进等内容的支出,使医疗保障制度的预防保健功能得以加强。另外,还可以采取多种补贴偿付措施,激励人们对于自身健康的关注和投入,例如:发放全民健身券,引导人们积极参加健身锻炼;补贴健康教育和培训,引导健康的生活方式;等等。总之,健康保障不是一般性的收入补偿制度或者基本生活保障制度,是十分重要的人力资本投资,属于发展型社会保障项目,对提高人力资本、保障人的全面发展和经济社会协调发展具有十分重要的促进作用。[①] 激励性偿付以健康为导向,通过基于激励机制的健康偿付计划,增强个人健康管理的责任和能力,投资于人力资本,进而促进经济和社会发展。

第二,构建预防、治疗和康复的健康管理偿付平台,实现全民健康受益。世界卫生组织在"千年发展目标策略"中提出,对一个有效的成功的卫生系统主要衡量标准是穷人健康结果的改善。[②] 医疗保健的过程从本质上说是一个连续和复杂的整体,主要包括预防、康复和治疗三

---

① 王延中. 人人享有健康保障[J]. 中国卫生政策研究,2008(1):22—29.

② WHO 执行委员会. 千年发展目标和卫生目标,EB/Retreat/03/Discussion Paper 1, 2003 - 11 - 11, www. un. org/chinese/millenniumgoals/unsystem/doc/who. pdf.

个部分。治疗过程是寻求消除疾病起因的方法,康复过程主要针对疾病的相关并发症,而预防建立在早期诊断和控制疾病相关并发症之上。初级预防通过对疾病的起因和相关因素进行调节来降低疾病的发病率,二级预防通过早期诊断和及时治疗来帮助患者解除病痛,三级预防可以阻止病情恶化或者控制并发症的发生。治疗可以理解为包括预防、急诊和康复所涵盖的医疗计划的总概念。[①] 因此,根据医疗保健的内在结构和过程,通过对预防、治疗和康复的整合,构建健康管理的偿付平台,促进医疗保险向健康保障的转变,实现全民健康受益。

从医疗保险向健康保障的转变,改疾病保险模式为健康保险模式,需要与公共卫生整合,强调预防保健的重要性,形成预防、治疗、康复和健康促进一体化的偿付机制,引导和激励医疗卫生服务提供者提供"重预防保健和健康促进"的服务模式,将医疗保障基金优先用于投入成本少、健康产出好的基本卫生保健和健康促进活动中,促进全民健康水平。根据健康管理需要和慢性病干预的成本效果,引导基层卫生服务机构为全民提供预防为主的慢性病防治和健康促进等基本医疗卫生保健服务,引导和规范基层医疗卫生机构提供针对慢性病的防治结合、以防为主的服务理念与服务模式,提供满足人群健康需要的方便、可及、技术适宜、费用合理的综合性健康管理。[②] 另外,通过信息化覆盖,提供从母婴保健、出生档案、儿童保健(免费接种、体格检查)、成人保健(健康体检、计划生育指导、妇科检查、社区康复、健康教育与促进)、老人保健(老人体检、慢性病管理、健康教育与促进、健康评估、老人随访、家庭病床)到临终关怀,即从出生到死亡的全人全程健康服务。

总之,维持、改善和增进健康是医疗保障制度的根本目标。目前,世界各国越来越注重医疗保险制度对健康的促进作用,逐步将医疗保险从保大病发展到兼顾小病,进而发展到保障健康。健康保障的内容不仅是与减少医疗服务利用障碍有关的项目,还包括了预防、保健、康

① 艾维瓦·罗恩等.医疗保障政策创新[M].王金龙译.北京:中国劳动社会保障出版社,2004:104—106.
② 任苒等.中国医疗保障制度发展框架与策略[M].北京:经济科学出版社,2009:192.

复服务的保障以及其他维护和促进健康的相关保障，如补偿因疾病损失的工资收入等。对于参保的城乡居民来说，不但希望在患病时能够得到医疗费用补偿，而且期望在未病时得到预防保健服务。这就需要在国民基本医疗保险制度建立的基础上，对国民医疗保险的内容、项目进行实质性的提升，将医疗保险的保障范围从疾病治疗延伸到预防保健、康复服务以及与健康有关的内容，通过激励机制引导医疗服务提供系统将医疗干预的重点从疾病治疗转向预防保健，改善国民健康水平。另外，还需要将国民基本医疗保险制度与公共卫生、医疗服务和药品供应等制度实现并轨融合，形成广义上的国民健康保障制度；建立国民、医保经办机构、公共卫生部门、医疗服务机构、药品供应厂商、社区卫生服务中心、社会第三部门等多方参与的健康管理机制，实现国民健康保障均等受益目标。

本章为国民健康保障均等受益的政策建议，主要包括：全面实现基本公共卫生服务均等化，不断提升国民基本公共卫生服务受益水平；不断优化基本医疗保障制度设计，逐步提升国民基本医疗保障受益程度；深入推进医疗资源的公平配置，提高国民医疗服务满意程度；逐步消除城乡间、地域间、人群间健康保障差异，提升国民健康保障公平性；全面实施健康管理系统，改善国民健康保障满意程度；整合健康服务资源要素，实现健康服务公平可及；投资全民健康资本，实现国民健康均等受益。最终目标是将国民基本医疗保险制度与公共卫生、医疗服务和药品供应等制度实现并轨融合，形成广义上的国民健康保障制度，并建立国民个人、医保经办机构、公共卫生部门、医疗服务机构、药品供应厂商、社区卫生服务中心、社会第三部门等多方参与的健康管理机制，实现国民健康保障均等受益目标。

九、共生共识健康风险，推进公共健康合作治理

国民在面对健康风险冲击时形成应对健康风险，提高个体健康素养的需求共识，健康保障均等受益是这一需求的实现路径也是最终目标，而基于健康的外部性、不确定性等特征，国民健康保障均等受益需

要全社会的共同参与,以及公共健康的合作治理。公共健康治理的目标体现在疾病消除、健康维护与健康促进等方面,因此需要在公共健康应急、健康贫困治理、健康管理服务、健康环境改善、健康教育促进等领域结成健康合作网络,实现维持基础生存的应急性公共健康治理、维持基本健康状况的常规性公共健康治理和致力于健康水平提升的主动性公共健康治理的分层分类治理。

第一,完善公共健康应急体系。公共健康应急以降低突发性公共健康危机对生命财产和生活质量的负面影响为目标。突发性公共健康危机是指重大传染病在短时间内发生、波及范围广泛、出现大量病人或死亡病例的公共卫生事件。我国目前已建成全球最大规模的法定传染病疫情和突发公共卫生事件的网络直报系统。为进一步积极应对突发性公共健康危机事件,首先需要基于各类公共健康突发事件发生的国内外历史经验数据,分析预测全国范围或特定地区可能面临的公共健康事件尤其是突发性公共健康危机。其次,基于对公共健康危机的信息预测,实现科学监测和方案制定,具体包括在公共卫生服务体系、法律体系、疾病预防控制体系、卫生救援体系、医疗服务体系等方面评估现行突发卫生事件中的应急方案,运用互联网技术建立全国公共健康危机事件信息库和监测体系,建立公共健康风险应对的预警防范机制,制定详细的公共健康应急预案,最终建成“以防为主、防治结合、综合治理”的公共健康应急体系。

第二,推进健康贫困治理。健康贫困治理致力于消除健康不平等因素,实现公共健康需求的平等满足和健康风险的平等化解,实现健康的公平可及。以健康扶贫实现健康贫困的精准治理,提高贫困地区公共卫生服务水平,增强贫困地区医疗服务可及性、均等化、非歧视地满足各类人群、各个地区的健康需求。

第三,实施覆盖全民全程的健康管理服务。健康管理是对个人或人群的健康危险因素进行全面监测、分析、评估以及预测和预防的全过程,其宗旨是调动个人及集体的积极性,有效地利用有限的资源来达到最大的健康改善效果。随着健康责任分担主体的多元化,在人群健康管理的链条上,需要建立城乡居民、公共卫生部门、医疗服务机构、药品供应厂商、医保经办机构、社区卫生服务中心、社会第三部门等多方参与的健康管理体系；需要明确健康管理服务系统提供的基本公共卫生服务项目、基本医疗服务项目、基本医疗保障项目和基本医疗药品目录，保障城乡居民的健康水平。通过综合性的健康管理服务系统的建立，实现通过信息化覆盖全民全程健康管理与服务，从母婴保健、出生档案、儿童保健（免费接种、体格检查）、成年保健（健康体检、计划生育指导、妇科检查、社区康复、健康教育与促进）、老人保健（老人体检、慢性病管理、健康教育与促进、健康评估、老人随访、家庭病床）到临终关怀，即从出生到死亡的全人全程健康服务。

第四，改善健康环境。健康环境改善旨在通过改善人们赖以生存的环境基础进而改善群体健康。一方面需要将健康城市、健康社区、健康家庭建设融入城市规划、家居设计等的设计理念；另一方面，需要公众合作应对环境风险。在雾霾等环境污染日益严重的客观环境下，环保部门、交通部门、工商部门、新闻媒体等联合治理污染源，包括重污染工厂的环境技术改进、关停以及居民机动车辆的限行等具体措施，这需要全社会的配合治理，积极执行环保政策。同时，健康产业发展是健康环境改善的市场载体和消费途径，健康城市建设、健康设施供给与维护、健康环境治理都离不开健康产业的作用发挥。在国民健康需求与产业发展规律的驱动下，健康产业将成为国民经济的支柱性产业。《"健康中国2030"规划纲要》提出要重点发展健康产业，致力于健康养老、健康旅游、互联网＋健康、健身休闲、健康食品等多领域的融合发展，实现健康产业的转型升级，以健康产业助推健康消费与生活方式，优化健康产品供给，从而实现改善健康环境和居民生活的目标。

第五，以健康教育促进公众的健康责任意识。健康教育促进致力于健康知识的普及与健康理念的传播，把健康素养的提高融入到文化信仰，把健康文化作为一种公共精神纳入公共健康治理体系。教育部门、卫生部门多方合作将健康教育纳入国民教育体系，将健康教育作为素质教育的重要内容，关注于全生命阶段、全人群的健康教育。同时，以居住社区和工作场所为基础单元的生活工作区域，通过健康教育提高个体健康意识，引导个体对自身健康负责，正确评估不良健康生活方式可能带来的健康风险因素,提高对个人健康问题的防范意识以及参与公共健康治理的责任感。例如,环境污染等问题究其本质是公众对作为健康环境的公共产品的破坏,从而带来了公共健康的"公地悲剧",其原因则是公众缺乏对公共环境与环境保护的责任意识。因此,通过健康教育提高个体对公共健康的责任意识,是公共健康治理的重要保障。

十、共建共治健康保障,共享健康中国

健康是人类生存和社会发展的基本条件。健康权是一项包容广泛的基本人权,是人类有尊严地生活的基本保证,人人有权享有公平可及的最高健康标准。多年来,中国坚持为人民健康服务,把提高人民的健康水平、实现人人得享健康作为发展的重要目标[①]。基于健康中国共建共享的战略主题,从"人人享有健康保障"到"人人公平享有健康保障"是实现全体国民共享健康中国的必要路径,而共享健康中国也成为了健康保障均等受益的目标指向。

一方面,持续推进健康保障相关制度的实施落实。基于健康风险分担的费用化解机制,需要在医疗救助、医疗保险、健康保障等多环节实现分担和共享。首先,医疗救助与医疗保险作为一种费用分担机制,能够降低改善健康带来的经济风险。因此,需要进一步扩大公共医疗救助的覆盖率与基本医疗保险的参与率,提高保障水平,降低人们疾病治疗的后顾之忧,减少因病致贫或因病返贫现象。只有在良好的医疗费用保障下,才能积极地参与疾病治疗,实现疾病的早识别、早治疗,降低疾病的累积风险。其次,优化健康保障的筹资策略与偿付机制,引导从疾病治疗到疾病预防再到健康改善,从"病有所医"到"人人享有健康保障"再到"人人公平享有健康保障",从全民医疗保障到全民健康保障的优化升级。

另一方面,全体社会成员共同参与到健康事业的建设与治理中,实

[①] 国务院新闻办公室.《中国健康事业的发展与人权进步》白皮书,2017.

现健康中国的全民共建共享。全体社会成员共建共创健康环境、健康生活，提高个人的健康素养，自觉保护健康的社会环境，是实现健康中国的重要路径。健康作为一种人人需求的公共产品，其涉及群体与范围的广泛性和公共性要求社会成员共同参与健康环境与健康生活的建设和创造，以减少"公地悲剧"的发生。同时，每个人改善自我生活方式、建设良好健康环境既是维护个人健康的权利，也是改善共同生活环境的义务。因此，健康中国建设需要既强调个体对健康的负责，又强调全社会的共同参与和共同创建，即通过制度政策、技术工具等媒介治理健康问题，进行健康的预防、治疗、康复与提升，实现对健康风险的消除、国民健康需求的满足和健康资本的保值增值，直至健康中国目标的达成。即将健康融入所有政策，引导全人群全社会共同参与健康中国的保护和治理行动，最终达成全体国民健康素养提升、实现健康促进的国民健康保障均等受益与健康中国共建共享的结果与目标。

后　记

　　本书是我主持的国家社科基金青年项目"基于国民均等受益的健康保障路径研究"(11CGL070)的最终研究成果。项目自 2011 年 7 月立项,2014 年 7 月完成研究;2014 年 9 月提交结项申请,2015 年 7 月正式结项;并于 2014 年 11 月申请西北大学学术出版基金,交由出版社出版。课题组成员包括咸阳师范学院王佩讲师、国家审计署赵永生助理研究员、西北大学任行博士生、中国人民大学郭锦龙硕士生、西北大学张玉琼硕士生、北京师范大学马坤硕士生、西安交通大学董全方硕士生、西北大学徐顺锋硕士生、美国伊利诺伊大学香槟分校王安立硕士生、延安大学王树明讲师等。此外,西北大学公共管理学院社会保障专业、人力资源管理专业、行政管理专业、社会医学与卫生事业管理专业多名研究生和本科生也参与了数据录入、资料搜集等基础性工作。从国家社科基金立项、结项到成果出版,前后经历了五年时间,课题组成员在此期间付出了艰辛的努力,在此向他们表示深深的谢意。同时,还要感谢为课题组实地调研提供大力支持的镇江、东莞、成都、神木、银川等地相关部门人员,以及参与调研的江苏大学、四川大学、北方民族大学、西北大学、延安大学等师生,还有参与我们调查和访谈的两千多位对象。由于报告完成在先、书稿出版在后,出版之际课题组对统计数据进行了更新,在此感谢张玉琼、王珺茜和任行三位研究生的数据资料更新工作。

作为对国民健康保障均等受益问题的初步探索，课题组尽管取得了一定的研究成果，但由于课题主持人和课题组成员的研究水平有限，本书一定存在疏漏或不妥之处，恳请得到专家学者和广大读者的批评指正。

翟绍果

2016 年 1 月 12 日于西北大学